全国医药中等职业技术学校教材

药事法规与管理

第三版

中国职业技术教育学会医药专业委员会　组织编写

左淑芬　主编　　苏怀德　主审

化学工业出版社

·北京·

本书由中国职业技术教育学会医药专业委员会组织医药中职教育的有关专家、有丰富教学经验及企业实践经验的教师参加编写。本书突出案例导入，以任务引领型教学模式编写，全书分三部分，将药学中职生必须掌握的作为第一部分必讲内容，将知识拓展型或中职生接触较少的内容作为第二部分选讲内容。书后附录收入常用法律法规原文和国家药品安全"十二五"规划作为第三部分，以供师生参考。第一部分和第二部分共分 11 个项目，主要介绍药事法律法规，法学和药事管理学的基本知识。本次修订在第二版的基础上替换并增添了新案例，更具实用性和先进性。书中收载了 2013 年 2 月底以前发布的最新法规，反映了"依法管药"的新进展。

全书编写重点突出，内容新颖，实用性较强。适于医药职业技术学校相关专业学生使用，也可供对药事法规有兴趣的读者阅读。

图书在版编目（CIP）数据

药事法规与管理/左淑芬主编；中国职业技术教育
学会医药专业委员会组织编写 . —3 版 . —北京：化学
工业出版社，2014.1（2020.9重印）
全国医药中等职业技术学校教材
ISBN 978-7-122-19032-1

Ⅰ . ①药⋯　Ⅱ . ①左⋯②中⋯　Ⅲ . ①药事法规–中国–
中等专业学校–教材②药政管理–中等专业学校–教材
Ⅳ . ①R95

中国版本图书馆 CIP 数据核字（2013）第 275242 号

责任编辑：陈燕杰　孙小芳　余晓捷	文字编辑：李　瑾
责任校对：蒋　宇	封面设计：关　飞

出版发行：化学工业出版社（北京市东城区青年湖南街 13 号　邮政编码 100011）
印　　装：大厂聚鑫印刷有限责任公司
787mm×1092mm　1/16　印张 14¾　字数 368 千字　2020 年 9 月北京第 3 版第 10 次印刷

购书咨询：010-64518888　　　　　　售后服务：010-64518899
网　　址：http://www.cip.com.cn
凡购买本书，如有缺损质量问题，本社销售中心负责调换。

定　　价：32.00 元

编审人员名单

主　　编　左淑芬

副 主 编　梁　艳　丁冬梅

参编人员　（按姓名笔画排序）

丁冬梅（广东省食品药品职业技术学校）

左淑芬（河南省医药学校）

刘晓竹（广州市医药职业学校）

张晓媛（北京市实验职业学校）

侯　沧（山东医药技师学院）

曹圣梦（上海市医药学校）

梁　艳（河南省医药学校）

主　　审　苏怀德

中国职业技术教育学会医药专业委员会
第一届常务理事会名单

主　　任　苏怀德　国家食品药品监督管理局

副 主 任　（按姓名笔画排列）

王书林　成都中医药大学峨嵋学院

王吉东　江苏省徐州医药高等职业学校

严　振　广东食品药品职业学院

曹体和　山东医药技师学院

陆国民　上海市医药学校

李华荣　山西药科职业学院

缪立德　湖北省医药学校

常 务 理 事　（按姓名笔画排列）

马孔琛　沈阳药科大学高等职业教育学院

王书林　成都中医药大学峨嵋学院

王吉东　江苏省徐州医药高等职业学校

左淑芬　河南省医药学校

陈　明　广州市医药中等专业学校

李榆梅　天津生物工程职业技术学院

阳　欢　江西省医药学校

严　振　广东食品药品职业学院

曹体和　山东医药技师学院

陆国民　上海市医药学校

李华荣　山西药科职业学院

黄庶亮　福建生物工程职业学院

缪立德　湖北省医药学校

谭晓彧　湖南省医药学校

秘 书 长　陆国民　上海市医药学校（兼）

刘　佳　成都中医药大学峨嵋学院

前　言

本书由中国职业技术教育学会医药专业委员会组织医药中职教育的有关专家、有丰富教学经验及企业实践经验的教师参加编写，为全国医药中等职业教育各类专业的适用教材。

本书是药事法规解说和药事管理学相结合的产物，教材着力突出医药中等职业教育的特点，从指导思想与编写思路上，立足于培养医药行业技能型和操作型人才；教材体例以任务引领型模式为标准，以各种实用案例为依托，以学生参与为主体，以丰富多彩的编写形式为框架，给教师授课以充分的灵活空间。

教材从知识内容上，以够用为原则，以实用为目的，重点阐述药事法律法规的内容与要求。药学事业的管理主要的依据是法律法规，"依法管药"是发展趋势。医药中等职业学校的毕业生就业后多数在生产或经营的第一线，而药事管理的法律法规及行政规章在药品生产、经营实践中应用非常广泛，例如法规中的几个规范（GLP、GCP、GAP、GMP、GPP、GSP），其内容既具体又全面，既严格又科学，是药品研制、生产、配制、经营行为的基本准则。因此，医药中等职业学校的在校生，一定要增强法律意识，具有执行药事法律法规的知识和能力，并将它们落实到药品从研制到使用各个环节的全过程。

自本书第一版出版以来，经各校广泛使用、检验，证明是切合我国实际，符合教学要求，也能较好地达到教学目的的新教材，因而在 2010 年"中国石油和化学工业优秀出版物"评选中被评为优秀教材一等奖。在此基础上，编者们又认真学习了国家有关药事法规的新进展，收集并研究了医药行业中的新情况，各校使用的经验和反馈意见，在修订中做了若干调整和改进。本次修订仍然以药事管理法律法规为主线，以常用法规解说为重点。同时介绍法学和药事管理学的基本知识，以增强学生对药事法规的分析和理解能力，有利于学生将来在实践中依法行事。全书对药事管理学更深的理论研究内容不再涉及，而更多的药学知识在其他药学专业课程中将全面学到，亦不再重述。本书在编写体例上更突出案例导入、任务引领模式，使学生爱学、易懂，而且紧密切合当前我国实际，凸显其重要意义。内容上针对药学中等职业各专业学生就业的岗位要求，将药学中职生必须掌握的知识作为第一部分必讲内容，将知识拓展型或中职生接触较少的内容作为第二部分选讲内容。书后附录中收入部分常用法律法规原文和国家药品安全"十二五"规划，以供师生参考。本版所述，以 2013 年 2 月底以前的最新法规为准，替换并增添了部分新案例，使本书更具实用性，同时体现了先进性。另需说明的是，本书中的"学习 GMP 及药品的生产管理"、"学习 GSP 及药品的经营管理"及"中药管理的有关规定"等项目，在内容编写时，以学时要求最多的专业为准，各不同专业在教学中可以自行取舍。为满足学生在校学习以及到社会就业的需要，教材中所列"资料卡"及"知识链接"等内容，不作必学要求，仅供师生选用。

本书供医药中等职业教育的各类专业学生使用，包括普通中专、技工学校中的中级工教育和高级工教育、职业中专、成人中专及各级各类医药行业的职工培训之用。也可作为医药行业各领域的药学专业技术人员、管理人员和药品监督管理人员的参考书。

在本书编写过程中，中国职业技术教育学会医药专业委员会主任、原国家医药管理局科教司副司长苏怀德教授对本书的编写大纲提出了建设性意见，并应邀担任本书的主审，在此表示衷心感谢！教材编写得到各参编单位领导的大力支持，参编人员共同努力完成。

本书编写分工：左淑芬（河南省医药学校）编写项目二、项目六；梁艳（河南省医药学校）编写项目一、项目九；丁冬梅（广东省食品药品职业技术学校）编写项目四、项目八；侯沧（山东医药技师学院）编写项目三、项目十一；曹圣梦（上海市医药学校）编写项目五；刘晓竹（广州市医药职业学校）编写项目七；张晓媛（北京市实验职业学校）编写项目十。在全书编写过程中，梁艳老师做了大量的统稿工作。

由于编者水平有限，时间仓促，再加上我国药事管理体制处于交替变化的特殊时期，其药事法律法规修订频繁，因此，教材内容难免有疏漏和不当之处，恳请各位专家、学校师生及广大读者批评指正。

编　者

2013 年 11 月

第一版前言

半个世纪以来，我国中等医药职业技术教育一直按中等专业教育（简称为中专）和中等技术教育（简称为中技）分别进行。自 20 世纪 90 年代起，国家教育部倡导同一层次的同类教育求同存异。因此，全国医药中等职业技术教育教材建设委员会在原各自教材建设委员会的基础上合并组建，并在全国医药职业技术教育研究会的组织领导下，专门负责医药中职教材建设工作。

鉴于几十年来全国医药中等职业技术教育一直未形成自身的规范化教材，原国家医药管理局科技教育司应各医药院校的要求，履行其指导全国药学教育、为全国药学教育服务的职责，于 20 世纪 80 年代中期开始出面组织各校联合编写中职教材。先后组织出版了全国医药中等职业技术教育系列教材 60 余种，基本上满足了各校对医药中职教材的需求。

为进一步推动全国教育管理体制和教学改革，使人才培养更加适应社会主义建设之需，自 20 世纪 90 年代末，中央提倡大力发展职业技术教育，包括中等职业技术教育。据此，自 2000 年起，全国医药职业技术教育研究会组织开展了教学改革交流研讨活动。教材建设更是其中的重要活动内容之一。

几年来，在全国医药职业技术教育研究会的组织协调下，各医药职业技术院校认真学习有关方针政策，齐心协力，已取得丰硕成果。各校一致认为，中等职业技术教育应定位于培养拥护党的基本路线，适应生产、管理、服务第一线需要的德、智、体、美各方面全面发展的技术应用型人才。专业设置必须紧密结合地方经济和社会发展需要，根据市场对各类人才的需求和学校的办学条件，有针对性地调整和设置专业。在课程体系和教学内容方面则要突出职业技术特点，注意实践技能的培养，加强针对性和实用性，基础知识和基本理论以必需够用为度，以讲清概念，强化应用为教学重点。各校先后学习了《中华人民共和国职业分类大典》及医药行业工人技术等级标准等有关职业分类、岗位群及岗位要求的具体规定，并且组织师生深入实际，广泛调研市场的需求和有关职业岗位群对各类从业人员素质、技能、知识等方面的基本要求，针对特定的职业岗位群，设立专业，确定人才培养规格和素质、技能、知识结构，建立技术考核标准、课程标准和课程体系，最后具体编制为专业教学计划以开展教学活动。教材是教学活动中必须使用的基本材料，也是各校办学的必需材料。因此研究会首先组织各学校按国家专业设置要求制订专业教学计划、技术考核标准和课程标准。在完成专业教学计划、技术考核标准和课程标准的制订后，以此作为依据，及时开展了医药中职教材建设的研讨和有组织的编写活动。由于专业教学计划、技术考核标准和课程标准都是从现实职业岗位群的实际需要中归纳出来的，因而研究会组织的教材编写活动就形成了以下特点：

1. 教材内容的范围和深度与相应职业岗位群的要求紧密挂钩，以收录现行适用、成熟规范的现代技术和管理知识为主。因此其实践性、应用性较强，突破了传统教材以理论知识为主的局限，突出了职业技能特点。

2. 教材编写人员尽量以产学结合的方式选聘，使其各展所长、互相学习，从而有效地克服了内容脱离实际工作的弊端。

3. 实行主审制，每种教材均邀请精通该专业业务的专家担任主审，以确保业务内容正确无误。

4. 按模块化组织教材体系，各教材之间相互衔接较好，且具有一定的可裁减性和可拼接性。一个专业的全套教材既可以圆满地完成专业教学任务，又可以根据不同的培养目标和地区特点，或市场需求变化供相近专业选用，甚至适应不同层次教学之需。

本套教材主要是针对医药中职教育而组织编写的，它既适用于医药中专、医药技校、职工中专等不同类型教学之需，同时因为中等职业教育主要培养技术操作型人才，所以本套教材也适合于同类岗位群的在职员工培训之用。

现已编写出版的各种医药中职教材虽然由于种种主客观因素的限制仍留有诸多遗憾，上述特点在各种教材中体现的程度也参差不齐，但与传统学科型教材相比毕竟前进了一步。紧扣社会职业需求，以实用技术为主，产学结合，这是医药教材编写上的重大转变。今后的任务是在使用中加以检验，听取各方面的意见及时修订并继续开发新教材以促进其与时俱进、臻于完善。

愿使用本系列教材的每位教师、学生、读者收获丰硕！愿全国医药事业不断发展！

全国医药职业技术教育研究会
2005 年 6 月

第二版前言

本套教材自2004年以来陆续出版，经各校广泛使用已累积了较为丰富的经验。并且在此期间，本会持续推动各校大力开展国际交流和教学改革，使得我们对于职业教育的认识大大加深，对教学模式和教材改革又有了新认识，研究也有了新成果，因而推动本系列教材的修订。概括来说，这几年来我们取得的新共识主要有以下几点。

1. 明确了我们的目标。创建中国特色医药职教体系。党中央提出以科学发展观建设中国特色社会主义。我们身在医药职教战线的同仁，就有责任为了更好更快地发展我国的职业教育，为创建中国特色医药职教体系而奋斗。

2. 积极持续地开展国际交流。当今世界国际经济社会融为一体，彼此交流相互影响，教育也不例外。为了更快更好地发展我国的职业教育，创建中国特色医药职教体系，我们有必要学习国外已有的经验，规避国外已出现的种种教训、失误，从而使我们少走弯路，更科学地发展壮大我们自己。

3. 对准相应的职业资格要求。我们从事的职业技术教育既是为了满足医药经济发展之需，也是为了使学生具备相应职业准入要求，具有全面发展的综合素质，既能顺利就业，也能一展才华。作为个体，每个学校具有的教育资质有限，能提供的教育内容和年限也有限。为此，应首先对准相应的国家职业资格要求，对学生实施准确明晰而实用的教育，在有余力有可能的情况下才能谈及品牌、特色等更高的要求。

4. 教学模式要切实地转变为实践导向而非学科导向。职场的实际过程是学生毕业后就业所必须进入的过程，因此以职场实际过程的要求和过程来组织教学活动就能紧扣实际需要，便于学生掌握。

5. 贯彻和渗透全面素质教育思想与措施。多年来，各校都重视学生德育教育，重视学生全面素质的发展和提高，除了开设专门的德育课程、职业生涯课程和大量的课外教育活动之外，大家一致认为还必须采取切实措施，在一切业务教学过程中，点点滴滴地渗透德育内容，促使学生通过实际过程中的言谈举止，多次重复，逐渐养成良好规范的行为和思想道德品质。学生在校期间最长的时间及最大量的活动是参加各种业务学习、基础知识学习、技能学习、岗位实训等都包括在内。因此对这部分最大量的时间，不能只教业务技术。在学校工作的每个人都要视育人为己任。教师在每个教学环节中都要研究如何既传授知识技能又影响学生品德，使学生全面发展成为健全的有用之才。

6. 要深入研究当代学生情况和特点，努力开发适合学生特点的教学方式方法，激发学生学习积极性，以提高学习效率。操作领路、案例入门、师生互动、现场教学等都是有效的方式。教材编写上，也要尽快改变多年来黑字印刷，学科篇章，理论说教的老面孔，力求开发生动活泼，简明易懂，图文并茂，激发志向的好教材。根据上述共识，本次修订教材，按以下原则进行。

① 按实践导向型模式，以职场实际过程划分模块安排教材内容。

② 教学内容必须满足国家相应职业资格要求。

③ 所有教学活动中都应该融进全面素质教育内容。

④ 教材内容和写法必须适应青少年学生的特点，力求简明生动，图文并茂。

从已完成的新书稿来看，各位编写人员基本上都能按上述原则处理教材，书稿显示出鲜明的特色，使得修订教材已从原版的技术型提高到技能型教材的水平。当然当前仍然有诸多问题需要进一步探讨改革。但愿本次修订教材的出版使用，不但能有助于各校提高教学质量，而且能引发各校更深入的改革热潮。

八年来，各方面发展迅速，变化很大，第二版丛书根据实际需要增加了新的教材品种，同时更新了许多内容，而且编写人员也有若干变动。有的书稿为了更贴切反映教材内容甚至对名称也做了修改。但编写人员和编写思想都是前后相继、向前发展的。因此本会认为这些变动是反映与时俱进思想的，是应该大力支持的。此外，本会也因加入了中国职业技术教育学会而改用现名。原教材建设委员会也因此改为常务理事会。值本次教材修订出版之际，特此说明。

中国职业技术教育学会医药专业委员会

主任　苏怀德

2012 年 10 月 2 日

目 录

第一部分 基本内容(必讲)

第二部分 选讲内容

第三部分　附录——法规原文

第一部分 基本内容（必讲）

学习基础知识

项目说明

本项目共完成 2 个任务：任务一复习法学基础知识，了解我国药事法律法规体系；任务二学习药事管理基础知识，为后面进一步学习药事法规与管理的知识奠定基础。

任务一 复习法学基础知识，了解我国药事法律法规体系

任务目标

- 熟知法学及法的基本知识。
- 了解我国药事管理的法律法规体系。

活动 1 案例分析

案例回放

在日常生活中，同学们可能都听说过或经历过伪劣商品给人们带来的烦恼，如新买的皮鞋穿了三天鞋底断裂等。这样的伪劣商品带给人们的还仅限于烦恼，对人体健康没有大碍。但对于 2003 年发生的"大头娃"事件和 2008 年发生的三鹿牌婴幼儿配方奶粉事件来说，这些劣质奶粉带给孩子的是失去健康甚至死亡的痛苦。同食品一样，药品与人类健康息息相关。假劣药品给人们带来的不仅是一时的痛苦，可能还会影响到下一代的健康，甚至给人们造成死亡的威胁。以下是两例药品害人的事件。

案例 1-1 "齐二药"假药事件

2006 年 5 月 3 日，原国家食品药品监督管理局[1]接到广东省食品药品监管局报告，发现部分患者使用了齐齐哈尔第二制药有限公司生产的"亮菌甲素注射液"，出现了严重不良事件。随即，国家食品药品监督管理局责成黑龙江省食品药品监督管理局暂停了该企业"亮菌甲素注射液"的生产，封存了库存药品，同时要求相关省食品药品监督管理局暂控了相关批号药品。为保证人民群众的用药安全，依据《药品管理法》和《药品管理法实施条例》的有关规定，决定暂停齐齐哈尔第二制药有限公司"亮菌甲素注射液"的生产，在全国范围内暂停销售和使用齐齐哈尔第二制药有限公司生产的"亮菌甲素注射液"。

国务院立即派出调查组对案件进行调查。经查明，这是一起不法商人销售假冒药用辅料，该公司采购和质量检验人员严重违规操作，使用假冒药用辅料制成假药投放市场，导致患者急性肾衰竭、其中 11 人死亡的恶性案件。经国务院常务会议研究，同意对该公司制售

---

[1] 国家食品药品监督管理局原称为国家药品监督管理局，2003 年 4 月更名为国家食品药品监督管理局，缩写 SFDA；2013 年 3 月又更名为国家食品药品监督管理总局，缩写 CFDA。

假药案 21 名有关责任人员作出处理，其中移交司法机关处理 10 人，给予党纪政纪处分 11 人。（资料来源：中国医药报，06.7.20；2008.7.5）

一个通过了国家 GMP 认证的正规药厂，怎么会生产出能置人于死地的假药，而且一路畅通无阻，最终进入患者体内？致命注射液究竟有哪些致命的环节漏洞？

1. 采购环节——毒剂"登堂入室"

对于首次提供原料的供货生产企业，首先要进行实地认证，资质实地认证后，双方签订供货合同。每次供货，供货方还必须提供企业的营业执照、药品生产许可证、药品注册证以及产品的检验单和合格证。调查发现，2005 年 9 月，负责采购的钮某和副总经理郭某，违反物料采购应派人对供货方实地考察和要求供货方提供样品进行检验等相关规定，严重不负责任，在未确切核实供应商王某（另案处理）的供货资质的情况下，于 2005 年 10 月，经郭某同意，钮某向王某购入了 1 吨由二甘醇冒充的丙二醇。

2. 生产环节——"齐二药"漏洞

顺利通过采购关，进入药品生产厂的原料还要经过"五关"才能最终成为成品。第一关：原料入库。质量控制部门（QC）首先要进行原料化验，检验合格后，原料被贴上标志连同检验报告一同入库。第二关：生产投料。计划部门和工段会根据检验报告选择原料投放量，已被"验明正身"的主辅料进入制造设备。第三关：复检。产品在生产设备中成型后，QC 将接到复检通知，进行成品前的化验。第四关：抽样。生产部门根据 QC 复检后的书面下工单进行无菌灌装。这个过程中，QC 还将对每个灌装设备中的半成品进行每个批次的抽样检验，主要检验是否达到无菌要求。第五关：成品检验。灌装、封装后，产品在包装前还将进行澄明度的灯检，检查其是否存在不符合标准的悬浮颗粒。

而陈某、朱某作为"齐二药"公司负责生产质量的化验室主任和主管的副总经理，在明知该批假冒丙二醇相对密度不合格，并且公司检验设施不齐全，检验人员检验资质不全，不会使用检验仪器，化验员没有对物料供应商进行认真有效审核的情况下，违反药品生产质量管理规定，开具虚假的合格检验报告书，致使该批假冒丙二醇作为辅料被投入公司生产。

此外，作为公司"一把手"的尹某，主管公司的全面工作，在明知本公司绝大多数检验人员检验资质不全的情况下，对公司的物料采购、药品生产等生产活动的管理严重不负责任，致使上述假冒丙二醇被顺利投入生产。

3. 销售环节——患者以命试药

在广东中山大学附属第三医院的肝病区，从 2006 年 4 月 22 日开始，该院肝病患者突然集体出现了相同的危险症状——急性肾功能衰竭。其中 4 人很快死亡，死亡人数后来又增至 5 人。5 月 1 日，患者所有的用药全部停掉，经过对亮菌甲素注射液成分近一周的艰难化验排查，鉴定结果是患者使用的亮菌甲素注射液当中含有致命的二甘醇。

"齐二药"事件引发一个疑问：药品出厂后到进入患者身体前，难道没有人把住最后一道关，再进行一次检验么？是不是只能靠患者来以身试药？

从头至尾，在致命注射液的生产、监管、销售和使用的整个链条中，我们看到了多米诺骨牌效应：王某（二甘醇冒充丙二醇卖给"齐二药"）的手指轻轻一推，满盘皆输。[资料来源：新民周刊，撰稿/李泽旭（记者），2006-05-24]

> **资料卡**
>
> 二甘醇是一种无色澄明黏稠液体，一旦进入人体会代谢氧化成草酸，导致急性肾衰竭，危及生命。另外，二甘醇对人体中枢神经系统也有抑制作用。

知识链接

1937 年，二甘醇曾在美国闯过大祸。当时美国某公司主任药师瓦特金斯用二甘醇代替酒精作溶剂，配制了一种口服液体制剂，称为磺胺醑剂，未做动物实验就全部投入市场，用于治疗感染性疾病。当年秋天，美国南方一些地方发现肾功能衰竭病人大量增加，调查证明与该公司生产的磺胺醑剂有关，共发现 358 名病人，死亡 107 人，成为 20 世纪影响最大的药害事件之一。

案例 1-2　欧洲"反应停"惨剧

西德制药商 Richardson-Merrell 公司在 1957 年研制上市了一种新镇静药沙利度胺（Thalidomide，又称反应停），作为非处方用安眠药上市。因声称低毒、无依赖性、帮助安眠入睡醒来后无昏沉感，又不像巴比妥酸盐可用于自杀，同时还可以用于孕妇在怀孕初期的清晨呕吐反应，很快在欧洲、南美、加拿大及其他各国上市。

该药在 1960 年 9 月以 "kevodon" 为商品名申报美国食品和药品管理局（FDA），由刚进入 FDA 工作的凯尔西医师负责审批。按照美国当时的医药法规，FDA 有 60 天审批时间，如果在 60 天内仍提不出反对意见，药品便为自动批准。但是，如果 FDA 在 60 天之内通知制药商缺陷问题，该申报则按照撤回处理。制药商可补齐资料后再行申报，60 天期限便重新算起。

凯尔西医师和协助她审评的药理学家及化学家们一开始就对"反应停"持有疑虑，认为慢性毒理试验周期时间不够，不足以判断安全性。凯尔西认为所谓临床研究报告实际上属患者证词性质，而不是设计严谨、严格控制实施的临床试验。

由于凯尔西要求安全性新资料，60 天时针再次重拨。该公司代表急不可耐，多次电话催促、专程拜访，并向凯尔西的上级抱怨她在审批上鸡毛蒜皮般地挑刺，毫无必要地延误药品上市。

欧洲国家的医生们开始发现奇怪现象：越来越多的畸形婴儿诞生，最普遍的是"海豹肢"症畸形婴儿，痛苦地继续生存。直到 1961 年 11 月才由德国医生确定"反应停"是祸根。

不幸的是，对许多人来说灾难已经来临。46 个使用"反应停"的国家中约有 1 万多名畸形儿出生，美国占有 7 例。虽然"反应停"从未在美国批准上市，但当时美国医药法规并不对调研性用药进行用药安全性审评，Richardson-Merrell 公司已经将 250 万粒"反应停"散发给一千多名美国研究者进行调研性使用，药品分散给了两万多名美国人，其中许多是妇女。FDA 的工作人员极力寻找这些调研医师，遗憾的是并非所有的调研医师都保存有散发记录，FDA 又通过登报警告服用此药的危险，但很难保证所有用药的人都能通知到。我国则因在当时与西德无外交关系，没有来往，西德的新药进不了我国市场，因而也幸免于难。

美国幸免了一场灾祸，为嘉奖凯西尔的警戒贡献，1962 年肯尼迪总统授予她美国公民所能得到的最高奖牌"杰出联邦公务员奖"。虽然"反应停"事件仅涉及安全性而与药效无关，但事件的发生促使美国加强药品管理的行动。美国国会在 1962 年将争论 5 年之久的 Kefauver 提案迅速通过。该提案要求在药品标签上说明药品副作用信息，通过药品标签和广告的审批，FDA 进一步加强对制药商的控制。同时该提案第一次要求制药商在新药上市前必须向 FDA 提供临床试验证明的安全性和有效性双重信息，制药公司必须保留所有药品的不良反应记录。为保护受试者的安全，FDA 对新药必须进行临床研究前的审批。

通过以上两个案例，你认为如何才能杜绝此类事件的再次发生？美国怎样幸免了"反应停"灾祸？事件发生后，美国为什么迅速通过了 Kefauver 提案？依法管药的重要性有哪些？

活动2 熟知法学及法的基本知识

1. 法学与法的基本概念

法学是以法律现象为研究对象的各种科学活动及其认识结果的总称，是人文社会科学中的一个相对独立的学科。

（1）法 法是由国家制定或认可的，体现统治阶级意志，以国家强制力保证实施的行为规范的总称。我国的法有宪法、法律、行政法规、地方性法规等。

（2）法律 法律有广义和狭义的两种理解。广义的法律与法的概念同义。狭义的法律是指具有立法权的国家机关按照一定的程序制定和颁布的规范性文件，根据我国《宪法》和《立法法》规定，全国人大及其常委会行使国家立法权。例如《中华人民共和国民法》、《中华人民共和国药品管理法》（以下简称《药品管理法》）等即为法律。

2. 法的渊源和分类

（1）法的渊源 法的渊源也称为法律的渊源。是由一定的国家机关制定或者认可的，具有不同法律效力和地位的法的不同表现形式。

资料卡

不同的国家由于政治、经济、历史等原因，其法律形式也不尽相同。迄今为止，法的主要渊源形式有五种类型：制定法、判例法、习惯法、协议法和法理。在我国一般是指效力意义上的渊源，主要是各种制定法（包括宪法、法律、行政法规等）。

（2）当代中国法的渊源

① 宪法。宪法是我国的根本大法，也称为母法。它规定和调整国家的根本制度、公民的基本权利和基本义务等最基本的问题，是国民生活的基本准则，也是制定其他法律法规的依据，具有最高的法律效力和地位。由全国人大依法通过和修改。

② 法律。法律（狭义）是指由全国人大及其常委会制定和颁布的规范性文件，由国家主席签署主席令公布。其法律效力与地位仅次于宪法，它是国家各部门规章及地方性法规制定的依据。例如《刑法》、《民法》、《药品管理法》等。

③ 行政法规。行政法规是指由国务院制定和颁布的规范性文件，由总理签署国务院令公布，其法律效力与地位次于法律。例如《药品管理法实施条例》、《麻醉药品和精神药品管理条例》、《中药品种保护条例》、《医疗器械管理条例》等。

④ 行政规章。国务院所属各部委在本部门的权限范围内制定和颁布的规范性文件，由部门首长签署命令公布，其法律效力与地位次于法律。例如《处方药与非处方药分类管理办法》、《药品生产质量管理规范》、《药品经营质量管理规范实施细则》等。

⑤ 地方性法规。地方性法规是指省、自治区和直辖市的人大及其常委会根据本地区的具体情况和实际需要，在法定权限内制定发布的适用于本地区的规范性文件。省、自治区人民政府所在的市和经国务院批准的较大的市的人大及其常委会，也可以制定地方性法规。地方性法规不得与宪法、法律和行政法规相抵触。

⑥ 民族自治地方的自治条例和单行条例。民族自治地方的人大有权根据当地民族的政治、经济和文化特点，制定自治条例和单行条例，报全国人大常委会批准后生效；自治州、

县人大制定的自治条例和单行条例，报自治区人大常委会批准后生效。

⑦ 地方政府规章。省、自治区和直辖市及较大的市人民政府，可以根据法律、行政法规和本省、自治区和直辖市的地方性法规，制定规范性文件。地方政府规章应经政府常务会议或者全体会议决定，由省长或者自治区主席或者市长签署命令予以公布。其除不得与宪法、法律、行政法规相抵触外，还不得与上级和同级地方性法规相抵触。

⑧ 国际条约。国际条约是指我国同其他国家缔结或者加入并生效的规范性文件，包括有条约、公约、和约、协定等。如我国已加入的《1961年麻醉品单一公约》、《1971年精神药物公约》等。

（3）法的分类　对法进行分类可以依据不同的标准，以下几种常见的分类方法是根据法律规范的外部形式和结构等方面的不同特点所作的分类，是法的一般分类。

① 成文法和不成文法（创制方式和表现形式不同）。成文法是指由特定国家机关制定颁布，以不同等级的规范性法律文件形式表现出来的法律规范，又称为"制定法"。不成文法是由国家机关以一定形式认可其法律效力，但不表现为成文的规范性法律文件的法律规范，一般包括习惯法、判例法和法理。例如，将某些习惯或判决认可为法并具有法律效力。

② 实体法和程序法（法律规定的内容不同）。实体法是直接规定人们的权利与义务、犯罪与刑罚的法律，如《民法》、《刑法》、《药品管理法》等。程序法是规定主体在诉讼活动中的权利和义务，以及实体法的实施程序的法律，如各类诉讼法。除此之外，还包括《国家药品监督管理局行政立法程序的规定》、《药品生产质量管理规范认证工作程序》等。

③ 根本法和普通法（法律地位、制定程序不同）。根本法是指宪法，在国家法律体系中享有最高的法律地位和法律效力，其内容和制定、修改的程序也不同于其他法律。普通法是指宪法以外的其他法律，其内容一般只涉及社会生活的某一方面，法律效力和地位低于根本法。

④ 一般法和特别法（适用范围不同）。一般法是指在效力范围上具有普遍性的法律，即对一般的人或事，在较长时期内，在全国范围普遍有效的法律，如《民法》、《刑法》等。特别法是指对特定的人、特定的事项、特定区域或特定时间内有效的法律，如《中华人民共和国妇女儿童权益保护法》、《战时管制法》、《药品管理法》等。

⑤ 国内法和国际法（法律关系的主体不同）。国内法是由本国制定的，在国家主权范围内有效的法律，适用于本国的公民和法人。国际法是由参与国际关系的国家之间通过协议制定或认可的法律规范，主要表现为国际条约、协议和国际惯例等，例如《国际卫生条例》、《1961年麻醉品单一公约》等。国际法的法律关系主体主要是国家。

知识链接

除了法的一般分类外，由于法律文化和国家结构形式的不同，还有一些特殊的分类，例如，公法和私法、普通法和衡平法等。

3. 法律效力

法律一经国家制定或认可，就具有了在一定范围内的特殊效力，即法律效力。就是指法律在什么时间、什么空间、对什么人或什么事有效力，通常是指以下三种效力范围。

① 时间效力。时间效力是指法律生效的时间，包括三个内容，即法何时生效、法何时失效、法有无溯及力。

生效或失效时间分为两种情况：a. 法律内容明确规定生效或失效（废止）时间；b. 自公布之日起新法生效，旧法自动失效。

时间效力原则：不溯及既往原则；后法废前法原则；法律条文到达时间原则。

法的溯及力是指新法颁布以后是否适用于其生效以前发生的事件和行为的问题。如果适用，该法律就有溯及力，否则，就没有溯及力。

② 空间效力。法的空间效力是指法律规范生效的地域范围，根据国家主权原则，适用

于全国范围的法律规范，在我国主权管辖的全部领域内有效，包括陆地、领空、水域及底土（领海的海底），并可延伸至我国驻外大使馆、领事馆及我国在国外的船舶和飞行器。

地方法规只在本管辖区域内有效，如《特别行政区基本法》只在特别行政区内有效。

我国有的法律内容也规定，对于在国外的中国公民，某些条款或对某些人亦适用。如《刑法》中规定："中华人民共和国国家工作人员和军人在中华人民共和国领域外犯本法规定之罪的，适用本法。"

③ 对人的效力。对人的效力是指一国法律规范可以适用的主体范围，即对哪些主体有效。一般有以下适用原则：

属地原则，凡在我国领域内的所有人都适用，包括中国人和外国人及无国籍人，有外交豁免权的除外；属人原则，凡中国公民或在中国注册的法人均适用，无论其在国内还是国外，都一样具有法律效力；属人与属地相结合原则，以属地原则为基础，为了保护本国利益，结合属人原则来适用。我国采用的就是属人与属地相结合原则。

● 议一议 ●

法律效力的层次是指规范性法律文件之间的效力等级关系。法律的效力层次可以概括为：上位法的效力高于下位法；在同一机关制定的法之间，特别规定优于一般规定，新的规定优于旧的规定。讨论：《中华人民共和国药品管理法》与《中华人民共和国产品质量法》（2000年7月8日修正，2000年9月1日起施行）对产品质量监督管理不一致时，优先适用哪部法律？

4. 法律责任

（1）违法的构成要件

① 责任主体。违法的主体必须是自然人或法人。但在处罚上要注意，是指有法定责任能力的人，否则将不严格追究法律责任，但监护人要负相关责任。如不满14周岁的人、违法时不能控制自己行为的精神病人等。

② 主观过错。违法是指行为人有主观故意或过失的行为。

③ 违法行为或违约行为。违法必须是行为，而不能对人的思想和意识追究责任。

④ 损害后果。违法必须是行为人对社会造成危害，有被侵犯的社会关系与社会秩序（有受害者）。

⑤ 因果关系。因果关系即行为与损害结果之间的必然联系。

（2）法律责任的种类　法律责任是指行为人违反法律规定，对所造成的危害予以赔偿、补偿或接受惩罚的特殊义务。主要包括以下四类。

① 刑事责任。刑事责任是由犯罪行为所引起的与刑事制裁相联系的法律责任。犯罪行为是对法律秩序最严重的破坏，与此相适应，刑事责任也是最严厉的法律责任。

② 民事责任。民事责任是由违反民事义务的行为所引起的法律责任，包括违约责任和侵权责任。承担民事责任的方式有很多种，主要是一种补偿性责任，但在某些场合也具有一定的惩罚性。

③ 行政法律责任。行政法律责任是指行政法律关系主体由于违反行政法律规范或不履行行政法律义务而依法

知识链接

刑事责任的种类有主刑和附加刑。主刑包括：管制、拘役、有期徒刑、无期徒刑和死刑。附加刑包括：剥夺政治权利、没收财产和罚金。

知识链接

承担民事责任的方式有：停止侵害；排除妨碍；消除危险；返还财产；恢复原状；修理、重做、更换；赔偿损失；支付违约金；消除影响、恢复名誉；赔礼道歉。

应承担的行政法律后果。违法的主体可以是自然人和法人，也包括国家机关及其执行公务人员。行政制裁分为行政处罚和行政处分。行政处罚包括行政拘留、警告、罚款等，由国家特定的公安、工商等部门对单位或个人的违法行为进行处罚。行政处分包括警告、记过、记大过、降级等，由国家机关事业单位对内部员工的违规行为进行处分。

④ 违宪责任。违宪责任是由国家机关及其负责人在执行职务过程中违反宪法而引起的法律责任。由全国人大及其常委会行使违宪制裁权，受制裁的主要是国家机关及其领导人，主要措施为撤销与宪法相抵触的法规和罢免机关领导人。

●想一想●

《药品管理法》第九章法律责任第八十七条：药品检验机构出具虚假检验报告，构成犯罪的，依法追究刑事责任；不构成犯罪的，责令改正，给予警告，对单位并处三万元以上五万元以下的罚款；对直接负责的主管人员和其他直接责任人员依法给予降级、撤职、开除的处分，并处三万元以下的罚款；有违法所得的，没收违法所得；情节严重的，撤销其检验资格。药品检验机构出具的检验结果不实，造成损失的，应当承担相应的赔偿责任。

讨论：该规定包括了哪些违法行为？应承担的责任属于法律责任中的哪一类？

活动3　我国药事管理的法律法规体系

●想一想●

根据以上法学基础知识的学习，我国药事管理方面的法律法规属于我国整个法律体系中的哪一部分呢？

随着1984年版《中华人民共和国药品管理法》的颁布实施，经过20多年的发展，逐渐形成了较为完整的药事管理法律法规体系，该体系在我国的整个法律体系中占有重要的地位，见图1-1所示。

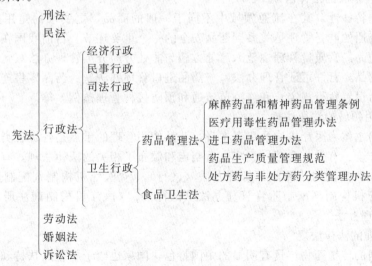

图1-1　我国法律体系

我国现行的药事管理法律法规体系包括国家法律、国务院行政法规、药品监督管理机关的行政规章，以及上述部门的政策文件等，可以分为以下几个方面。

1. 药品管理法及实施条例

《中华人民共和国药品管理法》（简称《药品管理法》）于1984年制定，1985年实施，并于 2001 年修订，是目前我国药品监督管理方面的基本法律，也是制定其他药品管理法律法规的基本依据。

《药品管理法》对药品的研制、生产、经营、使用和监督管理等领域进行了规范，并确认了一批现行的和未来要实施的药品监督管理制度。

《中华人民共和国药品管理法实施条例》于 2002 年颁布施行，它对《药品管理法》的相关规定进行了细化和解释，并进行了必要的补充。

2. 特殊管理药品的管理办法

为了最大限度地保护人们的生命安全和身体健康，我国对一些药品实行了特殊管理，并根据《药品管理法》的有关规定，先后制定和颁布了《医疗用毒性药品管理办法》、《放射性药品管理办法》、《麻醉药品和精神药品管理条例》等一系列行政法规。对上述药品在研制、生产、经营、运输、使用等方面作了较为严格的规定，实行特殊的管理。

3. 药品研制方面的法律法规

药品研制方面的监督管理是实施药品管理的第一关，是对新药上市的前置性管理，需要对其安全性、有效性及质量可控性作一系列研究。为保证新药的质量，制定了一系列的相关法律规范，如《药品注册管理办法》、《药物非临床研究质量管理规范》、《药物临床试验质量管理规范》等。

4. 药品生产领域的法律法规

药品的生产是质量形成的关键阶段，则药品生产过程的管理就显得尤为重要，目前，我国在该方面已制定的法律法规有《药品生产质量管理规范（2010 年修订）》、《药品说明书和标签管理规定》、《生物制品批签发管理办法》、《直接接触药品的包装材料和容器管理办法》和《药品生产监督管理办法》等。

5. 药品流通领域的法律法规

由于药品的特殊性，其在流通领域中不同于一般的商品，更要求的是用药的科学与安全，加强药品流通的监督管理是关系到药品安全的一个重要环节。目前我国在该领域的法律法规主要有《药品经营质量管理规范》、《处方药与非处方药分类管理办法》、《药品流通监督管理办法》、《药品经营许可证管理办法》、《药品进口管理办法》、《药品零售连锁企业有关规定》、《零售药店设置暂行规定》和《疫苗流通和预防接种管理条例》等。

6. 药品使用领域的法律法规

药品使用的主体为医疗机构及患者本身，药品使用管理的重点是各级各类医疗机构，为保证患者用药安全、有效、合理，国家先后制定和颁布了相关的法律法规，有《医疗机构药事管理规定》、《医疗机构药品监督管理办法（试行）》、《医疗机构制剂配制质量管理规范（试行）》、《医疗机构制剂配制监督管理办法（试行）》、《医疗机构制剂注册管理办法（试行）》、《处方管理办法》等。

7. 中药管理的法律法规

中药是我国的传统药物，具有明显的中国特色，国家也给予了重点扶持和保护，目前主要的法律法规有《野生药材资源保护管理条例》、《中药品种保护条例》、《整顿中药材专业市场的标准》、《中药材生产质量管理规范（试行）》等。

8. 执业药师管理的有关法律法规

执业药师管理是药事管理的重要组成部分，其药师队伍是我们进行药事管理的基本队伍之一。目前，我国的执业药师法尚未出台，现主要以行政规章和政府文件为主。如《执业药师资格制度暂行规定》、《执业药师继续教育管理办法》、《关于执业药师注册管理暂行办法的补充意见》等。

9. 药品管理及其他有关法律法规

药品管理除了《药品管理法》及《药品管理法实施条例》外，还包括《药品监督行政处罚程序规定》、《药品监督管理统计管理办法（暂行）》等行政规章。

其他有关的法律法规主要包括有关医药知识产权保护的《专利法》、《商标法》、《药品行政保护条例》、《药品行政保护条例实施细则》以及《互联网药品信息服务管理办法》等。

10. 医疗器械管理的法律法规

医疗器械的生产、经营和使用也是医药事业的重要组成部分，随着社会的发展与进步，将越来越多地影响到人们的生命健康。因此，近年来我国相继出台了一系列的法律法规来规范相关的领域，包括《医疗器械监督管理条例》、《医疗器械新产品审批规定》、《医疗器械经营企业监督管理办法》、《医疗器械说明书、标签和包装标识管理规定》、《医疗器械生产监督管理办法》、《医疗器械经营企业许可证管理办法》、《医疗器械注册管理办法》等。

11. 关于保健食品的管理规定

保健食品类中有相当一部分原为健字号药品，经过整顿以后，将不符合药品规定的部分归类为保健食品。对一般消费者来说，大多分不清保健食品与药品之间的界限，再加上有些不法经营者的夸大宣传，保健食品的质量同样也存在着影响人们健康的诸多问题。国家食品药品监督管理总局近期也制定了部分管理规定，如《保健食品注册申报资料项目要求》、《保健食品注册管理办法》、《保健食品检验与评价技术规范》等。

任务二　学习药事管理基础知识

任务目标

- 掌握药事与药事管理学概念。
- 掌握药事管理的原则与特点。
- 了解药事管理学的研究内容。

活动1　学习药事与药事管理学概念

案例 1-3　保健品充当药品治疗疾病被央视曝光

因为听电台养生节目说一种叫做"雪域唐清"的药能根治糖尿病，患糖尿病十多年、65岁的支某就买了1780元的该药物。然而，吃"雪域唐清"一个多月后，他的血糖却升到了从来没有过的高度，还因此摔倒。2011年1月12日，《焦点访谈》对老支的遭遇进行了报道。《焦点访谈》披露"雪域唐清"没有国药准字批号，不是药品，只是保健品。一起被曝光的还有标注着"藏卫食证字"许可证号、委托陕西某医药科技有限公司生产的、号称包治糖尿病的"苦瓜胰速康"。

经记者调查，其包装上看不到国药准字批号，标注的主要成分是苦瓜、桑椹、葛根、丁香、玉竹、蜂胶等，号称纯中药的药品内，违规添加了二甲双胍、吡格列酮和格列美脲，这三种是常用的化学降糖药品。但这三种药必须在医生指导下使用，同时服用很有可能造成危险。经北京市药监局和药品检验所等多方检测证实，"苦瓜胰速康"既非药品，也不是保健食品，连合法食品都谈不上。（资料来源：李琳、王佳柯，西部网，2011-01-13）

几个概念，具体如下。

（1）药品　按我国《药品管理法》规定，药品是指用于预防、治疗、诊断人的疾病和计划生育，有目的地调节人的生理机能并规定有适应证、功能主治、用法和用量的特殊物品。广义地讲，包括中药材、中药饮片、中成药、化学原料药及其制剂、抗生素、生化药品、放射性药品、血清、疫苗、血液制品和诊断药品等；狭义地讲，只包括前述物质中可以直接医用的部分。

知识链接

保健食品是指具有特定功能的食品，即适合特定的人群食用，具有调节机体功能，不以治疗疾病为目的的食品。药品的目的是防治疾病、治病救人。两者有着本质的区别。

识别保健食品和药品最简单的方法是看外包装的批准文号、标志和商标。保健品的批准文号是：国食健字G（J）＋4位年号＋4位顺序号，国家药监局批准的，字母G指国产、J指进口；或卫食健字（卫食健进字）（4位年份代码）第××××号，卫生部批准的。药品的批准文号是：国药准字＋1位字母＋8位数字。从标识上区别，保健食品的包装应标注有"小蓝帽"（一个类似蓝帽子的图案，下面有保健食品四个字）标志，而药品没有专用标志。从商标上区分，药品的商标必须注册，所有药品均有注册商标，而保健食品的商标国家未要求全部注册。

（2）药事　泛指一切与药有关的事务，其范围包括：药物的研究、药品的生产、经营、检验、广告、使用、药品管理和药学教育等八大方面。药事的主要任务是：为人们防病治病提供安全、有效的药品；为消费者提供用药咨询，指导消费者合理用药；培养药学方面的专门人才。

（3）药事管理学　药事管理学是运用社会科学的基本原理和研究方法对现代药学事业各部分的活动进行研究，总结其管理活动规律并用以指导药学事业更健康合理发展的科学。其社会科学包括法学、管理学、社会学、经营学等学科，它们的基本原理和研究方法已渗透于药学领域中，形成以药学和社会科学为主要基础的药学类交叉学科。因此，药事管理学兼有自然科学和社会科学的双重属性。

活动2　掌握药事管理的原则与特点

1. 药事管理的原则

药事管理的目的，是为了实现人民群众用药安全、有效、方便、及时、经济，为"人人享有卫生保健，全民族健康素质的不断提高"服务。因此依据我国的法律法规及方针政策，确立了药事管理的原则，具体如下。

（1）社会效益第一的原则　药品是关系人们生命健康的特殊商品，药学事业是我国卫生事业的重要组成部分，药事管理必须遵循坚持为人民服务的宗旨，正确处理社会效益和经济效益的关系，把社会效益放在首位。例如，在药品的购销活动中，必须将药品的质量放在第一位。

●议一议●
当社会效益与经济效益发生冲突时，该怎么办？

（2）符合中国国情的原则　药事管理学科的研究虽起源于国外，但我国的研究工作应立足于国情，这样药事管理的理论才能更好地指导我国的药事管理工作。药事管理工作一定要从实际出发，合理配置资源，注重提高质量和效益。在此原则指导下，才能研究制定出适合我国药品生产、流通、使用、价格、广告、药品质量标准、药事管理等方面的法律法规。

（3）药事管理法制化原则　在我国的各类行业中，医药行业的法律法规比较繁多。特别是近些年来，随着经济的发展，国家制定了一系列的法律法规来规范药品生产、流通等各领域，依法管药、依法治理医药市场成为药事管理应遵循的基本原则。到目前为止，国家各部门制定和颁布的药事管理方面的法律法规已达上百个，形成了较为完整的药事管理法规体系，药事管理法制化已成定势。

●想一想●

我国目前已经出台的药事管理方面的法律法规有哪些？试着说出来。

2. 药事管理的特点

（1）专业性　药事管理侧重的是"管理"，其管理对象是"药学事业"，基本依据是相关的法律法规，管理的过程涉及经济学、社会学、心理学等学科的知识与能力。因此，药事管理既需要药学方面的专业知识与能力，又需要管理学、法学、社会学与经济学、心理学等方面的综合性知识和能力，具有较强的专业性。

（2）政策性　药品是特殊的商品，国家的监督管理非常严格，除了相关的法律法规之外，还会根据社会的实际情况及时做出政策性的指导，针对药事管理中的突发事件制定合理性政策，科学有效地管理药学事务。

（3）实践性　药事管理离不开实践，药事管理的法律法规及方针政策都是在药品生产、经营与使用的实践活动中总结升华而成的，而它们又在实际工作中应用和检验，并指导和管理医药事业健康发展。

知识链接

2001 年修订《药品管理法》时，其草案就数易其稿，反复征询一线实践中的意见和建议，分别在数十个省份和部门征求意见一千多条，这样制定的法律法规，充分地体现了实践性的特点。

活动3　了解药事管理学的研究内容

药事管理是一项复杂的系统工程，药事管理学是以保障人们用药安全、有效、方便、及时、经济为目的。为达到该目的，就要对这个系统的多个方面进行研究，主要包括有：

① 药事管理体制与药事组织；

② 药事法律法规；

③ 药品质量监督管理；

④ 药品生产、经营管理；

⑤ 药品使用管理；

⑥ 新药研究管理与医药知识产权保护；

⑦ 特殊管理药品的管理规定；

⑧ 中药管理；

⑨ 药学技术人员的管理。

思考题

1. 简述法及法律的概念。
2. 简述当代中国法的渊源及法的分类。
3. 法律效力包括哪几种?
4. 简述法律责任的种类。
5. 简述药事和药事管理学的概念。
6. 药事管理的原则与特点是什么?
7. 简述药品的概念及其分类。

（梁　艳）

项目二
学习药品管理法及实施条例

项目说明

本项目共完成 7 个任务：任务一通过实际案例，使学生感受到药品管理方面立法的重大意义，并了解药品管理法的立法情况、修订情况及现行药品管理法的不足；任务二至任务六通过播放案例、讲解和讨论使学生掌握药品管理法的立法目的、适用范围和对药品生产、经营、使用的管理规定以及对药品管理的各项规定，熟知对药品包装、价格、广告的管理规定及法律责任，了解对药品监督的规定；任务七为大型作业——案例分析，通过案例分析使学生联系实际，懂法和用法。

任务一　学习药品管理法概述部分

任务目标

- 了解药品管理方面立法的重大意义。
- 了解药品管理法的立法情况、修订情况及现行药品管理法的不足。

活动 1　案例回放

案例 2-1　"欣弗"事件

2006 年 7 月 27 日，原国家食品药品监督管理局接到青海省食品药品监督管理局报告，青海省西宁市部分患者使用标示上海华源股份有限公司安徽华源生物药业有限公司生产的克林霉素磷酸酯葡萄糖注射液（欣弗），出现了胸闷、心悸、心慌、寒战、肾区疼痛、腹痛、腹泻、恶心、呕吐、过敏性休克、肝肾功能损害等临床症状。依据《药品管理法》和《药品管理法实施条例》的有关规定，国家食品药品监督管理局立即对该药品采取紧急控制措施：对标示上海华源股份有限公司安徽华源生物药业有限公司生产的克林霉素磷酸酯葡萄糖注射液采取停止销售、使用的紧急控制措施，防止此类问题的再次发生。截至当年 8 月 9 日，广西、浙江、黑龙江、山东等 10 个省份共报告 80 多例不良反应病例，其中死亡报告 6 例，共有 318 万瓶"欣弗"销往全国 26 个省市区。国家食品药品监督管理局会同安徽省食品药品监督管理局对安徽华源生物药业有限公司 2006 年 6 月至 7 月份所生产的克林霉素磷酸酯葡萄糖注射液的生产过程进行核查，初步分析认定，企业未按批准的生产工艺进行生产，工艺修改没有进行验证。生产部门更改了灭菌时间，增加灭菌柜装载量，生产记录不完整，这是导致药品集中出现不良事件的原因。（资料来源：龚翔，中国医药报，2006-08-05）

●想一想●

1. 结合案例 2-1 和案例 1-1，设想如果两起案例发生后，国家有关部门不采取措施进行管理，将会引起什么后果？

2. 两起案例中，药品监管部门采取了什么措施？依据是什么？填入表 2-1。

表 2-1　两起案例中药品监管部门采取的措施及其法律依据

案　例	药监部门采取的措施	依　据
案例 1-1　齐二药事件		
案例 2-1　欣弗事件		

活动 2　了解《药品管理法》的制定、颁布、修订和《药品法实施条例》的颁布

1984 年 9 月 20 日第六届全国人民代表大会常务委员会第七次会议通过了《中华人民共和国药品管理法》（以下简称《药品管理法》），自 1985 年 7 月 1 日起施行。《药品管理法》是新中国成立后我国颁布的管理药品的第一部法律。

《药品管理法》的颁布，在我国药学事业发展史上具有重要的里程碑意义。它标志着我国药品管理立法取得划时代的发展；使药品监督管理工作有法可依、依法办事；有利于发挥人民群众对药品质量监督的作用；它规范了药品各个环节的管理，使药品经济活动在法律的保护和制约下适应改革的新形势，从而促进药品经济健康发展。它的实施，将我国药品研究、生产、经营、使用活动纳入了法制化管理的轨道。实施十多年间，对于保证药品质量，保障人民用药安全有效，打击制售假药、劣药行为，促进医药事业健康发展，发挥了重要作用。

随着我国改革开放的进展，药品监督管理中出现了一些新情况、新问题，原药品管理法中的有些规定已经不能完全适应新形势的需要。因此，必须对药品管理法进行修改、完善，以适应新时期药品监督管理工作的需要。2001 年 2 月 28 日九届人大二十次常委会审议通过了新修订的《药品管理法》，自 2001 年 12 月 1 日起开始实施。2002 年 8 月 4 日，第 360 号国务院令，颁布《中华人民共和国药品管理法实施条例》（以下简称《实施条例》），并自 2002 年 9 月 15 日起施行。

活动 3　体会《药品管理法》及《实施条例》颁布实施的重大意义

●议一议●

结合以上两案例及你所遇到的药品管理方面的问题，分组讨论药品管理立法的重要性。根据同学们的讨论，引入《药品管理法》及《实施条例》颁布实施的重大意义。

知识链接

随着市场经济的发展和国家政治经济体制改革的不断深入，修订的《药品管理法》在实践中逐渐显现出来一些新的问题，且已与我国医药事业的快速、持续、健康发展的形势不相适应，影响了药品管理工作的顺利发展，因此在 2008 年全国食品药品监督管理工作会议上提出再次修订《药品管理法》已势在必行。

任务二　学习药品法总则的主要内容

任务目标

- 掌握《药品管理法》的立法目的、适用范围。
- 熟知我国发展药品的宏观政策。
- 了解我国药品监管体制及药品检验机构。

活动1 《药品管理法》的立法目的、适用范围

1.《药品管理法》的立法目的

本法的立法目的包括了四个层面的内容：①加强药品监督管理；②保证药品质量；③保障人体用药安全；④维护人民身体健康和用药的合法权益。

维护人民身体健康和用药的合法权益是《制定药品管理法》的最根本目的。为了实现这一目的，就要保障人体用药安全；为了保障人体用药安全，必须保证药品质量；而为了保证药品质量，必须加强药品监督管理。

2.《药品管理法》的适用范围

适用范围是本法所适用的效力范围。包括：①地域范围，本法的地域范围是在中华人民共和国境内，即我国的边境范围内；②对象范围，是从事药品研制、生产、经营、使用和监督管理的单位或者个人；③时间范围，修订后的《药品管理法》自 2001 年 12 月 1 日起施行。

知识链接

香港和澳门属于特别行政区，这两个地区都有自己的特别行政区法，中华人民共和国的法律中除军事和外交方面的法律适合于这两个地区，其他方面的法律均按照其法律规定办理。故药品法不适用于港澳。

活动2 我国发展药品的宏观政策

① 国家发展现代药和传统药，充分发挥其在预防、医疗和保健中的作用。现代药和传统药都是我国医药事业的重要组成部分，在疾病的预防和治疗中发挥着重要的作用，努力发展现代药和传统药，坚持中西药并重，是我国医药卫生工作中一贯坚持的方针。

② 保护野生药材资源，鼓励培育中药材。中药材是生产中药饮片和中成药的基本原料，没有中药材就没有中药饮片和中成药。保护、开发和合理利用中药材资源，是促进我国中医药事业持续发展的重要方面。

③ 鼓励研究和创制新药。研究开发新药是发展药品的主要途径，是提高我国药品市场竞争力的关键，是防治疾病，保护人民身体健康的客观要求。我国已加入了 WTO，对药品的研制必须从仿制走向创新，在自主知识产权的新药开发方面必须加大投入，才能在竞争中立于不败之地。

活动3 我国药品监管体制及药品检验机构

①《药品管理法》规定国务院药品监督管理部门主管全国药品监督管理工作。国务院有关部门在各自职责范围内负责与药品有关的监督管理工作。

知识链接

《药品管理法》规定的有关部门涉及药品价格主管部门、中医药管理部门、工商行政管理部门、海关、监察部门。这些部门在国务院规定的职责范围内分别负责与药品有关的价格、中药材和中药饮片的科研、药品生产经营企业的工商登记、药品广告处罚、药品购销回扣处罚、进口口岸设置、执法违规处理等与药品有关事项的监督管理工作。

②《药品管理法》规定药品监督管理部门可以设置药品检验机构，也可以确定药品检验机构。药品监督检验机构的职责是依法实施药品审批时的药品检验职责和药品质量监督检查过程中的药品检验职责。

任务三　学习讨论药品生产、经营、使用管理的规定

任务目标

- 掌握法律对药品生产、经营、使用管理的规定。

活动1　案例回放

案例2-2　"地下制药厂"非法制售假药案

　　2007年6月，北京市药品监管局朝阳分局在五一医院查获了一个"地下制药厂"，在又潮又脏的地下室车间里竟然在生产抗癌药。执法人员初步调查表明，五一医院地下药厂"生产"的中药中添加了国家明令禁止的西药成分。经初步调查，该处"生产"的药品通过邮寄和快递方式销往全国。朝阳分局对"地下制药厂"所有药品进行了查封扣押，留做进一步调查（图2-1）。（资料来源：韩国强．中国医药报，2007-06-09）

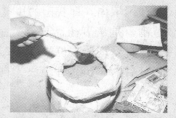

图2-1　口袋中没有标注名称的土色粉末，是用来配制药品的重要原料

活动2　学习讨论药品生产企业管理

●想一想●

　　通过以上案例，回答问题并填入表2-2

表2-2　"药厂"受处罚的原因及违法行为

问　题	回　答
1. 在这起案例中，药监部门为什么要查处和取缔该"药厂"？	
2. 你认为该"药厂"哪些做法是违法的？	

资料卡

　　药品生产企业，是指生产药品的专营企业或者兼营企业。

　　药品法及实施条例对药品生产企业管理主要规定了药品生产企业的开办条件、程序及对药品生产企业的行为规定。

　　1. 药品生产许可证管理

　　（1）开办药品生产企业的法定程序　申办人→向省级食品药品监督管理局提出申请→省级食品药品监督管理局在30个工作日内进行审查→审查同意的，申办人取得筹建资格→完成拟办企业筹建后，向原审批部门申请验收→原审批部门在30个工作日内组织验收→验收合格的，发给《药品生产许可证》→申办人凭《药品生产许可证》到工商行政管理部门依法办理登记注册，领取营业执照。

　　（2）《药品生产许可证》的法律要求　《药品生产许可证》上应标明有效期和生产范围。许可证的有效期为5年。有效期届满，需要继续生产药品的，持证企业应当在许可证有效期届满前6个月，按照国务院药品监督管理部门的规定申请换发《药品生产许可证》。

●议一议●

药品生产企业若没有《药品生产许可证》从事药品生产活动该怎么处理？

知识链接

违反有关许可证管理规定应承担以下法律责任。

1. 未取得《药品生产许可证》而生产药品的，给予：①依法予以取缔；②没收违法生产、销售的药品和违法所得；③罚款，处以违法生产、销售的药品货值金额 2～5 倍罚款。以上为行政处罚，若构成犯罪的，依法追究刑事责任。

2. 伪造、变造、买卖、出租、出借许可证或者药品批准证明文件者，给予：①没收违法所得；②罚款，处违法所得 1～3 倍罚款；③没有违法所得的，处 2 万～10 万元罚款；④吊销卖方、出租方、出借方的许可证，或者撤销药品批准证明文件。若构成犯罪的，依法追究刑事责任。

3. 骗取许可证或药品批准证明文件的单位或个人，给予：①吊销许可证或者撤销药品批准证明文件；②罚款，处 1 万～3 万元罚款；③资格罚，对违法者 5 年内不受理其申请。

2. 开办药品生产企业必须具备的条件

《药品管理法》规定了开办药品生产企业应该具备以下 4 项条件。

（1）人员条件　具有依法经过资格认定的药学技术人员、工程技术人员及相应的技术工人。

（2）硬件条件　要求药品生产企业具有与其药品生产相适应的厂房、设施和卫生环境。

（3）质量控制条件　要设立质量管理和质量检验机构，配备专门人员及必要的仪器设备。

（4）软件条件　要建立健全保证药品质量的规章制度。

省级药品监督管理部门审核批准开办药品生产企业，除严格按照以上 4 条执行外，应当符合国家制定的药品行业发展规划和产业政策，防止重复建设。

3. 实施《药品生产质量管理规范》（GMP）

《药品管理法》规定：企业应按《药品生产质量管理规范》组织生产，药品监督管理部门按照规定对药品生产企业是否符合 GMP 的要求进行认证，对认证合格的发给认证证书。《实施条例》对实施 GMP 作了具体规定，其中对负责 GMP 认证的部门作出如下规定：①生产注射剂、放射性药品和国务院药品监督管理部门规定的生物制品的药品生产企业的认证工作，由国务院药品监督管理部门负责；②生产其他剂型的药品生产企业的认证工作，由省级药品监督管理部门负责。

知识链接

违反有关实施 GMP 规定应承担的法律责任

未按照规定实施 GMP 的，给予：①警告，责令限期改正；②逾期不改正的，责令停产、停业整顿；③罚款，处 0.5 万～2 万元罚款；④情节严重的，吊销药品生产许可证。

4. 药品生产企业生产药品应遵守的规定

（1）药品生产遵循的依据　《药品管理法》规定，除中药饮片的炮制外，药品必须按照国家药品标准和国务院药品监督管理部门批准的生产工艺进行生产，改变影响药品质量的生产工艺的，必须报原批准部门审核批准。

（2）对药品生产记录的规定　药品生产必须有记录，记录必须完整准确，其内容应当包括药品名称、剂型、生产日期、批次、操作步骤等。

（3）对中药饮片炮制的规定　生产中药饮片必须按照国家药品标准炮制，国家药品标准没有规定的，必须按照省级药品监督管理部门制定的炮制规范炮制。省级药品监督管理部门制定的炮制规范应当报国务院药品监督管理部门备案。

（4）对生产药品所需原料、辅料的规定　《药品管理法》第十一条规定，生产药品所需的原料、辅料必须符合药用要求。

《实施条例》第九条规定，药品生产企业生产药品所使用的原料药，必须具有国务院药品监督管理部门核发的药品批准文号或者进口药品注册证书、医药产品注册证书；但是，未实施批准文号管理的中药材、中药饮片除外。

（5）对药品出厂前质量检验的要求　为了保证药品质量，药品生产企业必须进行质量检验，药品必须符合国家药品标准才能出厂，这是药品生产企业为保证人民健康应尽的责任。药品生产企业必须执行出厂检验制度，决不能让质量不合格的药品流入市场。对部分没有国家药品标准的中药饮片，则必须按照省级药品监督管理部门制定的《炮制规范》炮制才能出厂。

（6）对委托生产药品的规定　《药品管理法》第十三条规定，经国务院药品监督管理部门或者国务院药品监督管理部门授权的省级药品监督管理部门批准，药品生产企业可以接受委托生产药品。

① 受托生产药品企业及品种的条件。《实施条例》第十条规定，接受委托生产药品的受托方必须是持有与其受托生产的药品相适应的《药品生产质量管理规范》认证证书的药品生产企业。疫苗、血液制品和国务院药品监督管理部门规定的其他药品，不得委托生产。

② 违反委托生产药品的规定应承担的法律责任。擅自委托或者接受委托生产药品的，对双方均给予：a. 没收违法生产、销售的药品和违法所得；b. 罚款，处药品货值金额 2～5 倍罚款；c. 撤销药品批准证明文件；d. 责令停产、停业整顿；e. 情节严重的，吊销许可证。构成犯罪的，依法追究刑事责任。

> **资料卡**
> ① 辅料，是指生产药品和调配处方时所用的赋形剂和附加剂。
> ② 委托生产药品，是指取得国家药品批准文号的企业委托其他取得《药品生产许可证》的药品生产企业进行该药品品种生产的行为。其特点是，委托生产的药品批准文号不变。

● 议一议 ●

结合案例 1-1 和案例 2-1，同学们分组讨论药品生产企业违反药品法规定生产药品的后果，从而理解法律规定的重要性，树立依法从业的意识。可以从以下 3 个方面进行讨论：

1. 药品生产企业违反药品法规定生产药品的后果。
2. 法律对药品生产企业行为规定的重要性有哪些？
3. 在今后的工作中，你该如何做？

活动3　学习讨论药品经营企业管理

> **资料卡**
> 药品经营企业，是指经营药品的专营企业或者兼营企业。按经营方式不同药品经营企业包括药品批发企业和药品零售企业。

和对药品生产企业管理一样，药品法及实施条例对药品经营企业管理也主要规定了药品经营企业的开办条件、程序及对药品经营企业的行为规定。

1. 药品经营许可证管理

（1）开办药品经营企业的法定程序

① 开办药品批发企业的程序。申办人→向省级食品药品监督管理局提出申请→省级食品药品监督管理局在 30 个工作日内进行审查→审查同意的，申办人取得筹建资格→完成拟办企业筹建后，向原审批部门申请验收→原审批部门在 30 个工作日内组织验收→验收合格的，发给《药品经营许可证》→申办人凭《药品经营许可证》到工商行政管理部门依法办理登记注册，领取营业执照。

② 开办药品零售企业的程序。申办人→向设区的市级食品药品监督管理局或者省级食品药品监督管理局直接设置的县级药品监督管理机构提出申请→药品监督管理机构在 30 个工作日内进行审查→审查同意的，申办人取得筹建资格→完成拟办企业筹建后，向原审批部门申请验收→原审批部门在 15 个工作日内组织验收→验收合格的，发给《药品经营许可证》→申办人凭《药品经营许可证》到工商行政管理部门依法办理登记注册，领取营业执照。

（2）《药品经营许可证》的法律要求　《药品经营许可证》上应标明有效期和经营范围。许可证的有效期为 5 年。有效期届满，需要继续经营药品的，持证企业应当在许可证有效期届满前 6 个月，按照国务院药品监督管理部门的规定申请换发《药品经营许可证》。

● 议一议 ●
药品经营企业若没有《药品经营许可证》从事药品经营活动该怎么处理？

2. 开办药品经营企业必须具备的条件

《药品管理法》第十五条规定了开办药品经营企业必须具备以下 4 项条件。

（1）人员条件　具有依法经过资格认定的药学技术人员。

（2）硬件条件　营业场所、设备、仓储设施、卫生环境条件。其条件要与经营企业所经营的药品相适应。

（3）质量控制条件　要求企业具有与所经营药品相适应的质量管理机构或者人员。

（4）软件条件　规章制度条件，要建立健全的保证药品质量的规章制度。

此外，要求各级药品监督管理部门在审批药品经营企业时，应当遵循合理布局和方便群众购药的原则。

知识链接

违反有关许可证管理规定应承担的法律责任同药品生产企业许可证管理。

知识链接

《实施条例》第十五条规定，经营处方药、甲类非处方药的药品零售企业，应当配备执业药师或者其他依法经资格认定的药学技术人员。经营乙类非处方药的药品零售企业，应当配备经设区的市级药品监督管理机构或者省级药品监督管理部门直接设置的县级药品监督管理机构组织考核合格的业务人员。

案例 2-3　义乌取缔一无证药品批发窝点

2012 年 6 月 29 日下午，义乌市食品药品监督管理局联合公安部门成功取缔了一个无证批发药品的窝点，当场抓获涉案人员 2 名，查获药品 1000 余箱。

4月25日，义乌市食品药品监督管理局接到群众举报，该市后宅街道北站一区某居民房经常有人携带大量药品进出，十分可疑。义乌市局组织人员进行实地核实后，将这一线索提供给了公安部门，公安部门安排警力，对该窝点进行了暗中调查。执法人员在房间内查获一本药品销售记录，以及一些采购药品的内部传递单和物流凭证，窝点内的人员不能提供《药品经营许可证》。（资料来源：吴俊，中国医药报，2012-7-12）

案例 2-4　宣城查获一起无证经营药品案件

近日，安徽省宣城市食品药品监督管理局查获一起无证经营中药药品案件。在药品生产流通集中整治行动中，该局在某一批发企业检查中发现该企业多年未使用的中药材仓库大门紧锁，但是锁看上去比较干净不像长期未用。执法人员要求企业打开仓库进行检查，发现仓库内存放有通化某企业生产的大量药品，经清点共有43批次药品，货值金额近15万元。经调查核实，该仓库是企业借给通化某企业的业务员存放药品的，未办理任何合法手续，涉嫌在药品监督管理部门核准的地址以外场所储存或现货销售药品。（资料来源：杨少华，中国医药报，2012-6-5）

●议一议●

同学们分组讨论以下问题，并填入表2-3。

表 2-3　两起案例中的违法行为及应受到的处罚

案例	违法行为	应受到的处罚
义乌取缔一无证药品批发窝点		
宣城查获一起无证经营药品案件		

3. 实施《药品经营质量管理规范》（GSP）

《药品管理法》以法律的形式强制性要求药品经营企业必须按照《药品经营质量管理规范》经营药品，药品监督管理部门按照规定对药品经营企业是否符合GSP的要求进行认证，依法发放认证证书。《实施条例》对实施GSP作了具体规定，其中对负责GSP认证的部门规定由省级药品监督管理部门负责组织药品经营企业的认证工作。

知识链接

违反有关实施GSP规定应承担的法律责任同药品生产企业GMP管理。

4. 对经营企业行为的规定

《药品管理法》第十七条至第二十条对此作了规定，概括起来有以下4点。

(1) 对购进药品进行质量控制　药品经营企业购进药品，必须建立并执行进货检查验收制度。进货检查验收的关键是验明药品合格证明和其他标识，包括验明供货方的许可证和营业执照，索取所购进药品的检验合格报告单和质量标准，药品的批准文号和生产批号。进口药品应有符合规定的、加盖了供货单位质量检验机构原印章的《进口药品注册证》和《进口药品检验报告书》复印件。验收药品质量时，除验明药品合格证明外，还应按规定同时检查包装、标签、说明书等项内容。

不得从不具备法定资格的药品生产、经营企业或个人处购进药品，不得购进无药品批准文号的药品。

药品生产、经营企业的法定资格指的是什么？

（2）购销记录必须真实完整　购销记录是药品经营企业购销活动的客观凭证，也是药品经营企业质量管理的重要内容之一。在出现问题时，购销记录是查对、参考的依据。

药品经营企业购销药品的记录不真实或者不完善，应给予行政处罚：①责令改正，警告；②情节严重的，吊销《药品经营许可证》。

（3）销售药品的规定

① 准确无误，正确介绍药品，详细说明药品的用法、用量和注意事项。

② 对调配处方的要求

a. 调配处方必须经过核对，对处方所列内容不得擅自更改或者代用。

b. 拒绝调配不符合要求的处方，包括有配伍禁忌的处方或者超剂量的处方。对不符合规定的处方，要退回处方医师进行更改后方可调配。

> **知识链接**
>
> 依据《药品管理法》第十八条的规定，购销记录应包括11项内容：药品的通用名称；药品剂型、规格、生产批号、有效期；药品的生产厂商；药品的购（销）货单位、购（销）货数量、购（销）价格；购（销）日期及国务院药品监督管理部门规定的其他内容。

③ 销售中药材必须标明产地。因为不同地区生产的同一种中药材，有效成分的含量不尽一致，标明产地以便于使用者正确进行选择。

④ 药品经营企业没有依法销售药品、调配处方、销售中药材应给予行政处罚：a. 责令改正，给予警告；b. 情节严重的，吊销《药品经营许可证》。

（4）药品保管和出入库检查制度　药品经营企业应当制定和执行药品保管制度。合理储存药品是药品保管的关键环节。出入库检查制度是防止差错事故发生的重要措施。

5. 对城乡集贸市场销售药品的规定

（1）原则规定　城乡集贸市场可以销售中药材，不得出售中药材以外的药品。

（2）特殊规定　为了方便农村特别是边远地区农民群众购药，规定了出售药品的条件性规定，符合以下条件的，城乡集贸市场可以销售非处方药：①交通不便的边远地区；②城乡集市贸易市场没有药品零售企业的；③有许可证的当地药品零售企业；④经所在地县（市）药品监督管理机构批准并到工商行政管理部门办理登记注册；⑤在该城乡集市贸易市场内设点销售；⑥经批准经营的药品范围内的非处方药。

6. 互联网上药品的交易

通过互联网进行药品交易的药品生产企业、药品经营企业、医疗机构及其交易的药品，必须符合《药品管理法》和《实施条例》的规定。互联网药品交易服务的管理办法，由国务院药品监督管理部门会同国务院有关部门制定。

活动4　学习讨论医疗机构的药剂管理

药品法及实施条例对医疗机构药剂管理主要规定了配制制剂的管理和药房的管理两大内容。

1. 对制剂室的管理

（1）制剂许可证的管理

① 开办医疗机构制剂室的审批程序。医疗机构设立制剂室，应当向所在地省级卫生行政部门提出申请，经审核同意后，报省级药品监督管理部门审批；省级药品监督管理部门验收合格的，予以批准，发给《医疗机构制剂许可证》。

②《医疗机构制剂许可证》的法律要求。《医疗机构制剂许可证》上应标明有效期，许

可证的有效期为 5 年。有效期届满，需要继续配制制剂的，持证企业应当在许可证有效期届满前 6 个月，按照国务院药品监督管理部门的规定申请换发《医疗机构制剂许可证》。

● 议一议 ●

医疗机构若没有《医疗机构制剂许可证》从事配制制剂活动该怎么处理？

知识链接

违反有关许可证管理规定应承担的法律责任同药品生产企业许可证管理。

（2）开办医疗机构制剂室的条件规定

① 人员的规定。必须配备依法经资格认定的药学技术人员，非药学技术人员不得直接从事药剂技术工作。

② 软、硬件条件。有能够保证制剂质量的管理制度、设施、检验仪器和卫生条件。

（3）对医疗机构配制制剂的规定

① 配制制剂应当符合的条件

a. 本单位临床需要的；

b. 市场上没有供应的；

c. 经省级药品监督管理部门审批同意并发给制剂批准文号的。

② 对配制制剂使用的要求

a. 必须按照药品标准进行检验，质量合格的；

b. 凭医师处方在本医疗机构内使用。

③ 对配制制剂的其他要求

a. 不得在市场上销售或者变相销售；

b. 不得发布医疗机构制剂广告；

c. 发生灾情、疫情、突发事件或者临床急需而市场没有供应时，经国务院或者省级药品监督管理部门批准，在规定期限内，医疗机构配制的制剂可以在指定的医疗机构之间调剂使用。

2. 对医疗机构药房的规定

（1）购进药品的规定　与药品经营企业相同。

（2）医疗机构药品保管制度　与药品经营企业相同。

（3）调配处方的规定　与药品经营企业相同。医疗机构审核和调配处方的药剂人员必须是依法经资格认定的药学技术人员。

知识链接

《实施条例》对医疗机构药房还做了其他规定：

1. 医疗机构向患者提供的药品应当与诊疗范围相适应，并凭执业医师或者执业助理医师的处方调配。

2. 计划生育技术服务机构采购和向患者提供药品，其范围应当与经批准的服务范围相一致，并凭执业医师或者执业助理医师的处方调配。

3. 个人设置的门诊部、诊所等医疗机构不得配备常用药品和急救药品以外的其他药品。常用药品和急救药品的范围和品种，由所在地的省级卫生行政部门会同省级药品监督管理部门规定。

案例 2-5　个体诊所私配制剂案

2005 年 8 月，某药品监管部门在某住宅小区巡查时发现，陈某席地摆放六种用输液瓶盛装的标注治疗脚气和治疗皮肤病的自配制剂，现场进行宣传和免费试用。陈某自称其为某个体诊所聘用人员，摆放的制剂为某个体诊所负责人张某自行配制，现场未发现销售活动。后对张某诊所检查核实，其为内科个体诊所，现场发现并查扣与在小区查扣的制剂包装、标识名称、适应证和外观性状相似的制剂，张某承认二者为同一物品，均由其自行配制，配制成分主要为中药材或中药饮片加医用酒精浸渍后，取浸渍液配伍以扑尔敏等化学药品制成，系中医经验方，给患者使用过几次。（资料来源：杨文君，中国医药报，2006-08-15）

●想一想●

结合案例 2-5 思考以下问题，并填入表 2-4。

表 2-4　个体诊所的违法行为及应受到的处罚

个体诊所违反了药品管理法的哪些规定？	
药品监管部门应给该个体诊所什么处罚？	

任务四　学习有关对药品管理及对药品包装管理的规定

任务目标

• 掌握有关对药品批准文号、进出口药品、强制性检验的药品、国家药品标准、药品通用名称、从业人员健康检查的规定及四个药品管理制度。

• 结合案例学习讨论，掌握假药和劣药的概念。

• 了解新药审批的规定。

• 学习掌握药品包装的管理规定。

活动1　学习药品管理的有关规定

案例 2-6　医疗机构使用劣药案

A 县食品药品监督管理局接到群众举报称："某妇幼保健院给其使用的口服药品'蹄甲多肽片'（糖衣片）出现变色、裂片现象。"该局立即派执法人员前往调查。经现场检查，其药房存放有"蹄甲多肽片"（批号 050603 规格 0.3×15 片×2 板）109 片。经市食品药品检验所检验，结果是：检验项目中的［性状］、［鉴别］(1)、(2) 均符合规定，［检查］外观不符合规定（外观应完整光洁，色泽均匀，而所检 88 片均为花斑，裂片达 34%）。检验结论为"不符合规定"。因此该药品为劣药，对该妇幼保健院的行为应依据《药品管理法》第七十五条和《药品管理法实施条例》第六十八条规定予以处罚。（资料来源：姜军，中国医药报，2007-5-26）

●想一想●

以上案例中，药品监管人员是根据什么判定劣药的？

1. 生产药品必须取得药品批准文号

药品批准文号是药品生产企业生产合法性的标志，因此药品法规定除没有实施批准文号管理的中药材和中药饮片外，生产新药或者已有国家药品标准的药品，必须经国务院药品监督管理部门批准并发给药品批准文号，未取得药品批准文号的不得生产该药品。

知识链接

药品批准文号的有效期为 5 年，有效期届满后需要继续生产的，企业应当在有效期届满前 6 个月提出再注册申请。

●想一想●

药厂生产药品必须取得什么证件才是合法的？药厂生产的每一个药品品种必须取得什么证件才是合法的？

2. 药品必须符合国家药品标准

国务院药品监督管理部门颁布的药品标准为国家药品标准。

资料卡

国家药品标准包括《中华人民共和国药典》和国务院药品监督管理部门颁布的药品标准。国家药品标准的制定和修订，授权国家药典委员会负责。

3. 药品进出口管理

（1）申请进口的药品的条件

① 应当是在生产国家或者地区获得上市许可的药品；

② 未在生产国家或者地区获得上市许可的，经国务院药品监督管理部门确认该药品品种安全、有效而且临床需要的，可以依照《药品管理法》、《实施条例》的规定批准进口。

资料卡

国家禁止进口疗效不确、不良反应大和其他原因危害人体健康的药品。

（2）药品进口的审批　药品进口须经国务院药品监督管理部门批准，并发给注册证。对国外企业生产的药品须取得《进口药品注册证》，中国香港、澳门和台湾地区企业生产的药品须取得《医药产品注册证》后，方可进口。因此，药品进口注册证和药品批准文号一样，它是进口药品能否进口的合法性标志。

（3）药品进口备案程序　药品必须从允许药品进口的口岸进口，进口药品到岸后，进口单位应当持有关材料，报口岸所在地药品监管部门备案。口岸所在地药品监管部门经审查，提交的材料符合要求的，发给《进口药品通关单》。进口单位凭《进口药品通关单》向海关办理报关验放手续。

资料卡

口岸药检所所在地的口岸可以进口药品，口岸药检所由国务院药品监督管理部门指定。详见项目九。

（4）进、出口麻醉药品和国家规定范围内的精神药品，必须持有国务院药品监督管理部门发给的《进口准许证》、《出口准许证》。

4. 药品再评价

《药品管理法》和《实施条例》规定，国务院药品监督管理部门组织药学、医学和其他技术人员，对新药进行审评，对已经批准生产或者进口的药品应当组织调查，进行再评价。根据药品再评价结果，可以采取责令修改药品说明书，暂停生产、销售和使用的措施。对疗效不确、不良反应大或者其他原因危害人体健康的药品，应当撤销批准文号或者进口药品注册证书。

5. 生产、经营企业和医疗机构购进药品时要注意销售方的资格

生产、经营企业和医疗机构从没有许可证的单位购进药品或购进的药品没有批准文号，要负法律责任：除责令改正外，还包括：①没收违法购进的药品；②罚款，处购进药品货值金额2～5倍罚款；③有违法所得的，没收违法所得；④情节严重的吊销药品生产、经营许可证或者医疗机构执业许可证书。

资料卡

销售方的资格主要是指许可证和药品批准文号。

6. 强制性检验的药品的管理

《药品管理法》第四十一条规定，国务院药品监督管理部门对下列药品在销售前或者进口时，指定药品检验机构进行检验；检验不合格的，不得销售或者进口：①国务院药品监督管理部门规定的生物制品；②首次在中国销售的药品；③国务院规定的其他药品。这三种情况属于质量控制尚缺乏确切资料，容易发生不良反应或对人体健康影响比较大的情况。因此，必须强制性检验。并收取检验费。

7. 实行特殊管理的药品

国家对麻醉药品、精神药品、医疗用毒性药品、放射性药品实行特殊管理。

8. 中药管理的规定

主要内容包括：①国家实行中药品种保护制度；②新发现和从国外引种的药材，经国务院药品监督管理部门审核批准后，方可销售；③地区性民间习用药材的管理办法，由国务院药品监督管理部门会同国务院中医药管理部门制定。

9. 对药品通用名称的规定

列入国家药品标准之中的药品名称就是药品的通用名称，也就是通常所说的药品的法定名称。已经作为药品通用名称的，该名称不得作为药品商标使用。这是由药品的通用名称和药品商标的不同作用和性质所决定的。

知识链接

强制性检验的生物制品指的是《实施条例》第三十九条规定的疫苗类制品、血液制品、用于血源筛查的体外诊断试剂，以及国务院药品监督管理部门规定的其他生物制品。

知识链接

地区性民间习用药材是指国家药品标准没有收载而在局部地区有生产、使用习惯的药材。包括汉族医药及藏药、蒙药、维药等。地区性民间习用药材，由于涉及因素较多，对其管理也有特殊性。因此法律授权国务院有关管理部门制定管理办法。

知识链接

药品通用名称是该种药品的合法生产者都有权使用并且必须使用的名称，任何人对药品的通用名称都不享有专用权。按照《商标法》的规定，商标注册人对注册商标享有专用权。为避免法律适用上的冲突，防止利用商标专用权妨碍他人合法使用药品的通用名称，药品法做了明文规定。

10. 直接接触药品的工作人员进行健康检查的规定

药品生产企业、药品经营企业和医疗机构直接接触药品的工作人员，必须每年进行健康检查。患有传染病或者其他可能污染药品的疾病的，不得从事直接接触药品的工作。

活动2　掌握四个药品管理制度

1. 国家实行中药品种保护制度

详见项目七。

2. 国家实行处方药和非处方药分类管理制度

授权国务院制定管理办法。详见项目三之任务三。

3. 国家实行药品储备制度

国内发生重大灾情、疫情及其他突发事件时，国务院规定的部门可以紧急调用有关药品生产、经营企业的药品，企业不得以任何方式拒绝调用。

知识链接

为保证灾情、疫情及突发事故发生后对药品和医疗器械的紧急需要，维护人民身体健康，早在20世纪70年代初，我国就建立了中央与地方两级医药储备制度，中央医药储备主要负责储备重大灾情、疫情及重大突发事故和战略所需的特种、专项药品及医疗器械，地方医药储备主要负责储备地区性或一般灾情、疫情及突发事故和地方常见病、多发病防治所需的药品和医疗器械。

4. 国家实行药品不良反应报告制度

对已确认发生严重不良反应的药品，国务院或者省级药品监督管理部门可以采取停止生产、销售、使用的紧急控制措施。详见任务三。

●议一议●

结合我国2003年的非典和2008年汶川大地震，同学们分组讨论国家实行药品储备制度的重要性。

活动3　掌握假药和劣药的概念

《药品管理法》规定禁止生产、销售、配制假药和劣药。

1. 假药的定义及按假药论处的情形

（1）假药的定义包括两种情况　①药品所含成分与国家药品标准规定的成分不符的；②以非药品冒充药品或者以他种药品冒充此种药品的。

国家药品标准是法定的标准，如果药品成分不符合国家标准，或者以他种药品冒充此种药品的，势必会影响药品的功效。有些药品的副作用也会对人体产生危害，在生产、销售活动中，为牟取经济利益，以廉价的原料代替贵重的原料或偷工减料，以质量低劣的药品冒充合格的药品或名牌药品，这些行为都是违法的。

（2）按假药论处的六种情形　①国务院药品监督管理部门规定禁止使用的；②依照本法必须批准而未经批准生产、进口，或者依照本法必须检验而未经检验即销售的；③变质的；④被污染的；⑤使用依照本法必须取得批准文号而未取得批准文号的原料药生产的；⑥所标明的适应证或者功能主治超出规定范围的。

以上六种情形，所产生的后果与假药相同或相近，因此法律规定按照假药予以处理。

2. 劣药及按劣药论处的情形

（1）药品成分的含量不符合国家药品标准的为劣药　该种情形虽不像假药危害严重，但它同样可能造成患者贻误治疗时机，甚至危及患者生命安全的严重后果。药品成分含量低于规定标准，使用者用后达不到应有的治疗作用；超出规定标准，可能会造成使用者超量使用，危害健康和生命安全。因此，法律规定，药品成分含量不符合国家药品标准规定的药品为劣药。

（2）按劣药论处的六种情形 ①未标明有效期或者更改有效期的；②不注明或者更改生产批号的；③超过有效期的；④直接接触药品的包装材料和容器未经批准的；⑤擅自添加着色剂、防腐剂、香料、矫味剂及辅料的；⑥其他不符合药品标准规定的。

3. 生产、销售、配制假药和劣药应承担的法律责任

（1）行政处罚 ①没收违法生产、销售的假药和违法所得；②罚款，假药处药品货值金额 2～5 倍罚款，劣药处货值金额 1～3 倍罚款；③撤销药品批准证明文件；④责令停产、停业整顿；⑤情节严重的，吊销许可证。

（2）刑事处罚 构成犯罪的，依法追究刑事责任。

（3）资格罚 生产、销售假药情节严重的单位及直接负责的主管人员和其他直接责任人员予以资格处罚，10 年内不得从事药品生产、经营活动。

（4）对生产者专门用于生产假药的原辅材料、包装材料、生产设备予以没收。

（5）为假劣药品提供运输、保管、仓储等便利条件者给予：①没收全部运输、保管、仓储的收入；②处违法收入 50％以上 3 倍以下的罚款；③构成犯罪的，依法追究刑事责任。

（6）医疗机构使用假、劣药应承担的法律责任

① 行政处罚 a. 没收违法生产、销售的药品和违法所得；b. 罚款，处药品货值金额 1～3 倍或 2～5 倍罚款；c. 撤销药品批准证明文件；d. 责令停产、停业整顿；e. 情节严重的，吊销许可证。

② 构成犯罪的，依法追究刑事责任。

案例 2-7 海南查处货值超百万元违法药品案

2006 年海南省药监部门查处一起特大违法药品案，涉案货值超过 100 万元。执法人员在海南某保健品厂现场发现，运行着的全自动铝塑包装机正在包装"米非司酮片"，经海南省药品检验所检验，该保健品厂所生产的"米非司酮片"不含米非司酮成分，假冒的壮阳药里均含有西地那非。如果服用了这种不含米非司酮成分的"米非司酮片"，根本达不到避孕效果。如果服用假冒的壮阳药，会产生头痛、皮肤潮红、消化不良、鼻塞及视觉异常等后果，患有心脏疾病的人服用不当，还会有生命危险。（资料来源：贺澜起，中国医药报，2007-1-27）

案例 2-8 篡改药品生产日期案

安徽定远县食品药品监督管理局在日常监督检查中，查获一乡镇个体诊所非法篡改药品生产日期案。该诊所为牟取非法利益，篡改超过有效期不久的药品生产日期，然后随合格药品一同出售给患者使用。在检查现场，执法人员发现多种药品生产日期中 2005 年的"5"被篡改为"6"，且篡改痕迹明显。（资料来源：李磊，中国医药报，2006-4-29）

●议一议●

同学们分组讨论以上两案例，各组选一名代表回答下列问题之一：

1. 两案例中所涉及的药品属于假药还是劣药？是假药或劣药的哪种情形？

2. 两案例中的涉案单位及人员应给予什么处罚？

活动 4　了解新药审批的规定

1.《药品管理法》第二十九条规定，研制新药必须如实报送有关资料和样品经国务院药品监督管理部门批准后，方可进行临床试验。完成临床试验并通过审批的新药，由国务院药品监督管理部门批准，发给新药证书。

资料卡

新药是指未曾在中国境内上市销售过的药品。

2. GLP 和 GCP

《药品管理法》和《实施条例》规定了药物的非临床安全性评价研究机构和临床试验机构必须分别执行《药物非临床研究质量管理规范》（英文简称 GLP）、《药物临床试验质量管理规范》（英文简称 GCP）的基本原则。

知识链接

《实施条例》对新药实行监测期制度作出了规定：国务院药品监督管理部门根据保护公众健康的要求，可以对药品生产企业生产的新药品种设立不超过 5 年的监测期；在监测期内，不得批准其他企业生产和进口。

活动 5　学习药品包装的管理规定

药品包装包括药品的包装材料和容器、药品标签和药品使用说明书，这三者是药品的组成部分，对药品质量的影响非常大，因此药品法对此作了专门规定。

1. 药品包装管理的规定

① 直接接触药品的包装材料和容器，必须符合药用要求，符合保障人体健康、安全的标准，并由药品监督管理部门在审批药品时一并审批。药品生产企业不得使用未经批准的直接接触药品的包装材料和容器，对不合格的直接接触药品的包装材料和容器，由药品监督管理部门责令停止使用。

② 生产中药饮片，应当选用与药品性质相适应的包装材料和容器；包装不符合规定的中药饮片，不得销售。中药饮片包装必须印有或者贴有标签。中药饮片的标签必须注明品名、规格、产地、生产企业、产品批号、生产日期，实施批准文号管理的中药饮片还必须注明药品批准文号。

③ 药品包装、标签、说明书必须依照《药品管理法》第五十四条和国务院药品监督管理部门的规定印制。药品商品名称应当符合国务院药品监督管理部门的规定。

案例 2-9　药厂擅自更改包装标签文字案

A 县食品药品监督管理局在日常监督检查中，发现该县 B 医药公司经营标示 C 药厂生产的 D 药品，其外包装商品名旁的醒目位置印有"抗病毒，治感冒"字样，外包装标签的文字表达与该药品说明书内容不一致。经调查，D 药品外包装印刷的"抗病毒，治感冒"字样是 C 药厂未经批准擅自添加的内容。（资料来源：江旺明，中国医药报，2006-2-11）

案例 2-10　药品包装材料铬超标胶囊案

2012 年发生的铬超标胶囊剂药品情况基本查清，抽检结果已由相关省（区、市）食品药品监督管理局通过网站公布，并在国家食品药品监督管理局网站汇总公布。

铬超标药用胶囊事件发生后，党中央、国务院领导同志高度重视，要求认真严肃依法核查处置，及时回应社会关切，坚决堵塞监管漏洞，切实维护群众健康权益。原国家食品药品监督管理局组织动员全系统力量，全面开展对企业的监督检查和产品抽验，及时控制问题产品。卫生、商务等部门积极配合做好铬超标产品召回工作。经过 1 个多月的工作，铬超标胶囊剂药品情况基本查清。对 2012 年 5 月 1 日后新上市的 4374 批次胶囊剂药品实行铬限量批批检验，检验结果全部合格。对 4 月 30 日前生产的胶囊剂药品，责令生产企业逐批次自检，企业自检的批次已达 9 万批左右，发现铬超标的已主动下架、封存、召回并销毁。同时，国家食品药品监督管理局组织食品药品监管系统对全国生产胶囊剂药品的 1993 家企业进行了抽样检验，抽样检验覆盖到全部胶囊剂药品生产企业。截至同年 5 月 24 日，各级药品检验机构共抽验胶囊剂药品 11561 批次，铬含量在规定标准之内的合格产品 10892 批次，占 94.2%，铬含量超标的不合格产品 669 批次，占 5.8%。存在铬超标药品问题的生产企业 254 家，占全部胶囊剂药品生产企业的 12.7%。国家食品药品监督管理局要求各地对抽样检验发现铬超标的药品立即组织下架、封存、召回并销毁。同时，对生产这些药品的企业的其他批次胶囊剂药品实行批批检验，检验合格的可以继续销售，检验不合格的立即下架、封存、召回并销毁。

《中国药典》标准规定铬含量的限量值为百万分之二，目的是严格禁止使用皮革制造药用胶囊。这次查处的胶囊剂药品铬超标问题，主要原因是胶囊生产企业违法购买和使用由皮革生产的明胶制造药用胶囊，并出售给药品生产企业使用；同时，部分药品生产企业违反法律法规和《药品生产质量管理规范》，使用不合格辅料生产劣药。对于上述行为，均应按照有关法律法规予以严肃处理。

国家食品药品监督管理局已要求各地尽快查清问题企业的违法事实，依据药品管理法和有关法律法规严肃查处，涉嫌犯罪的由公安机关依法处理。目前，各地已立案调查胶囊剂药品生产企业 236 家，停产整顿 42 家，查封生产线 84 条；吊销药用胶囊生产许可证 7 家；移送公安机关处理明胶和胶囊生产企业 13 家。在案件查处中还发现，有的企业未经许可非法生产销售药用明胶和胶囊，有关部门已采取果断措施依法惩处。

国家食品药品监督管理局要求，各级食品药品监管部门深刻总结教训，查找漏洞，举一反三，强化监管，落实责任，进一步完善药品监管长效机制，加强药品监管能力建设和日常监管工作，杜绝此类问题再次发生，确保公众用药安全。（资料来源：王春梅，中国医药报，2012-5-28）

●想一想●

上述案例违反了药品法的什么规定？

④ 医疗机构配制制剂所使用的直接接触药品的包装材料和容器、制剂的标签和说明书应当符合《药品管理法》和《实施条例》的有关规定，并经省级药品监督管理部门批准。

● 比一比 ●

对药品包装和医疗机构制剂包装要求有什么异同？填入表 2-5。

表 2-5 药品包装和医疗机构制剂包装要求的异同

项　目	相　同　点	不　同　点
药品包装		
医疗机构制剂包装		

2. 六类药品包装、标签上必须印有规定的标志

麻醉药品、精神药品、医疗用毒性药品、放射性药品等特殊管理的药品以及外用药品、非处方药在其大包装、中包装、最小销售单元包装和标签上必须印有符合规定的标志，如图 2-2 所示。

麻醉药品　　精神药品　　毒性药品　　放射性药品　　外用药品　　甲类非处方药　　乙类非处方药
（蓝白）　　（绿白）　　（黑白）　　（红黄）　　　（红白）　　　（红白）　　　　（绿白）

图 2-2 六类药品的标志

知识链接

药品包装、标签、说明书及标识不符合法定要求应当承担的法律责任：除依法应当按照假药、劣药论处之外，还包括：①责令改正，给予警告；②情节严重的，撤销药品的批准证明文件。

任务五　药品价格与广告的管理

任务目标

• 熟知药品价格的管理规定和药品广告的管理规定。

活动 1　药品价格的管理规定

1. 药品价格的管理形式

（1）政府定价和政府指导价　政府定价是指由价格主管部门或者其他有关部门，按照定价权限和范围所制定的价格。

实行政府指导价的药品，是由政府价格主管部门或者其他有关部门按照定价权限和范围规定基准价及其浮动幅度，指导经营者制定的价格。药品零售部门和医疗机构在不突破最高零售价的基础上，制定实际的销售价格。

（2）市场调节价　是指由经营者自主制定，通过市场竞争形成的价格。

2. 实行政府定价和指导价的药品的定价原则和依据

要依据社会平均成本、市场供求状况和社会承受能力合理制定和调整价格，做到质价相符，消除虚高价格，禁止价格欺诈行为。

3. 实行政府定价和指导价的药品

实行政府定价和指导价的药品有：①基本医疗保险用药目录中的药品；②基本医疗保险

用药目录以外垄断性生产、经营的药品。

4. 实行市场调节价的药品的定价原则

公平、合理、诚实信用、质价相符。禁止价格欺诈行为。

根据国务院价格主管部门的规定，实行市场调节价的药品要由药品生产企业在药品的零售外包装上标明建议零售价，医疗单位在与患者结账时，要提供药品使用的品种、数量、价格。

5. 生产、经营企业和医疗机构在执行国家药品价格规定时的义务

药品生产企业、经营企业和医疗机构必须遵守有关价格管理的规定，应向价格主管部门提供药品的实际购销价格和数量。药品生产企业应向价格主管部门如实提供药品的生产经营成本，不得拒报、虚报、瞒报。医疗机构应当向患者提供药价清单，公布药品价格。

●**想一想**●

我国对药品的价格是如何管理的？药品生产、经营企业和医疗机构在执行国家药品价格规定时有什么义务和责任？

6. 禁止药品购销中的回扣现象

禁止有关单位及人员违法给予、收受回扣、财物或者其他利益。

知识链接

1. 在药品购销中暗中给予、收受回扣或者其他利益的单位或其代理人应给予：①由工商行政管理部门处 1 万～20 万元罚款；②有违法所得的，予以没收；③情节严重的，吊销营业执照；④吊销其生产、经营许可证；⑤构成犯罪的，依法追究刑事责任。

2. 在药品购销中收受财物或者其他利益的单位负责人或有关人员应给予：①行政处分，没收违法所得；②对违法行为情节严重的执业医师，吊销其执业证书；③构成犯罪的，依法追究刑事责任。

案例 2-11 医疗机构负责人收受药品回扣案

2005 年 3 月，纪检监察人员对江门市新会区人民医院院长收受医药回扣的问题进行了调查。据调查，院长不但收受了当地某医药企业价值 130 万元的房产两处，而且还占有该企业 49% 的干股。江门市通过对医药行业进一步检查，结果令人震惊。2005 年一年中，包括江门市中心医院、第二人民医院在内的 7 家医院的 8 名院长因相同问题落马，涉案金额达 1300 多万元。一位医药代表告诉记者，这种现象在我国其他地方也很普遍。（资料来源：cctv.com，央视国际：焦点访谈，主持人翟树杰，2006 年 02 月 27 日）

●**议一议**●

方某违反了法律的什么规定？应受到哪些处罚？

活动 2　药品广告的管理规定

药品广告与其他商品广告相比，其目的旨在达到销售药品、指导患者合理用药，因此，在广告内容的确定、媒体的选择及审批部门与程序等方面均有严格的规定。

1. 药品广告的审批部门与程序

广告主应当向药品生产企业所在地省级药品监督管理部门报送有关资料，经省级药品监督管理部门批准，核发广告批准文号，并向国家药品监督管理部门备案。未取得药品广告批准文号的不得做广告。药品广告批准文号有效期 1 年。

发布进口药品广告，应向进口药品代理机构所在地省级药品监督管理部门申请药品广告批准文号。

异地发布广告的，应在发布前向发布地省级药品监督管理部门备案。接受备案的省级药品监督管理部门发现药品广告批准内容不符合药品广告管理规定的，应当交由原核发部门处理。

2. 对处方药广告的原则要求

不允许在大众媒体上做广告，只能在经国家药品监督管理部门和卫生部门共同指定的专业刊物上做广告。

资料卡

大众媒体指广播、电视、电影、报纸、杂志、录音、录像、电话、电报、路边的广告牌、互联网等。

---

3. 对药品广告内容的要求

① 真实，真实的广告可以传播准确的信息，使医师和患者能够正确选择药品。反过来讲，夸大的广告必然对患者产生误导，引起的危害是非常大的。

② 合法，合药品法、广告法和其他有关法规。

③ 药品广告的内容应以批准的说明书为准，任何与说明书不一致的广告都是违法的，要打击的。

④ 药品广告不得含有的内容和形式　a. 不得含有不科学的表示功效的断言或保证；b. 不得利用一些单位或个人的形象和名义作证明；c. 非药品的广告不得有涉及药品的宣传。

4. 不得发布广告的药品

① 麻醉药品、精神药品、毒性药品、放射性药品、戒毒药品以及国家药品监督管理部门认定的特殊管理的药品。

② 国家药品监督管理部门依法明令停止或者禁止生产、销售和使用的药品。

③ 医疗单位配制的制剂。

④ 批准试生产的药品。

⑤ 军队特需药品。

知识链接

违反有关药品广告规定应承担的法律责任：a. 依照《广告法》的规定处罚，撤销广告批准文号；b. 1 年内不受理该品种的广告审批申请；c. 构成犯罪的，依法追究刑事责任。

未经省、自治区、直辖市人民政府药品监督管理部门批准，擅自发布药品广告的，药品监督管理部门发现后，应当通知广告监督管理部门依法查处。

药品广告监督管理部门指县以上工商行政管理部门。

案例 2-12　查处 "灵丹妙药"

5月16日中午，安徽省安庆市食品药品监督管理局执法人员午休时打开电视机，关注医疗、药品广告。电视节目中，几种保健品被"包装"成了药品，几种药品被说成了包治百病的"神丹"，不准在公众媒体做广告的处方药也在做广告，画面上还有"患者"现身说法介绍疗效。

执法人员兵分两路。一路直奔销售广告药品的药店；另一路前往发布广告的电视台，检查所发布药品广告的批准文号和审查表。（资料来源：黄知开，中国医药报，2007-05-26）

案例 2-13　国家食品药品监督管理局曝光 "强肾养心胶囊" 等六种违法药品广告

2012年5月，原国家食品药品监督管理局曝光了"强肾养心胶囊"等6种药品违法广告。这6种违法药品广告发布频次高，违法情节严重，宣传的功能主治、适用范围超出了食品药品监督管理部门批准的内容，并含有不科学地表示功效的断言和保证等内容，严重欺骗和误导消费者。食品药品监督管理部门根据《广告法》的有关规定，已将违法广告依法移送工商行政管理部门查处；并依据《药品广告审查办法》有关规定，对上述违法广告的药品及生产企业进行了处理，现将违法药品广告予以曝光。同时，提醒消费者：应通过正规渠道购买药品并在医师或药师的指导下使用。不要相信违法广告的宣传。

曝光的药品广告具体违法事实如下。

① 江西某药业有限责任公司生产的"强肾养心胶囊"，【批准文号】国药准字B20020334，其批准的药品功能主治为"补肾助阳，养心安神。用于肾阳不足所致的腰膝酸软，畏寒肢冷，神疲体倦，小便频数清长及心悸健忘，失眠多梦"。该药品为非处方药，擅自篡改审批内容违法在媒体发布虚假广告。广告宣称"服用一个疗程肾激素分泌功能提升，服用二个疗程肾脏过滤功能提升，服用三个疗程前列腺素分泌功能提升；一次强肾，胜过十年补肾；针对性治疗男性肾虚及前列腺疾病，功效卓著，已使众多的男性患者得到康复"等。该广告含有不科学地表示功效的断言和保证等内容，严重欺骗和误导消费者。

② 沈阳某药业有限公司生产的"茸杞补肾健脾茶"，【批准文号】国药准字B20020346，其批准的药品功能主治为"补肾助阳，益气健脾。适用于肾阳虚证所致的腰膝酸软，畏寒肢冷，精神不振，气短，夜尿频多，大便溏薄等症"。该药品为非处方药，擅自篡改审批内容违法在媒体发布虚假广告。广告宣称"有清肾毒和排腺毒，双洗双排，肾腺同治同养的特殊功效；每天只需3杯，起到清洗肾毒腺毒作用；服用一盒见效"等。该广告含有不科学地表示功效的断言和保证等内容，严重欺骗和误导消费者。

③ 西安某制药集团有限公司生产的"醒脾开胃颗粒"，【批准文号】国药准字Z61020008，其批准的药品功能主治为"醒脾调中，升发胃气。用于面黄乏力，食欲低下，腹胀腹痛，食少便多"。该药品为非处方药，擅自篡改审批内容违法在媒体发布虚假广告。广告宣称"大唐奥舒，因为这个药刚好是醒脾，吃了十盒以后，感觉到这个药有效；大唐奥舒适用于慢性胃炎，胃及十二指肠溃疡，腹泻、肠炎、结肠炎"等。该广告含有不科学地表示功效的断言和保证等内容，严重欺骗和误导消费者。

④ 西藏某药业有限责任公司生产的"十八味杜鹃丸"，【批准文号】国药准字 Z20023205，其批准的药品功能主治为"怯风通络，活血。用于血脉病引起的四肢麻木，震颤，肌肉萎缩，筋腱拘挛，口眼歪斜等症"。该药品为处方药，擅自在大众媒体发布广告。广告宣称"首次实现药性转换，突破血脑屏障，激活大脑细胞，让中风偏瘫一次治好；中风偏瘫要复原，就用母地 0.3"等。该广告含有不科学地表示功效的断言和保证等内容，严重误导消费者。

⑤ 乌兰浩特某制药有限公司生产的"清肺十八味丸"，【批准文号】国药准字 Z15021607，其批准的药品功能主治为"清热，止咳。用于肺热咳嗽，痰色赤黄，"赫依"热烦躁"。该药品为处方药，擅自在大众媒体发布广告。广告宣称"消咳除喘活心肺，三副老方治到位；丹神定喘有奇效，除病只需三服药；一天只吃一服药，疗效持久又霸道；心肺好，治病除根不再犯"等。该广告含有不科学地表示功效的断言和保证等内容，严重误导消费者。

⑥ 吉林省某药业公司生产的"参黄养阴胶囊"，【批准文号】国药准字 B20020240，其批准的药品功能主治为"益气养阴，活血化瘀。用于气阴两虚兼血瘀证冠心病的辅助治疗"。该药品为处方药，擅自在大众媒体发布广告。广告宣称"迅速融掉心脏血管中大小血栓，把心脏血管反复清洗两遍；激活衰竭心肌细胞，好比换了一个全新的心脏；一般一个治疗周期也就是 57 天就能好得差不多了，特别严重的，两个周期都能康复的和正常人一样"等。该广告含有不科学地表示功效的断言和保证等内容，严重误导消费者。（资料来源：国家食品药品监督管理局网站，2012-05-25）

●想一想●

上述违法广告谁该受到处罚？由哪些执法部门处罚？给予什么处罚？

任务六 药品监督及法律责任

任务目标

- 了解药品监督的规定。
- 了解违反本法应负的其他法律责任。

活动1 药品监督

包括药品监督管理部门和相对人双方的权利和义务。

1. 药品监督管理部门监督检查的权限范围

药品监督管理部门进行药品监督检查的范围有 4 个方面：①对报经药品监督管理部门审批的药品研制的监督；②对药品生产活动的监督；③对药品经营活动的监督；④对医疗机构使用药品的监督。

2. 药品监督管理部门的行政强制措施权

药品监督管理部门对有证据证明可能危害人体健康的药品及其有关材料可以采取查封、扣压的行政强制措施。

3. 药品监督管理部门公告药品检验结果的权力

国务院和省级药品监督管理部门应当根据药品质量抽查检验结果，定期发布药品质量公告。

4. 药品监督管理部门对通过认证的企业进行跟踪检查的权力

药品监督管理部门应当按照规定，依法对经其认证合格的药品生产企业、药品经营企业进行认证后的跟踪检查。

5. 对药品不良反应实行紧急控制的权力

国家实行药品不良反应报告制度。对已确认发生严重不良反应的药品,国务院或者省级药品监督管理部门可以采取停止生产、销售、使用的紧急控制措施。

6. 药品监督执法的行为规范要求

《药品管理法》对药品监督管理、检验部门执法的行为规范作了规定,有效地建立了依法行使权力,依照法律程序执法的机制。

(1) 抽查检验的行为规范 药品监督管理部门进行监督检查时,必须出示证明文件,对监督检查中知悉的被检查人的技术秘密和业务秘密应当保密。药品抽样必须由两名以上药品监督检查人员实施,并按照国家药品监督管理部门的规定进行抽样,不得收取任何费用。

(2) 监督检查的行为规范 药品监督管理部门在行使监督检查职权时,必须按照法律和行政法规规定的内容进行,不得超出法律、法规的规定任意扩大监督检查的内容。

(3) 不得从事药品生产、经营活动的规定 药品监督管理部门及其设置的药品检验机构和确定的专业从事药品检验的机构不得参与药品生产经营活动,不得以其名义推荐或者监制、监销药品,也不得参与药品生产经营活动。

案例 2-14　监督抽验不合格药品案

A 食品药品监督管理局在日常监督检查中,对某医院门诊药房中的安神补脑液(广州星群药业股份公司生产,批号为 ck40018),抽取 4 盒送市药品检验所检验。检验结论为:该药品性状检查有振摇不散的沉淀,按《卫生部药品标准中药成方制剂第十八册》标准检验,结果不符合规定。且该药品说明书上明确注有如药品发生性状改变禁止使用的内容。(资料来源:雷绍强,中国医药报,06-4-29)

●想一想●
1. 该案例中所涉药品属于假药还是劣药?药品监管局应处罚谁?给予什么处罚?
2. 药品监管局可以向医院收取检验费吗?为什么?

7. 当事人的义务和权利

(1) 当事人的义务 药品监督管理部门依法对药品进行抽查检验时,被抽检方应当提供抽检样品,不得拒绝。药品被抽检单位没有正当理由,拒绝抽查检验的,药品监督管理部门可以宣布停止该单位拒绝抽检的药品上市销售和使用。

(2) 当事人对药品检验结果的异议权 当事人对药品检验机构的检验结果有异议,可以在 7 日内向原检验机构或原检验机构的上一级药检机构申请复验,申请复验时,应当向负责复验的药品检验机构提交书面申请、原药品检验报告书。复验的样品从原药品检验机构留样中抽取,并且向复验机构预先支付药品检验费用。复验结论与原检验结论不一致的,复验检验费用由原药品检验机构承担。

(3) 对当事人的维权规定 药品经营企业、医疗机构未违反药品法和实施条例的有关规定,并有充分证据证明其不知道所销售或者使用的药品是假药、劣药的,应当没收其销售或者使用的假药、劣药和违法所得;但是,可以免除其他行政处罚。

8. 药品检验费的收取规定

抽查检验不收取费用。以下五种检验可以收取检验费:①核发证书的检验;②进行药品注册时的检验;③药品认证时的检验;④实施药品审批检验;⑤强制性检验。具体收费标准由国务院财政部门、国务院价格主管部门制定。

活动2　法律责任的其他规定

1. 药品检验机构出具虚假检验报告应承担的法律责任

（1）构成犯罪的，依法追究刑事责任。

（2）行政责任　①警告；②罚款，对单位为3万～5万元，对个人（直接负责的主管人员和其他直接责任人员）为3万元以下；③降级、撤职、开除；④有违法所得的，没收违法所得；⑤情节严重的，撤销其检验资格。

（3）民事责任　造成损失的，承担相应的赔偿责任。

2. 药品监督管理部门、药品检验机构在药品监督检验中违法收取检验费用应承担的法律责任

主要是行政责任：①责令退还；②对直接负责的主管人员和其他直接责任人员给予行政处分；③对情节严重的药品检验机构，撤销其检验资格。

3. 药品监督管理部门违法发给GMP、GSP认证证书、许可证、进口药品注册证、新药证书、药品批准文号应承担的法律责任

（1）行政责任　①责令收回违法发给的证书，撤销药品批准证明文件；②对直接负责的主管人员和其他直接责任人员依法给予行政处分。

（2）构成犯罪的，依法追究刑事责任。

4. 从重处罚的规定

有下列行为之一的，由药品监督管理部门在《药品管理法》和《实施条例》规定的处罚幅度内从重处罚：

① 以麻醉药品、精神药品、医疗用毒性药品、放射性药品冒充其他药品，或者以其他药品冒充上述药品的；

② 生产、销售以孕产妇、婴幼儿及儿童为主要使用对象的假药、劣药的；

③ 生产、销售的生物制品、血液制品属于假药、劣药的；

④ 生产、销售、使用假药、劣药，造成人员伤害后果的；

⑤ 生产、销售、使用假药、劣药，经处理后重犯的；

⑥ 拒绝、逃避监督检查，或者伪造、销毁、隐匿有关证据材料或者擅自动用查封、扣押物品的。

任务七　大型作业——案例分析

任务目标

• 通过学生网上查到的或教师给的案例的分析，使学生联系实际，懂法和用法，增强法律意识和对药事法律法规的分析和理解能力，有利于学生将来在实践中依法行事。

活动1　学生分组讨论案例，进行案例分析

案例2-15　"新瓶"装"旧酒"被罚

2005年7月，黑龙江省伊春市食品药品监督管理局接到群众举报称：在伊春某药品生

产企业办公楼对面的厂房内存有大量过期药品,工人正在拆卸这些药品的外包装,怀疑是将过期药品重新包装后再出售。伊春局接到举报后,立即组成调查组深入该企业进行调查,发现该企业的员工正在拆卸一些包装完好的药品。执法人员当场查封了这些药品,同时对生产车间和库房进行了检查。

通过调查得知,该企业是由某集团公司—药品生产企业于 2005 年 4 月经过合资变更的。进一步调查发现,该企业在 2004 年 11 月(合资前),为了通过 GMP 认证,将 2004 年 11 月以前生产的成品芩暴红止咳合剂去掉包装,将瓶内的药液倒进不锈钢桶内,再将不锈钢桶内的药液倒入药液罐,加热灭菌,用罐装机重新罐装,经更改生产批号生产出了批号为 20041101、20041102、20041103 的芩暴红止咳合剂 1730 盒。伊春局对上述 3 批药品进行了抽验,检验结果不符合规定。同时,该企业为了通过 GMP 认证,将 2004 年 11 月以前生产的药品六味地黄丸拆掉旧包装,经更换包装和更改生产批号,包装出生产批号为 20041101、20041102、20041103 的六味地黄丸 4711 盒。经伊春市药品检验所检验,三个批号的芩暴红止咳合剂微生物限度检查霉菌项均超标,不符合规定。(资料来源:赵宗祥,中国医药报,2007-04-21)

案例 2-16 河北保定查处一起销售假人用狂犬病疫苗案

2007 年 5 月 24 日上午 10 时,涿州市食品药品监督管理局接到该市辖区内村民贾某举报,怀疑其从某卫生院购进并注射的“人用狂犬病疫苗”有问题。该疫苗标示为河南普新生物工程有限公司生产,国药准字 S20000044,批号为 20070306。接到举报后,该局工作人员立即上网查询,网上查询结果,该疫苗不是所标示企业生产,批号有问题,初步定为问题疫苗。下午 2 时,稽查人员赶到该卫生院,当场查获和举报人提供的同一批号、同一品种疫苗 17 支,予以查封扣押,并立即对问题药品立案调查,同时上报保定市食品药品监督管理局。

在全面展开排查的同时,执法人员对当事人某卫生院院长曹某进行调查取证,曹某交代自己共购买假疫苗 10 盒,5 盒是从涿州市另一个乡卫生院院长王某处购进的,为逃避检查,没有开具狂犬病疫苗票据,开具的是西药票。王某交代其从某药店法定代表人易某个人手中购进 20 盒该批号“人用狂犬病疫苗”的违法事实。易某交代这 25 盒疫苗是他供给曹某和王某的,是从不法药贩刘某处购进的。

6 月 4 日下午,郑州市食品药品监督管理局发来核查复函,称河南普新生物工程有限公司为合法药品生产企业,但从未生产过该批疫苗。(资料来源:孙庆会等,中国医药报,2007-8-21)

活动 2 各组代表选一个案例进行分析发言,教师评价并记录成绩

各小组选取一个案例,分析以下内容由小组代表进行分析发言,将分析内容填入表格(表 2-6)。

表 2-6 案例及案例分析

小组编号或名称	所选案例题目	分　　析
1		
2		
……		

可以从以下 3 个方面进行分析讨论:

1. 违法事实和依据。

2. 应该承担法律责任的主体（单位或个人）。

3. 处罚措施和依据。

思考题

1. 《药品管理法》的立法目的和适应范围是什么？

2. 我国药品检验机构实施药品检验的职责包括什么？

3. 申办药品生产、经营企业和医疗机构制剂室应由哪个部门审批？发给什么证件才能生产、经营和配制制剂？无证生产、经营和配制制剂应承担什么法律责任？

4. 比较开办药品生产、经营企业的条件的异同。

5. 药品生产企业和经营企业各应执行什么规范？由哪个部门负责认证？

6. 生产药品和炮制中药饮片应按什么标准生产和炮制？

7. 《药品管理法》中规定，什么必须符合药用要求？

8. 药品生产企业生产的药品（包括原料和制剂）品种必须取得什么合法证件？

9. 经营处方药、甲类非处方药的零售企业和经营乙类非处方药的零售企业应具备什么条件？

10. 药品经营企业购进药品应建立什么制度？对购销记录有什么要求？药品经营企业仓库应制定和执行什么制度？

11. 对药品经营企业销售药品有什么规定？

12. 对医疗机构配制制剂有什么规定？个体门诊部可以配备什么药品？

13. 何谓国家药品标准？具体由哪个机构负责制定和修订？

14. 我国禁止进口哪些药品？药品进口需经何部门批准，发给什么证件？

15. 强制性检验的药品有哪些？何谓特殊管理的药品？

16. 《药品管理法》规定，我国实行的行之有效的药品管理制度有哪些？

17. 何谓假药和劣药？按假药和劣药论处的情形有哪些？生产、销售假药和劣药应承担什么法律责任？

18. 何谓药品的通用名称？药品通用名称可否作商标使用？

19. 哪些药品包装上必须印有规定的标志？

20. 我国对药品的价格管理有哪些形式？它们的定价原则和依据是什么？政府定价和指导价的药品有哪些？

21. 药品广告由何部门审批，发给什么证件？对药品广告内容有何要求？哪些药品不得做广告？

22. 药品监督管理部门监督检查权限的范围有哪些？行政强制措施有哪些？

23. 哪些检验可以收费？什么检验不能收费？

24. 何谓药品？包括哪几类？

（左淑芬）

学习药品质量及其有关法规

项目说明

药品是人们用于预防、治疗、诊断疾病的物质，药品质量的好坏直接影响到人类的健康和生命。因此，世界各国都实行了严格的药品质量监督管理，以保证药品质量，增进药品疗效，保障人体用药安全、有效、合理、经济，维护人类的健康。通过本项目的学习，学生能掌握我国药品分类管理制度的要点，熟知我国药品标准及药品不良反应报告制度，了解国家药品编码的编制及管理。

任务一　学习理解药品质量及监督知识

任务目标

- 熟知药品质量的特性。
- 掌握药品的特殊性。
- 掌握药品质量监督检验的性质、类型。

活动 1　药品及质量特性

资料卡

《药品管理法》规定：药品是指用于预防、治疗、诊断人的疾病，有目的地调节人的生理机能并规定有适应证或者功能主治、用法和用量的物质，包括中药材、中药饮片、中成药、化学原料药及其制剂、抗生素、生化药品、放射性药品、血清、疫苗、血液制品和诊断药品等。

质量特性（quality characteristic）是"产品、过程或体系与要求有关的固有特性"（ISO9000：2000）。特性是指"可区分的特征"。"特性可以是固有的或赋予的"（ISO9000：2000）。

药品质量是能满足规定要求和需要的特征总和。药品的质量特性是指药品与满足预防、治疗、诊断人的疾病，有目的地调节人的生理机能的要求有关的固有特性。药品的质量特性主要表现在以下 4 个方面。

1. 有效性

药品的有效性是指在规定适应证、用法、用量的条件下，药品能满足防治、诊断人的疾病，有目的地调节人的生理机能的要求。有效性是药品的基本特征，若对防治疾病无效，则不能成为药品。但必须在一定的前提条件下，即有一定的适应证、用法和用量。我国的有效性按在人体达到所规定的效应程度分为"痊愈"、"显效"、"有效"。国际上有的采用"完全缓解"、"部分缓解"、"稳定"来区别。

2. 安全性

药品的安全性是指按规定的适应证和用法、用量使用药品后，人体产生毒副反应的程度。大多数药品均有不同程度的毒副反应，药品只有在有效性大于毒副反应的情况下才能使用。假如某物质对防治、诊断疾病有效，但对人体有致癌、致畸、致突变的严重损害，甚至致人死亡，则不能作为药品。安全性也是药品的基本特征。

3. 稳定性

药品的稳定性是指在规定的贮存条件下保持其有效性和安全性的能力。规定的条件是指在规定的有效期内，以及生产、贮存、运输和使用的条件。假如某物质不稳定，极易变质，虽然具有防治、诊断疾病的有效性和安全性，但也不能作为药品流入医药市场。稳定性是药品的重要特征。

4. 均一性

药品的均一性是指药物制剂的每一个单位产品都符合有效性、安全性的规定要求。药物制剂的单位产品，如一片药、一包冲剂、一瓶糖浆剂等。由于人们用药剂量一般与药品的单位产品有密切关系，特别是有效成分在单位产品中含量很少的药品，若不均一，则可能因用量过小而无效，或因用量过大而中毒甚至致死。均一性是在制剂过程中形成的固有特性。

活动 2　药品的特殊性

药品是以货币交换的形式到达患者手中，所以药品是一种商品，但与其他商品不同，药品是以治病救人为目的，所以是特殊商品。药品的特殊性表现在如下方面。

1. 专属性

表现在对症治疗，患什么病用什么药。药品不像一般商品，故彼此之间不可互相替代；药品是按处方药和非处方药管理的。处方药必须在执业医生的检查、诊断、指导下合理使用，非处方药根据病情，患者可自我诊断、自我治疗，合理选择药品，按照药品说明书、标签使用。

2. 两重性

药品的两重性是指药品有防病治病的一面，也有不良反应的一面。管理有方，用之得当，可以治病救人，造福人类；若失之管理，则可危害健康，甚至致命。例如，盐酸吗啡，使用合理是镇痛良药；管理不善、滥用，又是易成瘾的毒品。

3. 质量的重要性

由于药品与人们的生命有直接关系，确保药品质量尤为重要。《药品管理法》规定：药品必须符合国家药品标准。也就是说，法定的国家药品标准是保证药品质量和划分药品合格与不合格的唯一依据。药品只有符合法定质量标准的合格品才能保证疗效，允许销售。

药品的高质量性还反映在，国家对药品的研制、生产、流通、使用实行严格的质量监督管理，推行 GLP、GCP、GMP、GSP 等质量规范。

4. 时限性

人们只有防病治病时才需用药，但药品生产、经营部门平时就应有适当储备，做到药等病，不能病等药。有些药品虽然需用量少、有效期短，宁可到期报废，也要有所储备；有些药品即使利润小或无利润，也必须保证其生产、供应、适当储备，以防急用。

活动 3　熟知常见的药品质量管理规范

药品质量的差异直接关系到人体的生命安危。因此，为保障人体用药的安全，维护人民身体健康和用药的合法权益，药品监督管理部门制定了一系列质量保证制度，如 GLP、GCP、GMP、GSP、GAP 等来规范药品研制、生产、经营、使用的行为。

1.《药物非临床研究质量管理规范》

其英文全称为 Good Laboratory Practice，简称 GLP。

为提高药物非临床研究的质量，确保实验资料的真实性、完整性和可靠性，保障人民用药安全，并与国际上的新药管理相接轨，依据《药品管理法》的有关规定，国家食品药品监督管理部门制定了《药物非临床研究质量管理规范》。它是为申请药品注册而进行的非临床研究。要求药物研究过程中，药物非临床安全性评价研究机构必须执行《药物非临床研究质量管理规范》。

2.《药物临床试验质量管理规范》

其英文全称为 Good Clinical Practice 简称 GCP。

为了保证临床试验过程的规范，结果科学可靠，保护受试者的权益并保障其安全，制定了《药物临床试验质量管理规范》。它是进行各期临床试验、人体生物利用度或生物等效性试验必须遵守的规定。

3.《药品生产质量管理规范》

其英文全称为 Good Manufacturing Practice，简称为 GMP。

GMP 作为质量管理体系的一部分，是药品生产管理和质量控制的基本要求，旨在最大限度地降低药品生产过程中污染、交叉污染以及混淆、差错等风险，确保持续稳定地生产出符合预定用途和注册要求的药品。

目前，药品监督管理部门大力加强药品生产监督管理，实施 GMP 认证取得阶段性成果。现在血液制品、粉针剂、大容量注射剂、小容量注射剂生产企业全部按 GMP 标准进行，国家希望通过 GMP 认证来提高药品生产管理总体水平，避免低水平重复建设。现行版《药品生产质量管理规范（2010 年修订）》自 2011 年 3 月 1 日起施行。

4.《药品经营质量管理规范》

其英文全称为 Good Supplying Practice，简称为 GSP。

GSP 是药品经营管理和质量控制的基本准则。它是指在药品流通过程中，针对计划采购、购进验收、储存、销售及售后服务等环节而制定的保证药品符合质量标准的一项管理制度。其核心是通过严格的管理制度来约束企业的行为，对药品经营全过程进行质量控制，保证向用户提供优质的药品。现行版《药品经营质量管理规范》自 2000 年 7 月 1 日起正式施行。

5.《中药材生产质量管理规范》

其英文全称为 Good Agricultural Practices，简称 GAP。

GAP 共十章五十七条，其内容涵盖了中药材生产的全过程，是中药材生产和质量管理的基本准则。适用于中药材生产企业生产中药材（含植物药及动物药）的全过程。

活动 4　掌握药品质量监督检验的性质、类型

1. 药品监督检验的性质

国家对药品质量监督管理必须采取监督检验，这种检验与药品生产检验、药品验收检验的性质不同。药品监督检验具有第三方检验的公正性，因为它不涉及买卖双方的经济利益，不以盈利为目的。药品监督检验是代表国家对研制、生产、经营、使用的药品质量进行的检验，具有比生产或验收检验更高的权威性。药品监督检验是根据国家的法律规定进行的检验，在法律上具有更强的仲裁性。

2. 药品监督检验的类型

药品质量检验根据其目的和处理方法不同可分为抽查性检验、注册检验、指定检验和复验等类型。

（1）抽查检验　是国家药品检验机构依法对生产、经营和使用的药品质量进行抽查检验。抽查检验分为评价抽验和监督抽验。评价抽验是药品监督管理部门为掌握、了解辖区内药品质量总体水平与状态而进行的抽查检验工作。监督抽验是药品监督管理部门在药品监督管理工作中，为保证人民群众用药安全而对监督检查中发现的质量可疑药品所进行的有针对

性的抽验。

药品抽查检验分为国家和省（区、市）两级。国家药品抽验以评价抽验为主。省（区、市）药品抽验以监督抽验为主。抽查检验结果由国家和省级药品监督管理部门发布药品质量公告，国家药品质量公告应当根据药品质量状况及时或定期发布。对由于药品质量严重影响用药安全、有效的，应当及时发布；对药品的评价抽验，应给出药品质量分析报告，定期在药品质量公告上予以发布。

（2）注册检验　注册检验包括药品检验和药品标准复核。样品检验是指药品检验所按照申请人申报或者国家食品药品监督管理总局核定的药品标准对样品进行的检验。药品标准复核是指药品检验所对申报的药品标准中检验方法的可行性、科学性、设定的项目和指标能否控制药品质量等进行的实验室检验和审核工作。其目的是为了证明原检验数据和结果的可靠性和真实性，以确保药品的质量。

药品注册检验由中国食品药品检定研究院或省、自治区、直辖市药品检验所承担。进口药品的注册检验由中国食品药品检定研究院组织实施。

（3）指定检验　指定检验是国家法律或国务院药品监督管理部门规定某些药品在销售前或者进口时，指定药品检验机构进行检验。《药品管理法》规定下列药品在销售前或进口时，必须经过指定药品检验机构检验，检验不合格的，不得销售或者进口。①国务院药品监督管理部门规定的生物制品；②首次在中国销售的药品；③国务院规定的其他药品。

（4）复验　药品被抽检者对药品检验机构的检验结果有异议，而向药品检验机构提出复核检验。当事人对药品检验结果有异议的，可以在收到药品检验结果之日起7日内提出复验申请，逾期不再受理复验。

复验申请可以向原药品检验所或者原药品检验所的上一级药品检验所提出，也可以直接向中国食品药品检定研究院提出。除此以外的其他药品检验所不得受理复验申请。

任务二　学习我国的药品标准

任务目标

- 熟知药品标准的概念。
- 掌握药品标准分类。
- 了解药品标准的管理。

活动1　药品标准的概述

1. 药品标准

是指对药品的质量指标、生产工艺和检验方法所作的技术要求和规定，内容包括药品的名称、成分或处方的组成；含量及其检查、检验方法；制剂的辅料；允许的杂质及其限量要求以及药品的作用、用途、用法、用量；注意事项；贮藏等。中药材、中成药、化学原料药及其制剂、生物制品等应根据各自的特点设置不同的项目。

2. 国家药品标准

国家药品标准是指国家对药品质量规格及检验方法所作的技术规定，是药品生产、供应、使用、检验和管理部门共同遵循的法定依据。国家药品标准是法定的、强制性标准。

《药品管理法》规定，国务院药品监督管理部门颁布的《中国药典》和药品标准为国家药品标准。

国家药品标准包括《中国药典》及增补本，经国家食品药品监督管理总局批准的药品注册标准和颁布的其他药品标准，以及与药品质量指标、生产工艺和检验方法相关的技术指导原则和规范。

3. 药品标准的制定原则

制定药品标准要尽可能地反映药品的质量、生产技术水平和管理水平。

① 必须坚持质量第一，充分体现"安全有效、技术先进、经济合理"的原则，并要尽可能采用国外先进药典标准，使其能起到促进提高质量、择优发展的作用。

② 要从生产、流通、使用各个环节了解影响药品质量的因素，有针对性地规定检测项目，切实加强对药品内在质量的控制。

③ 检验方法的选择应根据"准确、灵敏、简便、快速"的原则，既要考虑实际条件，又要反映新技术的应用和发展。

④ 标准中各种限度的规定应密切结合实际，要能保证药品在生产、贮存、销售和使用过程中的质量。

活动 2　药品标准的分类

依据《药品管理法》规定，我国药品标准分为国家药品标准和炮制规范。

1. 国家药品标准分类

国家药品标准分为《中国药典》、国家食品药品监督管理总局颁布的药品标准和药品注册标准。

（1）《中华人民共和国药典》　简称《中国药典》（The Pharmacopoeia of the People's Republic of China，英文简写为 ChP），是国家药典委员会编纂的，国家食品药品监督管理总局颁布。《中国药典》是国家药品标准的核心，是国家为保证药品质量、保护人民用药安全有效而制定的法典。

《中国药典》于 1953 年编纂出版第一版以后，相继在 1963 年、1977 年分别编纂出版。从 1985 年起每 5 年修订颁布新版药典，现行版为 2010 年版《中国药典》。

2010 年版《中国药典》是新中国成立以来第九版药典，本版药典收载品种总计 4567 个，与 2005 年版《中国药典》相比新增品种 1386 个；《中国药典》2010 年版分为三部。其中，一部收载药材及饮片、植物油脂和提取物、成方制剂和单味制剂等共 2165 个；二部收载化学药品、抗生素、生化药品、放射性药品以及药用辅料等 2271 个；三部收载生物制品 131 个品种。

（2）国家食品药品监督管理总局颁布的药品标准　这类标准是指未列入《中国药典》而由国家食品药品监督管理总局颁布的药品标准，以及与药品质量指标、生产工艺和检验方法相关的技术指导原则和规范。

（3）药品注册标准　是指国家食品药品监督管理总局批准经申请人特定的药品标准，生产该药品的生产企业必须执行该注册标准。

根据《标准化法》规定和国际惯例，国家标准是市场准入的最低标准，原则上行业标准高于国家标准，企业标准应高于行业标准。所以药品注册标准不得低于《中国药典》的规定。

2. 炮制规范

是指中药饮片炮制规范。《药品管理法》规定，中药饮片必须按照国家药品标准炮制；国家药品标准没有规定的，必须按照省、自治区、直辖市人民政府药品监督管理部门制定的炮制规范炮制。省、自治区、直辖市人民政府药品监督管理部门制定的炮制规范应当报国务院药品监督管理部门备案。

活动3 药品标准的管理

1. 药品标准的制定与颁布

载入《中国药典》的药品标准,是国家对同品种药品质量的最基本的要求,该药品的研制、生产、经营、使用、监督及检验等活动的标准均不得低于《中国药典》的要求。

药品标准的载入应当按照《中国药典》的收载原则进行,一般为质量可控、疗效确切且工艺成熟的药品品种,其来源为药品的注册标准、技术指导原则或规范及其他需要制定国家药品标准的,凡涉及专利的,按照国家有关规定执行。

2. 药品标准的修订与废止

《中国药典》的修订是指对已载入的及需要载入但尚未载入的药品标准,按照《中国药典》收载原则的重新审定,一般每五年修订一次。根据药品标准管理的需要,需增补本的,原则上每年一版。

3. 2010年版《中国药典》的管理

现行版《中国药典》于 2010 年 10 月 1 日起执行,原收载于历版药典、卫生部颁布药品标准、原国家食品药品监督管理局颁布新药转正标准和地方标准上升为国家标准的同品种药品标准同时废止。药品注册标准不符合《中国药典》有关要求的,药品生产企业应按《药品注册管理办法》的有关规定提出补充申请。对于药品注册标准中收载的检验项目多于《中国药典》规定的或质量指标高于《中国药典》要求的,在执行《中国药典》的基础上,应同时执行原标准的相应项目和指标。药品生产企业应根据《中国药典》的增修订内容,按照国家食品药品监督管理总局相关规定及程序变更药品说明书和标签。2010 年 10 月 1 日起生产的药品必须使用变更后的说明书和标签。对于通用名称已作修订的药品,其原名称可作为曾用名过渡使用。

《中国药典》是药品研制、生产、经营、使用和监督管理等均应遵循的法定依据。所有的国家药品标准应当符合《中国药典》凡例及附录的相关要求。

任务三 掌握国家基本药物制度

任务目标

- 熟知基本药物的定义 、目录构成、分类、目标。
- 熟知国家基本药物的遴选原则。

活动1 基本药物概述

我国自实施《药品管理法》以来,对药品生产、经营方面的监督管理大大强化,新药审批、进口药品管理及标准制订逐步完善,但是对药品使用环节的管理仍然比较薄弱。药品生产、供应、临床使用的调节有些失控,突出表现为:保健药品、滋补药品生产过多过滥,临床急需的治疗性药品时有断档;药品经营中存在不正之风,使许多劣质药品甚至假药流入医院;公费医疗制度不完善也造成药品使用中的浪费,加大了国家和单位的财政负担。目前我国药品品种数量每年都在剧增，还有少量外汇进口药品，与解放初期相比已不可同日而语。如此大量的药品在市场上流通，亟须我们提出方案，因此，制定国家基本药物制度已势在必行。

1. 基本药物

2009 年《关于建立国家基本药物制度的实施意见》指出，基本药物是适应基本医疗卫生需求，剂型适宜，价格合理，能够保障供应，公众可公平获得的药品。

在建立国家基本药物制度的初期，政府举办的基层医疗卫生机构确需配备、使用非目录药品，暂由省级人民政府统一确定，并报国家基本药物工作委员会备案。配备使用的非目录药品执行国家基本药物制度相关政策和规定。其他各类医疗机构也要将基本药物作为首选药物并达到一定使用比例，具体使用比例由卫生行政部门确定。

医疗机构要按照国家基本药物临床应用指南和基本药物处方集，加强合理用药管理，确保规范使用基本药物。国家基本药物制度是对基本药物的遴选、生产、流通、使用、定价、报销、监测评价等环节实施有效管理的制度，与公共卫生、医疗服务、医疗保障体系相衔接。基本药物全部纳入基本医疗保障药品报销目录，报销比例明显高于非基本药物。

小知识：WHO（1975 年定义）：基本药物是"最重要、最基本、不可或缺的，全部居民卫生保健所必需的药物"。

WHO（2002 年定义）：满足人群优先医疗需要的药物。其遴选必须基于疾病流行情况，安全性和有效性证据，卫生机构条件，卫生人员培训状况和经验及费用效果分析。基本药物在运行良好的卫生体系内，应在任何时候都保证有足够的数量，并以适宜的剂型存在，保证质量和有充足的药品信息，价格能被个人和社会负担。

2. 国家基本药物目录

① 管理机构。国家基本药物工作委员会负责协调解决制定和实施国家基本药物制度过程中各个环节的相关政策问题，确定国家基本药物制度框架，确定国家基本药物目录遴选和调整的原则、范围、程序和工作方案，审核国家基本药物目录。

② 目录的构成。国家基本药物目录，是医疗机构配备使用药品的依据，包括两部分：基层医疗卫生机构配备使用部分和其他医疗机构配备使用部分。

《药物目录·基层部分》中的药品包括化学药品和生物制品、中成药、中药饮片 3 部分。

政府举办的基层医疗卫生机构增加使用非目录药品品种数量，应坚持防治必需、结合当地财政承受能力和基本医疗保障水平从严掌握。具体品种由省级卫生行政部门会同发展改革（价格）、工业和信息化、财政、人力资源社会保障、食品药品监管、中医药等部门组织专家论证，从国家基本医疗保险药品目录（甲类）范围内选择，确因地方特殊疾病治疗必需的，也可从目录（乙类）中选择。增加药品应是多家企业生产的品种。

保持数量相对稳定的基础上，实行国家基本药物目录动态调整管理。根据经济社会的发展、医疗保障水平、疾病谱变化、基本医疗卫生需求、科学技术进步等情况，不断优化基本药物品种、类别与结构比例。国家基本药物目录原则上每 3 年调整一次。必要时，国家基本药物工作委员会适时组织调整。

③ 目录的分类。化学药品和生物制品主要依据临床药理学分类；中成药主要依据功能

分类；中药饮片不列具体品种，用文字表述。

④ 目录中品种的名称。除在"备注"一栏标有"注释"的药品外，化学药品和生物制品名称采用中文通用名称和英文国际非专利药名称（International Nonproprietary Names, INN）中表达化学成分的部分，剂型单列。主要化学成分部分与《药物目录·基层部分》中的名称一致且剂型相同，而不同酸根或不同盐基的化学药品，均属于《药物目录·基层部分》的药品；中成药采用药品通用名称。

⑤ 目录中品种的剂型。化学药品和生物制品剂型在《中华人民共和国药典》（2010 年版）"制剂通则"规定的基础上进行归类处理，未归类的剂型以《药物目录·基层部分》标注的为准。

化学药品和生物制品中的口服常释剂型包括口服普通片剂、肠溶片、分散片、硬胶囊、肠溶胶囊、软胶囊（胶丸）；口服缓释剂型包括缓释片、控释片，缓释胶囊、控释胶囊；外用软膏剂型包括软膏剂、乳膏剂；注射剂包括注射液、注射用无菌粉末、注射用浓溶液。剂型编排的先后次序无特别的涵义。中成药的剂型不单列，以"药品名称"栏中标注的为准。

3. 目标

2009 年，每个省（区、市）在 30% 的政府办城市社区卫生服务机构和县（基层医疗卫生机构）实施基本药物制度，包括实行省级集中网上公开招标采购、统一配送，全部配备使用基本药物并实现零差率销售；到 2011 年，初步建立国家基本药物制度；到 2020 年，全面实施规范的、覆盖城乡的国家基本药物制度。

活动 2　国家基本药物的遴选原则

在充分考虑我国现阶段基本国情和基本医疗保障制度保障能力的基础上，按照防治必需、安全有效、价格合理、使用方便、中西药并重、基本保障、临床首选的原则，结合我国用药特点和基层医疗卫生机构配备的要求，参照国际经验，合理确定我国基本药物品种（剂型）和数量。

任务四　掌握处方药、非处方药分类管理

任务目标

- 熟知基本概念和非处方药的特点。
- 了解处方药、非处方药分类管理的意义及非处方药的遴选原则。
- 掌握处方药和非处方药的分类和管理的模式。

活动 1　案例回放

案例 3-1　中学生追求刺激狂喝止咳露　无处方药店照卖

2003 年以来，全国各地普遍出现青少年滥用联邦止咳露成瘾的现象；国家和地方食品药品监督管理部门严打违法经营，加强对止咳类药品的监管。但是，广州某些药店依然在没有医生处方的情况下，随便将联邦止咳露卖给青少年学生。

广东省药监局早在 2004 年 10 月 25 日就下发通知指出，鉴于可待因复方制剂是一种中枢神经镇咳药，大量或长期服用容易导致成瘾性，任何无药品经营许可证的商家不得销售。

药店销售此类药品必须凭医生处方，且处方必须留存 2 年以上备查，否则将吊销药品经营许可证。（资料来源：金羊网-羊城晚报，记者喻彬，实习生殷茹，2006-06-12）

●想一想●

滥用含有可待因成分的药品对青少年有什么危害？含有可待因成分的药品属于哪类药品？

活动 2　处方药和非处方药的基本概念和非处方药的特点

1997 年 1 月，中共中央、国务院在《关于卫生改革与发展的决定》中指出："国家建立完善处方药与非处方药分类管理制度。"《药品管理法》第三十七条也明确规定："国家对药品实行处方药与非处方药分类管理制度。"这都是从我国社会经济发展实际出发作出的决定和规定。随着人民物质、文化、生活水平的日益提高，人民群众的医疗保健观念开始由"健康由国家负责"向"自我健康、自我负责"转变，消费者将注意力和消费转向对自我保健的投入。从加强药品监督管理的核心出发，为确保人民用药安全有效，建立并实施药品分类管理制度势在必行。

1. 基本概念

（1）处方药　处方药是指必须凭执业医师或执业助理医师处方才可调配、购买和使用的药品；处方药英文称 Prescription Drug，Ethical Drug。

（2）非处方药　非处方药是指由国务院药品监督管理部门公布的，不需要凭执业医师和执业助理医师处方，消费者可以自行判断、购买和使用的药品。非处方药英文称 Nonprescription Drug，在国外又称之为 Over The Counter，简称 OTC，已成为全球通用的俗称。

2. 非处方药的特点

① 非处方药使用时不需要医务人员的指导和监督。

② 非处方药按标签或说明书的指导来使用，说明文字应通俗易懂。

③ 非处方药的适应证是指那些能自我作出判断的疾病，药品起效快速，疗效确切，一般减轻病人不舒服的感觉。

④ 非处方药能减轻小疾病的初始症状或延缓病情的发展。

⑤ 非处方药有高度的安全性，不会引起药物依赖性，不良反应发生率低，不在体内积蓄，不致诱导耐药性或抗药性。

⑥ 非处方药的药效、剂量具有稳定性。

活动 3　了解处方药、非处方药分类管理的意义及非处方药的遴选原则

1. 实行处方药与非处方药分类管理的意义

（1）有利于保证人民用药安全　据我国不良反应监测中心报告，1990～1994 年统计了 26 个医院的 717 份不良反应报告，表明抗感染类（以抗生素为主）药物的不良反应构成比例最高，占总数 41.28%。因此，为了保证人民用药安全，亟待将市销药品分为处方药和非处方药两类管理，对不利于自我药疗的品种，实行处方药制度，在医生的监督下使用，减少药品的滥用，促进合理用药，提高医疗质量。

（2）有利于推动医疗保险制度的改革　实行非处方药管理制度能够节约药品资源，降低医疗费用，减轻国家在公费医疗方面的财政负担。国家根据国情，规定某些常见病、多发病的用药可报销，对某些药品则不能报销，医疗费用实行大病统筹、小病自负的原则，逐步由国家、单位和个人合理分担，从而减少大处方、人情方及不必要的贵药，这对推动医疗保险

制度将起到重大的作用。

（3）有利于提高人民自我保健意识　随着人们物质文化生活水平的提高，自我保健意识也不断增强，单纯依靠医生和社会保健意识的心态有所转变，大病去医院、小病进药店的现象开始出现。去药店可以节省医生诊断的费用，省去看病的时间，方便、省时、省力。从全国情况来看，医院门诊量开始下降，药品零售上升。

因此，为大众提供质量可靠、安全有效的非处方药，以保证患者能够降低医疗费用，必将会有助于人们自我保健意识的提高。

（4）促进医药行业与国际接轨　处方药与非处方药分类管理给医药企业发展带来了良好的机遇。我国是世界上最有潜力的非处方药市场（人口多且日趋老龄化，80％为农村人口），对于我国医药企业来说机会与挑战并存。因此，我国应尽快实施非处方药制度，促进国内企业以市场为前导，研制、开发、生产国产非处方药，尽快占领国内市场，并打入国际市场。

2. 非处方药的遴选原则

（1）应用安全　①根据文献和长期临床使用证实安全性大的药品。②药物无潜在毒性，不易引起蓄积中毒，中药中重金属及农药残留量应在安全范围内。③在推荐剂量下，不良反应发生较少。④不引起依赖性，无"三致"作用（致癌、致畸、致突变）。⑤毒药、麻醉药、精神药品，原则上不能列入。个别用于配制复方制剂者例外。⑥组方合理，中药配伍中无十八反十九畏。

（2）疗效确切　①药物作用针对性强，功能主治明确。②不需经常调整剂量。③连续应用不引起耐药性或耐受性。

（3）质量稳定　①质量可控。②在规定贮存条件下，性质稳定。

（4）使用方便　①用药时不需做特殊检查和试验。②以口服、外用、吸入等剂型为主。

活动 4　处方药与非处方分类管理和模式

1. 分类的依据

药品分为处方药与非处方药不是本质属性的分类，而是从管理方面对药品的界定。药品分类管理按照安全有效、使用方便的原则，依其品种、规格、适应证、剂量及给药途径不同，对药品分别按处方药与非处方药进行管理，包括建立相应的法规、管理制度并实施监督管理。

处方药一般包括：刚上市的新药：对其活性、副作用还要进一步观察的药物；可产生依赖性的某些药物：如吗啡类镇痛药及某些催眠安定药物等；药物本身毒性较大：如抗癌药物等；某些疾病必须由医生和实验室进行确诊，使用药物需医生处方，并在医生指导下使用，如心血管疾病药物等。

从 2000 年 1 月 1 日起我国实行药品分类管理制度，原国家食品药品监督管理局逐步加大推行实施药品分类管理的力度，从 2006 年 1 月 1 日起，零售药房处方药双轨制（即处方药销售可凭处方销售、也可不凭处方销售）购买在全国范围内取消，市民必须凭处方在药店登记购买处方药。

2. 处方药的管理

① 经营处方药的零售企业，必须具有《药品经营许可证》并配备驻店执业药师或药师以上的药学专业技术人员。

② 处方药的包装和药品使用说明书上应印有警示语和忠告语如"凭医师处方销售、购买和使用"。

③ 处方药不得采用开架自选销售方式。

④ 处方药只准在国务院卫生行政部门和药品监督管理部门共同指定的医药专业刊物上

进行广告宣传。

3. 非处方药的管理

（1）根据药品的安全性，非处方药分为甲、乙两类。乙类非处方药是更安全、消费者选择更有经验和把握的药品。

（2）非处方药的标签和说明书的要求

① 非处方药的标签和说明书用语应当科学、易懂，便于消费者自行判断、选择和使用。

② 每个销售基本单元包装必须附有标签和说明书。

③ 非处方药的包装或药品使用说明书上应印有警示语和忠告语如："请仔细阅读使用说明书并按说明书使用或在药师指导下购买和使用！"

④ 非处方药的包装必须印有国家指定的非处方药专有标识，必须符合质量要求，方便储存、运输和使用。非处方药药品标签和每个销售基本单元包装印有中文药品通用名称（商品名称）的一面，其右上角是非处方药专有标识的固定位置。

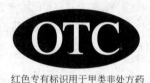

红色专有标识用于甲类非处方药
绿色专有标识用于乙类非处方药

图 3-1　非处方药专有标识

非处方药专有标识图案为椭圆形背景下的 OTC 三个英文字母，其颜色分为红绿两种，红色专有标识用于甲类非处方药，绿色专有标识用于乙类非处方药。企业指南性标签为绿色。见图 3-1。

（3）管理模式

① 经营甲类非处方药的零售企业，必须具有《药品经营许可证》并配备驻店执业药师或药师以上的药学专业技术人员。经营乙类非处方药，可以在经省级药品监督管理部门或其授权的药品监督管理部门批准的非药品专营企业（如超市、宾馆、副食店等）中零售，但这些普通商业企业不得销售处方药和甲类非处方药。

② 甲类非处方药、乙类非处方药可不凭医师的处方销售、购买和使用，但患者可以要求在执业药师的指导下进行购买和使用，执业药师有义务指导患者用药。

③ 非处方药经批准可以在大众媒体上进行广告宣传。

④ 对特殊药品的处理：根据非处方药遴选原则，医疗用毒性药品、麻醉药品以及精神药品原则上不能作为非处方药，但根据国际惯例和治疗需要，个别麻醉药品与少数精神药品可作为"限复方制剂活性成分"使用，因此第一批目录中有 3 个精神药品：苯巴比妥、盐酸苯丙醇胺、咖啡因。

任务五　熟知药品不良反应报告制度

任务目标

- 熟知药品不良反应的定义和分类。
- 了解开展药品不良反应监测的意义。
- 掌握我国的药品不良反应报告制度。

活动 1　案例回放

案例 3-2　香丹注射液不良反应

香丹注射液是由丹参、降香经过提取，加辅料聚山梨酯 80 制成的棕色澄明液体。临床主要用于心绞痛、心肌梗死等。随着临床的广泛应用，其药品不良反应报道也日益增多。

2009 年 3 月 24 日，卫生部、原国家食品药品监督管理局接到广东省报告，3 月 19 日广东省中山市 13 名患者在使用浙江天瑞药业有限公司生产的香丹注射液（批号为 080524，规格为 10 毫升/支）后，出现寒战、发热等临床表现。经广东省药品检验所检验，天瑞药业生产的该批号香丹注射液热原检测项目不合格。

为维护患者合法权益，保障医疗质量和医疗安全，各级各类医疗机构和药品经营企业要立即停止使用、销售并封存天瑞药业生产的批号为 080524 的香丹注射液，做好相关记录；临床使用天瑞药业生产的其他批号的香丹注射液时，要密切观察用药反应，一旦发现异常，立即停药。食品药品监管部门要依法做好对不合格批次香丹注射液的查处工作。

（资料来源：2009 年 3 月 24 日，卫生部办公厅　国家食品药品监督管理局办公室发布《关于立即停止使用和销售并依法查处浙江天瑞药业有限公司生产的批号为 080524 的香丹注射液的紧急通知》）

案例 3-3　警惕喜炎平注射液的严重过敏反应

喜炎平注射液的成分是穿心莲内酯磺化物，功能主治为清热解毒、止咳止痢。用于支气管炎、扁桃体炎、细菌性痢疾等。喜炎平注射液易发生过敏反应，建议医护人员在用药前详细询问患者的过敏史，对穿心莲类药物过敏者禁用，过敏体质者慎用，老人、儿童、肝肾功能异常患者等特殊人群和初次使用中药注射剂的患者应慎重使用，加强监测。

严重病例：患者，女，21 岁，因上呼吸道感染，静脉滴注喜炎平注射液 150 毫克＋5％葡萄糖注射液（250 毫升）。输入至 2/3 时，患者出现寒战、发热、心悸、严重呼吸困难，随即停止输液，马上给予地塞米松加入到 5％葡萄糖注射液（250 毫升），同时肌内注射苯海拉明 20 毫克，氧气吸入。30 分钟后患者症状好转。

典型病例：患儿，男，7 岁，因上呼吸道感染，静脉滴注喜炎平注射液，约 10 分钟后，患者出现大汗淋漓、双眼球持续充血、两眼肿胀、全身荨麻疹伴瘙痒，停止使用药物，并静注地塞米松 5 毫克，口服开瑞坦，测血压为 63/30 毫米汞柱，加用多巴胺、阿拉明各一支，半小时后血压上升，上述症状有所缓解，留院观察。［资料来源：2012 年 06 月 25 日，国家食品药品监督管理局，药品不良反应信息通报（第 48 期）］

案例 3-4　云南开远刺五加事件追踪：死者家属索赔百万

2008 年轰动全国的"云南开远刺五加事件"造成了 3 人死亡 4 人受伤的严重后果。这起事件中第一位死亡患者李政的家人已委托律师向法院提起诉讼。将这起事件的"始作俑者"张国宏，以及红河州第四人民医院、黑龙江完达山药业股份有限公司、广东省湛江复兴药业有限公司一起列为被告，索赔 111.87 万元。

2009 年 12 月 2 日，云南省红河哈尼族彝族自治州中级人民法院开庭审理刺五加注射液致人死伤案。完达山药业股份有限公司云南片区销售经理张国宏、质量保证部部长王汝平被控销售假药罪。死者家属及伤者提起了刑事附带民事诉讼。（资料来源：雷晴，昆明日报，2009 年 03 月 19 日）

●议一议●
　　同学们结合案例，谈谈对药品不良反应的认识。

活动 2　熟知药品不良反应的定义和分类

1. 与我国药品不良反应有关的定义

① 药品不良反应，是指合格药品在正常用法用量下出现的与用药目的无关的有害反应。

② 药品不良反应报告和监测，是指药品不良反应的发现、报告、评价和控制的过程。

③ 严重药品不良反应，是指因使用药品引起以下损害情形之一的反应：a. 导致死亡；b. 危及生命；c. 致癌、致畸、致出生缺陷；d. 导致显著的或者永久的人体伤残或者器官功能的损伤；e. 导致住院或者住院时间延长；f. 导致其他重要医学事件，如不进行治疗可能出现上述所列情况的。

④ 新的药品不良反应，是指药品说明书中未载明的不良反应。说明书中已有描述，但不良反应发生的性质、程度、后果或者频率与说明书描述不一致或者更严重的，按照新的药品不良反应处理。

⑤ 药品群体不良事件，是指同一药品在使用过程中，在相对集中的时间、区域内，对一定数量人群的身体健康或者生命安全造成损害或者威胁，需要予以紧急处置的事件。

同一药品：指同一生产企业生产的同一药品名称、同一剂型、同一规格的药品。

⑥ 药品重点监测，是指为进一步了解药品的临床使用和不良反应发生情况，研究不良反应的发生特征、严重程度、发生率等，开展的药品安全性监测活动。

2. 药品不良反应的分类

（1）按病因分类

① A 类药品不良反应（量变型异常）：是由于药物的药理作用增强所致，该型反应与药物剂量有关，约占药物反应病例数的 $70\% \sim 80\%$，可预测，其发生率高，死亡率低。副作用、毒性作用、二重感染、后遗反应、药物依赖性等属 A 型不良反应。

② B 类药品不良反应（质变型异常）：是与正常药理作用完全无关的一种异常反应。这类反应可分为药物异常性和病人异常两种。此类反应与药物剂量无直接关联，约占药品不良反应病例数的 $20\% \sim 30\%$，是不能预计发生的反应。其发生率低，死亡率高。过敏反应、特异质反应均属 B 型反应。

（2）按病人反应分类　①副作用；②变态反应，常见有皮肤反应和全身反应如过敏性休克、血液病样反应等；③毒性反应，有中枢神经系统反应、造血系统反应、心血管系统反应及肝肾损害等；④药物依赖性，主要是长期使用麻醉药品、精神药品所致；⑤二重感染；菌群失调；⑥特异质反应；⑦后遗反应，停药后遗留下来的生物学效应；⑧致癌作用；⑨致畸作用；⑩致突变作用。

活动 3　了解开展药品不良反应监测的意义

药品不良反应监测是药品质量管理的一项重要内容。建立药品不良反应监测报告制度，其目的是为了保障人民用药安全，防止历史上药害事件的重演，为评价、整顿、淘汰药品提供服务和依据，为临床用药提供信息。标志着药品不良反应监测工作步入法制化管理轨道。药品生产、经营、使用单位纳入监测管理范围，有利于提高药品生产质量，遏制不合理用药，减少药品不良反应的发生，确保人民用药安全有效。

活动 4　我国药品不良反应报告制度

为加强药品的上市后监管，规范药品不良反应报告和监测，及时、有效控制药品风险，保障公众用药安全，依据《中华人民共和国药品管理法》等有关法律法规，制定《药品不良反应报告和监测管理办法》，该办法自 2011 年 7 月 1 日起施行。

1. 药品不良反应主管部门及监测机构

（1）主管部门 国家实行药品不良反应报告制度。药品生产企业（包括进口药品的境外制药厂商）、药品经营企业、医疗机构应当按照规定报告所发现的药品不良反应。国家食品药品监督管理总局主管全国药品不良反应报告和监测工作，地方各级药品监督管理部门主管本行政区域内的药品不良反应报告和监测工作。各级卫生行政部门负责本行政区域内医疗机构与实施药品不良反应报告制度有关的管理工作。地方各级药品监督管理部门应当建立健全药品不良反应监测机构，负责本行政区域内药品不良反应报告和监测的技术工作。

（2）专业监测机构 国家药品不良反应监测中心负责全国药品不良反应报告和监测的技术工作，省级药品不良反应监测机构负责本行政区域内的药品不良反应报告和监测的技术工作。

2. 不良反应的报告与处置

（1）药品生产、经营企业和医疗机构获知或者发现可能与用药有关的不良反应，应当通过国家药品不良反应监测信息网络报告；不具备在线报告条件的，应当通过纸质报表报所在地药品不良反应监测机构，由所在地药品不良反应监测机构代为在线报告。

（2）个例药品不良反应

① 新药监测期内的国产药品应当报告该药品的所有不良反应；其他国产药品，报告新的和严重的不良反应。

② 进口药品自首次获准进口之日起 5 年内，报告该进口药品的所有不良反应；满 5 年的，报告新的和严重的不良反应。

③ 药品生产、经营企业和医疗机构发现或者获知新的、严重的药品不良反应应当在 15 日内报告，其中死亡病例须立即报告；其他药品不良反应应当在 30 日内报告。有随访信息的，应当及时报告。

（3）药品群体不良事件 设区的市级、县级药品监督管理部门获知药品群体不良事件后，应当立即与同级卫生行政部门联合组织开展现场调查，并及时将调查结果逐级报至省级药品监督管理部门和卫生行政部门。药品监督管理部门可以采取暂停生产、销售、使用或者召回药品等控制措施。卫生行政部门应当采取措施积极组织救治患者。

（4）境外发生的严重药品不良反应 进口药品和国产药品在境外发生的严重药品不良反应，药品生产企业应当填写《境外发生的药品不良反应/事件报告表》，自获知之日起 30 日内报送国家药品不良反应监测中心。进口药品和国产药品在境外因药品不良反应被暂停销售、使用或者撤市的，药品生产企业应当在获知后 24 小时内书面报国家食品药品监督管理总局和国家药品不良反应监测中心。

（5）定期安全性更新报告 设立新药监测期的国产药品，应当自取得批准证明文件之日起每满 1 年提交一次定期安全性更新报告，直至首次再注册，之后每 5 年报告一次；其他国产药品，每 5 年报告一次。

首次进口的药品，自取得进口药品批准证明文件之日起每满一年提交一次定期安全性更新报告，直至首次再注册，之后每 5 年报告一次。

省级药品不良反应监测机构应当对收到的定期安全性更新报告进行汇总、分析和评价，于每年 4 月 1 日前将上一年度定期安全性更新报告统计情况和分析评价结果报省级药品监督管理部门和国家药品不良反应监测中心。

国家药品不良反应监测中心应当对收到的定期安全性更新报告进行汇总、分析和评价，于每年 7 月 1 日前将上一年度国产药品和进口药品的定期安全性更新报告统计情况和分析评价结果报国家食品药品监督管理局和卫生部。

3. 药品重点监测

药品生产企业应当经常考察本企业生产药品的安全性，对新药监测期内的药品和首次进口 5 年内的药品，应当开展重点监测，并按要求对监测数据进行汇总、分析、评价和报告；对本企业生产的其他药品，应当根据安全性情况主动开展重点监测。国家食品药品监督管理总局根据药品分析评价结果，必要时，应当采取责令修改药品说明书，暂停生产、销售、使用和召回药品等措施，对不良反应大的药品，应当撤销药品批准证明文件。省级以上药品监督管理部门应当定期发布药品不良反应报告和监测情况。

任务六　学习国家药品编码

任务目标

- 掌握药品编码结构。
- 了解药品编码的管理。

为加强药品监督管理，确保公众用药安全，依据《药品注册管理办法》，原国家食品药品监督管理局在 2009 年 6 月 16 日印发了《关于实施国家药品编码管理的通知》，对批准上市的药品实行编码管理。告别了我国医药领域尚未有统一的药品编码的历史。今后，在中国内地上市并销售的每个最小包装的药品，都将拥有国家食品药品监督管理总局赋予的唯一"身份证号"。

活动 1　国家药品编码的适用范围

国家药品编码，是指在药品研制、生产、经营、使用和监督管理中由计算机使用的表示特定信息的编码标识。国家药品编码以数字或数字与字母组合形式表现。

国家药品编码适用于药品研究、生产、经营、使用和监督管理等各个领域以及电子政务、电子商务的信息化建设、信息处理和信息交换。

活动 2　熟知国家药品编码的编制

1. 国家药品编码的编制

国家药品编码遵循科学性、实用性、规范性、完整性与可操作性的原则，同时兼顾扩展性与可维护性。

2. 国家药品编码的编制的分类

国家药品编码包括本位码、监管码和分类码。本位码由药品国别码、药品类别码、药品本体码、校验码依次连接而成。

3. 国家药品编码本位码编制规则

（1）国家药品编码本位码共 14 位，由药品国别码、药品类别码、药品本体码和校验码依次连接组成，不留空格，见图 3-2。

（2）国家药品编码的前 2 位为国别码为"86"，代表在我国境内生产、销售的所有药品；第三位药品类别码为"9"，代表药品；从 4 到 13 位为本体码，本体码的前 5 位为药品企业标识，根据《企业法人营业执照》、《药品生产许可证》，遵循一照一证的原则，按照流水的方式编制；本体码的后 5 位为药品产品标识，是指前 5 位确定的企业所拥有的所有药品产品。药品产品标识根据药品批准文号，依据药品名称、剂型、规格，遵循一物一码的原则，按照流水的方式编制。校验码是国家药品编码本位码中的最后一个字符，通过特定的数学公

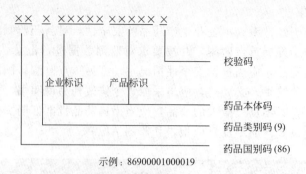

示例：86900001000019

图 3-2　国家药品编码本位码结构

式来检验国家药品编码本位码中前 13 位数字的正确性，计算方法按照"GB 18937"执行。

活动 3　了解国家药品编码的管理

国家药品编码本位码由国家局统一编制赋码，药品在生产上市注册申请获得审批通过的同时获得国家药品编码，在生产、经营、使用和监督管理过程中使用。

药品注册信息发生变更时，国家药品编码本位码应进行相应变更，行政相对人有义务配合药品监管部门及时更新国家药品编码相关信息；药品批准证明文件被注销时，国家药品编码同时被注销。药品编码变更、注销后，原有国家药品编码不得再被使用。国家药品编码及变更信息在国家局政府网站上统一发布。

思考题

1. 药品的质量特性和特殊性主要表现哪些方面？
2. 常见的药品质量管理规范有哪些？各自的缩写是什么？
3. 我国药品质量监督检验的性质和类型是什么？
4. 国家药品标准分类是什么？
5. 简述国家基本药物的定义和遴选原则。
6. 处方药和非处方药的定义及非处方药管理的模式以及专有标识是什么？
7. 简述处方药、非处方药分类管理的意义。
8. 简述药品不良反应的定义、分类以及个例药品不良反应的报告范围。
9. 我国药品编码由几部分组成？分别代表什么？

（侯　沧）

项目四
学习 GMP 及药品的生产管理

项目说明

本项目共完成3个任务：任务一了解药品生产的特点及药品生产企业，通过活动了解药品生产的定义及药品生产管理的特点和药品生产企业，使同学们初步感受药品生产与其他行业不同的地方，建立药品质量的概念，由此引发学生对保证药品质量方法的探索，即 GMP 的定义和重要性；任务二熟知 GMP 的来源、指导思想，掌握 GMP 的有关规定，使同学们熟知药品 GMP 的结构组成与基本内容；任务三熟知 GMP 认证部门与程序及其药品生产监督管理，使学生知道药品 GMP 认证的基本过程，以及国家对药品生产进行监督管理的有关规定。任务四为作业——案例分析，通过案例分析使学生联系实际，熟知 GMP 的应用。

任务一 了解药品生产的特点及药品生产企业

任务目标

- 了解药品的特点，与其他产品的不同之处，从而了解药品生产的特点。
- 了解药品生产的过程，从中探讨保证质量的方法。

活动1 了解药品生产及药品生产管理的特点

组织观看有关药品生产企业课件或 GMP 模拟车间，然后让学生讨论：

（1）什么是药品？复习《药品管理法》对药品的定义。

（2）药品生产企业的定义。

（3）药品的生产过程（原料按照规定的方法制备成药品的过程。这个过程中有很多因素会对其质量产生影响）。

●议一议●

根据表 4-1 的提示，讨论哪些方面会对药品生产和质量产生影响（提示：可以从药品生产的全过程进行考虑）。

表 4-1 药品生产质量的影响因素

影 响 因 素	举　　　例
人员	如：制药工人
设备	
方法和工艺	
物料	
环境	

药品生产管理的特点就是全过程的质量管理，通过对人员、制药环境、厂房设施和设备、物料（原料、辅料、包装材料）、介质（空气、气体、制药用水）、制药过程的标准化生产操作和质量控制、定期对整个生产过程进行验证、产品有效期内进行稳定性考察和上市后不良反应监测等涉及药品质量的每一个环节都作出规定，从而保证药品的质量。

活动 2　了解药品生产企业

●看一看●

某制药企业厂区图

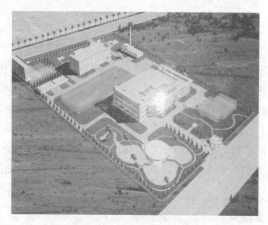

图 4-1　药厂布局图

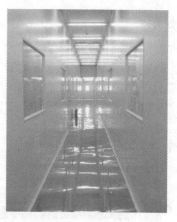

图 4-2　洁净厂房

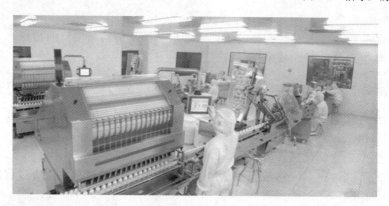

图 4-3　生产线

说明：该厂区布局图为华南地区某中药生产企业，主建筑物是制剂车间，次建筑物是提取车间，右上角为动力区，左下角建筑是行政区。主入口在大路边，次入口在河边。该地区的主风向是东南风（图 4-1～图 4-3）。

●议一议●

从厂房布局和厂房内部特点方面，分析一下哪些方面可以防止污染、混杂？

任务二　熟知 GMP 的来源、指导思想，掌握 GMP 的有关规定

任务目标

- 了解 GMP 的由来与发展趋势及我国 GMP 的简况。
- 熟知 GMP 的基本概念。

• 掌握 GMP 的有关规定。

活动 1　了解 GMP 的由来与发展趋势及我国 GMP 的简况

1. GMP 的由来

"反应停"药难事件发生后，美国 FDA 派专家到企业调查，发现造成这些药难事件的原因是多方面的，一是先天性不足，没有对新药及其杂质进行足够的安全试验，缺乏严格的审批制度；二是后天性缺陷，即生产过程造成混杂、交叉污染或微生物污染，生产药品的环境条件触目惊心，不能保证药品质量，显然，作为制药企业的共性问题是缺乏有效的质量保证体系，由此提出了药品生产必须有质量管理规范。1963 年，美国国会将《药品生产质量管理规范》（Good Manufacturing Practices，即 GMP）颁布为法令，要求国内所有制药企业遵照执行，从此产生了世界上第一部 GMP。迄今为止，应属世界上较为完善、详细和标准较高的规范。凡是向美国出口药品和在美国生产的制药企业，必须符合 cGMP（即现行版 GMP）的要求。

1969 年世界卫生组织（WTO）也颁布了 GMP，向各成员国推荐，经过几次修订，成为国际性 GMP 的基础。欧共体是在 1972 年颁布的，日本在 1974 年颁布了 GMP；其他如东南亚国家联盟、德国、澳大利亚、中国台湾等国家和地区，也先后制定了 GMP。目前，世界上已有 100 多个国家和地区制定了自己的 GMP。

2. 我国 GMP 的发展

我国提出在制药企业中推行 GMP 是在 20 世纪 80 年代初。1982 年，中国医药工业公司参照一些先进国家的 GMP 制订了《药品生产管理规范》（试行稿），并开始在一些制药企业试行。

1988 年，根据《药品管理法》，卫生部颁布了我国第一部《药品生产质量管理规范》（1988 年版），作为正式法规执行。

1992 年，卫生部又对《药品生产质量管理规范》（1988 年版）进行修订，颁布了《药品生产质量管理规范》（1992 年修订）。

1998 年，原国家药品监督管理局总结几年来实施 GMP 的情况，对 1992 年修订的 GMP 再次进行修订，于 1999 年 6 月 18 日颁布了《药品生产质量管理规范》（1998 年修订），1999 年 8 月 1 日起施行。

到 1998 年完成对血液制品生产企业的药品 GMP 认证；2000 年底，粉针剂、大容量注射剂和基因工程产品实现全部在符合药品 GMP 的条件下生产；2002 年底，小容量注射剂药品实现全部在符合药品 GMP 的条件下生产。从 2004 年 7 月 1 日起所有的药品制剂和原料药均必须在符合 GMP 的条件下生产，未通过认证的企业全部停产。当年全国有 2000 多家药品生产企业从 2004 年 7 月 1 日已停止生产。2008 年 1 月 1 日起，所有未通过 GMP 的中药饮片厂也停止了生产。这是我国第一次全面实施 GMP。

2011 年 2 月 25 日，原国家食品药品监督管理局（SFDA）根据 1998 年后实施 GMP 的情况，颁布了《药品生产质量管理规范》（2010 年修订）（卫生部令第 79 号），自 2011 年 3 月 1 日起施行。标志着我国 GMP 管理又迈上了一个新的台阶。

活动 2　熟知 GMP 的基本概念

●议一议●

案例 1-1、案例 2-1 两个例子是 2006 年发生的药害事故，在社会上造成了极坏的影响，其原因之一就是生产环节出现了问题，致使产品质量失去控制。从案例中分析一下，你认为哪几个原因会影响药品质量，填入表 4-2。

表 4-2　药害事故中影响药品质量的原因

药　害　事　件	影响药品质量的原因
案例 1-1 "齐二药"事件	
案例 2-2 "欣弗"事件	

1. 什么是 GMP

GMP 是 Good Manufacturing Practices，即《药品生产质量管理规范》的简称。现已是国内外公认的确保药品安全、有效的根本性制度。

GMP 不是告诉我们如何生产药品的，因为每一种药品都有每一种规定的制法，GMP 是规定我们在生产药品时如何保证质量的。GMP 对影响药品生产质量的各种因素提出了最基本的要求，从根本上把握住影响质量的各个环节，最终实现生产质量的万无一失。GMP 是生产合格药品的最低要求。

2. 为什么要执行 GMP

GMP 是对药品生产过程中的质量进行全面的保证。药品生产是工厂化的大批量生产，应保证不同时间、不同人、不同设备生产出的同一品种质量是相同的，达到的效果也是一样的，同时还要保证一次生产的同一批号的产品应该是相同的，例如活性强、剂量小的药品，如果均一性不好，可能会导致这一次服药没有疗效，另一次服药就出现毒副反应，危及生命安全。

药品追求的质量以每一瓶、每一粒药为保证单位，目的在于真正实现万无一失，保证使用者的安全和健康。如何满足这样的质量要求呢？世界各国都选择了 GMP——《药品生产质量管理规范》。

药品的质量是生产出来的，不是检验出来的。药品质量看似是质量管理部门的责任，产品合格还是不合格是由质量管理部门判定的。但是，产品质量是在生产过程中形成的。由于质量标准发展的阶段性，我们还不能完完全全通过检验控制药品的质量，这就造成了质量控制的漏洞。况且药品的抽样检验存在着一定的概率性，个别药品中存在的质量问题并不一定能抽检到，这与药品质量必须万无一失的 GMP 目标相比，差距是显而易见的。我们现在按照 GMP 要求，对生产的每一个过程都进行监控，就可以弥补质量标准和检验的不足。

所以，GMP 的规定要求都是为了保证质量，最大限度地降低药品生产过程中的污染、交叉污染、混淆和差错等风险，这也是 GMP 的核心。

知识链接

一家国外著名制药企业在介绍他们实施 GMP 情况时曾肯定地说，如今他们的产品可以不经过检验出厂，因为实施 GMP 后产品质量均一、有效，成品检验只是履行程序而已。一些发达国家对无菌药品实施以"参数放行"取代传统的产品最终检验放行的程序，并纳入 GMP 管理。这是鉴于他们用经过验证批准的灭菌程序，对无菌药品生产进行有效的质量控制、监测的结果。这些落在实处的 GMP 实施经验是值得我们借鉴的。

在美国，FDA 并不向企业颁发 GMP 证书，因为评价企业实现 GMP 的标准要看它的产品质量是否真正做到万无一失。取得 GMP 证书只是实施 GMP 工作的初级阶段，国内不少获证企业与我国的 GMP 要求依然存在差距也是不争的事实，我们距离最终目标还有许多工作要做。美国从 20 世纪 60 年代开始推行 GMP，至今每年都有新要求，他们崇尚动态的"现行 GMP（current GMP，即 CGMP）"，不搞标新立异的花架子，强调持续推行。当然，如果把一项本应循序渐进的工作毫无地分隔成前后两个"时代"，既不确切也不妥当。只有深刻领会 GMP 创导的理念，寻找差距和薄弱环节，持续不断地深化 GMP 的实施，才能真正诠释 GMP 的真谛，GMP 秉持的是确保药品质量万无一失的理念，因此，实施 GMP 是一项只有起点而无止境的工作。

活动 3　掌握 GMP 的有关规定

1. GMP 正文基本内容：正文共有 14 章 313 条。

（1）总则　明确制定 GMP 的依据是《药品管理法》和《药品管理法实施条例》，规定企业应当建立药品质量管理体系。明确了 GMP 作为质量管理体系的一部分，是药品生产管理和质量控制的基本要求。实施 GMP 的目的是最大限度地降低药品生产过程中污染、交叉污染以及混淆、差错等风险，确保持续稳定地生产出符合预定用途和注册要求的药品。

（2）质量管理　规定了原则、质量保证、质量控制、质量风险管理的要求。质量管理的原则是企业应当建立符合药品质量管理要求的质量目标，由企业的不同层次管理人员以及供应商、经销商共同贯彻完成，必要条件是配备足够的、符合要求的人员、厂房、设施和设备。企业必须建立质量保证系统，确保药品从研发、原材料采购、生产管理过程、质量管理过程、验证以及放行销售贮存等一系列过程符合管理要求。质量控制包括相应的组织机构、文件系统以及取样、检验等，确保物料或产品在放行前完成必要的检验，确认其质量符合要求。质量风险管理是 2010 年版新增加的内容，将质量管理提到一个新的高度。质量风险管理是在整个产品生命周期中采用前瞻或回顾的方式，对质量风险进行评估、控制、沟通、审核的系统过程。通过风险管理，力求把风险导致的各种不利后果减少到最低程度。

（3）机构与人员　对机构与人员的设置原则、关键人员素质要求、培训、人员卫生做出明确要求。

人是生产中最活跃的因素，设备是人操作的，制度是人执行的，在 GMP 体系的三大要素——人、硬件、软件中，人是 GMP 组成的第一要素。所以人员管理是 GMP 实施的重点，对人员和机构做如下规定。

① 药品生产企业必须建立生产管理机构和质量管理机构。配备足够数量并具有适当资质（含学历、培训和实践经验）的管理和操作人员，明确规定每个部门和每个岗位的职责，对企业各级各类人员的学历、所学专业、生产或质量管理的经验、解决生产实际问题的能力、不同岗位的专业技术培训和考核上岗等都进行了规定。

② 关键人员应当为企业的全职人员，至少应当包括企业负责人、生产管理负责人、质量管理负责人和质量受权人。明确规定了关键人员的资质、职责。质量管理负责人和生产管理负责人不得互相兼任。质量管理负责人和质量受权人可以兼任。

③ 质量管理工作具有独立性和权威性。质量管理部门应当参与所有与质量有关的活动，负责审核所有与 GMP 有关的文件。

④ 培训。与药品生产、质量有关的所有人员都应当经过培训，培训的内容应当与岗位的要求相适应并定期评估培训效果。高风险操作区的工作人员要接受专门的培训。

⑤ 人员卫生。包括人员卫生操作要求（健康、卫生习惯及人员着装）、健康管理、生产区域人员卫生要求等，最大限度地降低人员对药品生产造成污染的风险。个人卫生方面，规定了不得化妆、佩戴饰物（如首饰、手表、手机），不得裸手接触药品。

药厂组织机构设置模式见图 4-4。

（4）厂房与设施　厂房是药品生产企业的硬件，为药品生产提供良好的生产环境。本部分规定了厂房、设施的原则，对生产区、仓储区、质量控制区、辅助区分别作出明确要求。厂房的选址、设计、布局、建造、改造和维护必须符合药品生产要求，应当能够最大限度地避免污染、交叉污染、混淆和差错，便于清洁、操作和维护。生产区根据所生产药品的特

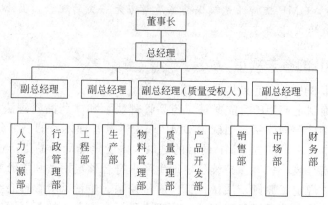

图 4-4　组织机构设置模式（表示质量与生产的关系）

性、工艺流程及相应洁净度级别要求合理设计、布局和使用，对洁净厂房的布局、设施、净化、压差、温湿度、照明等分别做出明确要求。仓储区应有足够的空间，有序存放待验、合格、不合格、退货或召回的原辅料、包装材料、中间产品、待包装产品和成品等各类物料和产品。有通风和照明设施。能够满足物料或产品的贮存条件（如温湿度、避光）和安全贮存的要求，并进行检查和监控。待验区应当有醒目的标识，不合格、退货或召回的物料或产品应当隔离存放。有单独的物料取样区。质量控制实验室通常应当与生产区分开，用于样品处置、留样和稳定性考察样品的存放以及记录的保存。对实验室、仪器室、动物房等，对辅助区包括休息室、更衣室、盥洗室、维修间等也作出了明确规定。

设施是附属于厂房的如给排水、空调、管道、照明等。按生产要求分为一般区和洁净区。要求应布局合理。洁净区有温度、湿度控制和空气净化过滤，有适度的照明；洁净区与非洁净区之间、不同级别洁净区之间的压差应当不低于 10 帕斯卡。应防止昆虫、动物进入。设施如墙面、水池、地漏等应便于清洁、操作、储存，产尘操作间采取专门的措施，防止粉尘扩散等，不可避免时要有消除污染的措施。

对生产特殊产品的要求：污染性、高活性、高致敏性的药品生产应使用独立的厂房和设施，排风需要净化；房间应相对负压，防止污染其他生产线。

（5）设备　也属于硬件要求。GMP 对设备的原则要求、设计安装、维护和维修、使用和清洁、校准、制药用水方面进行了明确的规定。原则要求：设备的设计、选型、安装、改造和维护必须符合预定用途，应当尽可能降低产生污染、交叉污染、混淆和差错的风险，便于操作、清洁、维护，以及必要时进行的消毒或灭菌。生产设备及其维护和维修不得影响产品质量，设备的使用和清洁有明确的操作规程，生产设备有明显的状态标识。应定期对生产和检验用衡器、量具、仪表、记录和控制设备以及仪器进行校准和检查，确保关键衡器、量具、仪表、记录和控制设备以及仪器经过校准，使用范围和精密度应符合生产和检验要求，有明显的合格标志，所得出的数据准确、可靠。设备的使用、保养、检修有制度与记录，有状态标志，有设备清洁规程等管理制度。制药用水的制备、储存、分配应能防止微生物的滋生和污染。纯化水可采用循环、注射用水可采用 70℃以上保温循环。

（6）物料与产品　本部分对原则、原辅料、中间产品和待包装产品、包装材料、成品、特殊管理的物料和产品、其他物料做出明确要求。要求药品生产所用的原辅料、与药品直接接触的包装材料应当符合相应的质量标准。应建立物料和产品的操作规程，确保物料和产品的正确接收、储存、发放、使用和发运，防止污染、交叉污染、混淆和差错。物料供应商的确定及变更应当进行质量评估，并经质量管理部门批准后方可采购。物料均应有适当的标识；只有经质量管理部门批准放行并在有效期或复验期内的原辅料方可使用。物料和产品应根据其性质分批储存，发放及发运应当符合先进先出和近效期先出的原则。应建立印刷包装材料设计、审核、批准的操作规程，确保印刷包装材料印制的内容与药品监督管理部门核准的一致，并建立专门的文档，保存经签名批准的印刷包装材料原版实样。印刷包装材料应当设置专门区域妥善存放，印刷包装材料应当由专人保管，并按照操作规程和需求量发放。简单总结如下。

① 物料购入要求。应符合标准，从合法单位购进。物料供应商经质量部门审计，保持相对的稳定。

② 管理要求。待检、合格、不合格物料要严格管理，标记明显；麻醉药品、精神药品、医疗用毒性药品（包括药材）、放射性药品、药品类易制毒化学品及易燃、易爆和其他危险品的验收、储存、管理应当执行国家有关的规定。

③ 储存要求。储存条件：按物料的储存规定；储存期限：按各物料储存使用期限；已加工的净药材与未加工的严格分开。

④ 产品回收要求。需经预先批准，并对相关的质量风险进行充分评估，根据评估结论决定是否回收。

⑤ 重新加工。制剂产品不得进行重新加工。只有不影响产品质量，对相关风险充分评估后，允许返工处理并进行额外相关项目的检验和稳定性考察。

⑥ 退货。经检查、检验和调查，退货质量未受影响，且经质量管理部门根据操作规程评价后，方可考虑将退货重新包装、重新发运销售。退货处理的过程和结果应当有相应记录。

资料卡

物料：包括原料、辅料、包装材料等。

●想一想●

"齐二药"假药案（案例1-1）在哪些方面违反了GMP规定？

（7）确认与验证　要求企业应确定需要进行的确认或验证工作，以证明有关操作的关键要素能够得到有效控制。确认或验证的范围和程度应当经过风险评估来确定。需要确认的是厂房、设施、设备和检验仪器，需要验证的是生产工艺、操作规程和检验方法，并能以文件和记录证明达到预定的目标。采用新的生产处方或生产工艺和清洁方法前均需验证，当影响产品质量的主要因素，如原辅料、与药品直接接触的包装材料、生产设备、生产环境（或厂房）、生产工艺、检验方法等发生变更时，应当进行确认或验证。必要时，还应当经药品监督管理部门批准。确认和验证不是一次性的行为，首次确认或验证后，还需根据产品质量回顾分析情况进行再确认或再验证。

●想一想●

"欣弗事件"（案例3-1）在哪些方面违反了GMP规定？

（8）文件管理　文件是质量保证系统的基本要素，是软件系统。通过文件系统可以完整追溯药品生产的每一个过程，所以文件对企业非常重要。本部分包含文件管理的原则、质量标准、工艺规程、批生产记录、批包装记录、操作规程和记录六个部分。企业必须有内容正确的书面质量标准、生产处方和工艺规程、操作规程以及记录等文件。建立文件管理的操作规程，对设计、制定、审核、批准和发放文件以及起草、修订、审核、批准、替换或撤销、复制、保管和销毁等进行管理，文件的内容与药品生产许可、药品注册等相关要求一致；分发、使用的文件应当为批准的现行文本，已撤销的或旧版文件，不得在工作现场出现。与GMP有关的每项活动均应当有记录，记录应及时填写，内容真实，字迹清晰、易读，保持清洁，不得撕毁和任意涂改。每批药品应当有批记录，批记录应当由质量管理部门负责管理，至少保存至药品有效期后一年。

资 料 卡

文件包括质量标准、工艺规程、操作规程、记录、报告等。

文件分为两类：标准和记录。

标准分为管理标准（如取样管理制度）、技术标准（如产品内控标准、工艺规程）、操作标准（即SOP，如压片机清洁规程）。

GMP文件原则：要求事事有章可循，按章办事；做到事事有依据，事事有人做，事事有记录，事事有检查。

文件举例：管理标准（附记录）

取样管理制度

1 目的 建立取样管理制度，保证取样均匀、具有代表性。

2 适用范围 适用于中药材、原辅料、包装材料、中间产品、成品的取样。

3 职责 检验员、中心检验室主任负责本制度的实施。

4 关键词定义 "取样"系指从一批产品中，按取样办法抽取一定数量并具有代表性的样品。

5 内容

5.1 中药材、原辅料、包装材料、中间产品、成品的取样皆应在收到各相关部门的请验单后，准备相应的取样器材，及时按规定进行取样。

5.2 进厂的中药材按批（包装单位：件）取样；原辅料、中间产品按批（包装单位：桶、袋）取样；成品按批（包装单位：箱）取样；包装材料及有特殊要求的物料等，按其相应的取样办法项下规定进行取样。

5.3 取样要有代表性（全批取样，分部位取样），一次取得的样品最少可供三次检验用量。

5.4 取样原则

5.4.1 一般中药材批总包件数在100以下的，取样5件；100～1000件的按5％取样；超过1000件的，超过部分按1％取样；不足5件的，逐件取样；贵重药材，不论包件多少均需逐件取样。

5.4.2 原料、中间产品、成品以一个批号的总件数为计算单位，设总批件数为n，当$n<3$时，每件取；$300>n>3$时，按$\sqrt{n}+1$数量开封取样，当$n>300$时按$\sqrt{n}/2+1$取样并仔细比较同批各桶外观性状有无差异，将同批号各桶取样均匀混合。若为不同批号则分别取样。

5.5 取样时首先应核对货物标签及实物与请验单注明内容是否一致。

5.5.1 西药原辅料应核对品名、批号、数量、规格、来源。

5.5.2 中药材应核对品名、批号、数量、来源、产地。

5.5.3 中间产品应核对品名、批号、数量。

5.5.4 成品应核对品名、批号、数量、规格。

请验单上的品名应为药品的通用名，也可在通用名后用括号括起商品名。如是进口药品，应检查口岸药品检验所报告，无误后方可取样。

5.6 取样部位 当一批抽检数量＝1时，必须在整个包装单位上、中、下不同部位取样混匀，当一批抽检数量＞1时，把不同包装不同部位的取样混合均匀即可。

5.7 取样用具及容器应清洁、干燥。在使用或贮藏过程中，要防止受潮和异物混入。

5.8 凡需做微生物限度检查用的样品，必须采用消毒的洁净容器；引湿性强的，易风化的样品必须采用适宜措施进行密封，若使用塑料袋盛装，应将塑料袋口扎紧；对光不稳定的样品必须采用棕色瓶取样；易氧化变质的样品，即取即检，取完样后要及时扎好袋口并恢复原包装，贴上"取样证"（附件一）。

5.9 取样后应填写"取样记录"（附件二），内容包括：品名、批号、取样件数、取样量、取样人、取样日期，核对检查情况。

5.10 取样过程如有异常现象或不清楚的情况应及时向领导请示和汇报，并在取样记录上注明。

5.11 需要重新取样时，亦应按各取样办法进行取样。

6 附件

附件一 取样证（图4-5）

附件二 取样记录（图4-6）

记录编码：MS-QU-10-004-R01-00
取 样 证
品名 _____
批号 _____ 数量 _____
物料进厂编号 _____
取样人 _____
取样日期 _____

图 4-5 取样证

记录编码：MS-QU-10-004-R02-00
取 样 记 录
品名 _____ 批号 _____
取样件数 _____ 取样量 _____
取样人 _____ 取样日期 _____
取样说明： 1. 核对检查情况： 2. 其他情况：

图 4-6 取样记录

（9）生产管理 本部分对生产管理的原则、防止生产过程中的污染和交叉污染、生产操作、包装操作有明确的规定，核心还是为了保证质量。要求所有药品的生产和包装均应当按照批准的工艺规程和操作规程进行操作并有相关记录，并符合药品生产许可和注册批准的要求。建立划分产品生产批次的操作规程；每批药品均应当编制唯一的批号；每批产品应当检查产量和物料平衡，确保无潜在质量风险；不得在同一生产操作间同时进行不同品种和规格药品的生产操作；有防止微生物、粉尘污染的措施；生产期间所有物料、设备、容器、工序、操作间标识清楚；每次生产结束后应当进行清场，下次生产前必须再次确认；生产中出现偏差，应当按照偏差处理规程进行。在防止生产过程中的污染和交叉污染、生产操作、包装操作中细化各种要求，使生产管理紧紧围绕保证质量进行。

从GMP角度分析，"欣弗"事件除未按批准的工艺参数进行灭菌外，还有一个因素，工艺发生变更没有进行验证，如果进行了完善的验证，就会发现修改的工艺是不合理的，也就不会出现如此严重的后果。

案例 4-1 清场不彻底引起药品不良反应案

2007年7～8月份，国家药品不良反应监测中心分别接到上海、广西、北京、安徽、河北、河南等省的报告，反映部分医院在使用上海医药（集团）有限公司华联制药厂部分批号的鞘内注射用甲氨蝶呤和阿糖胞苷后，一些白血病患者出现行走困难等神经损害症状。原国家食品药品监督管理局和卫生部联合发出通知，暂停生产、销售和使用华联制药厂部分批号的甲氨蝶呤和阿糖胞苷。9 月 5 日，卫生部和原国家食品药品监督管理局再次发出通知，暂停生产、销售和使用该厂所有批号的甲氨蝶呤和阿糖胞苷。（资料来源：吕诺，新华社北京 9 月 14 日电，官方网站）

据了解，部分批号的甲氨蝶呤和阿糖胞苷中混入微量硫酸长春新碱，根本原因是生产硫酸长春新碱注射液后清场工作不彻底，微量的遗留物污染了后续生产的甲氨蝶呤和阿糖胞苷。

（10）质量控制与质量保证　本部分对质量管理部门的职责、配置进行了明确要求。首先对质量控制实验室（化验室）的基本条件进行了规定，要求人员、设施、设备应与产品性质和生产规模相适应。质量控制负责人应具有足够的管理实验室的资质和经验，质量控制实验室的检验人员至少应具有相关专业中专或高中以上学历，并经过与所从事的检验操作相关的实践培训且通过考核。对文件、取样、不同阶段检验、留样、试剂、试液、标准品、检定菌等都作出具体要求。同时规定了质量管理部门的其他 8 大职责：物料和产品放行、持续稳定性考察、变更控制、偏差处理、纠正措施和预防措施、供应商的评估和批准、产品质量回顾分析、投诉与不良反应报告。质量控制与质量保证均为质量管理，是相辅相成的两个方面，质量保证的理论依据由质量控制实验得来。质量管理部门的网络结构如图 4-7 所示。

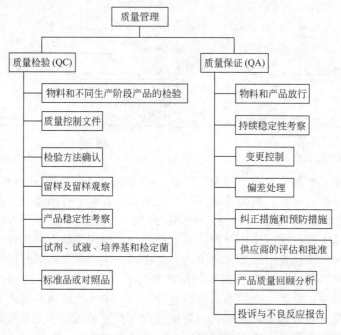

图 4-7　质量管理机构网络图

（11）委托生产与委托检验　随着生产力的迅速发展，社会分工越来越细，企业需要进一步降低成本和提高产品质量，委托生产与委托检验发展迅速。但是 GMP 对委托生产与委托检验有严格的控制：对委托方、受托方、合同要求都进行了规定。如委托方应对受托方进行评估，对受托方的条件、技术水平、质量管理情况进行现场考核，签订书面合同，对受托生产或检验的全过程进行监督。

（12）产品发运与召回　本部分规定了产品发运与召回的原则，发运、召回的要求。企业应建立产品召回系统，必要时可迅速、有效地从市场召回任何一批存在安全隐患的产品。因质量原因退货和召回的产品，均应当按照规定监督销毁。每批产品均应有发运记录，必要时应当能够及时全部追回；因产品存在安全隐患决定从市场召回的，应当立即向当地药品监督管理部门报告。

(13) 自检 质量管理部门应当定期组织对企业进行自检，监控 GMP 的实施情况，评估企业是否符合本规范要求，并提出必要的纠正和预防措施。自检应有计划，由企业指定人员进行独立、系统、全面的自检，自检应有记录，完成后有自检报告，包含观察到的所有情况、评价的结论以及提出纠正和预防措施的建议。

自检也叫内部质量审计，是一项自我检查纠正的活动，企业通过自检可以发现管理过程中的不足和漏洞，及时加以改进，是主动的 GMP。

知识链接

供应商审计

审计对象：×××公司

审计日期：2008 年 02 月 02 日——02 月 28 日

审计小组人员组成：

姓名： 张晓   部门   质量部

　　　 李丽   部门   供应部

　　　 万当归   部门   生产部

审计结论：

经对上述内容进行审查，供应商管理方面……

审计报告

一、基本情况简介

二、主要问题及其风险评估

主要问题：

经过对上述问题的综合评估，本企业的质量部门在质量管理体系以及对产品的质量和安全方面存在风险如下……

三、整改建议和跟踪检查结果

包括对存在问题的整改建议、整改时限建议，跟踪检查等内容。

四、审计小组成员签字

审计记录见表4-3。

表 4-3 审计记录表

供应商审计项目	是	否
1. 质量管理部门是否对所有生产用物料的供应商进行质量评估？		
2. 质量管理部门是否负责主要物料供应商质量体系的现场审计？		
3. 是否由质量管理部门独立负责批准或否决所有生产用物料的供应商？		
4. 是否有审计及批准物料供应商的书面规程？是否包含如下内容？		
4.1 供应商选择的原则		
4.2 审计内容		
4.3 认可标准		
4.4 审计人员的组成及资格		
4.5 现场审计的原则		
4.6 审计周期		
4.7 批准程序		
5. 是否建立供应商档案并由专人负责管理？		
6. 供应商档案是否包含如下内容？		

供应商审计项目	是	否
6.1 供应商的资质证明文件		
6.2 质量标准		
6.3 样品检验数据和报告		
6.4 供应商的检验报告		
6.5 现场审计记录		
6.6 定期的质量回顾审核报告		
7. 现场审计是否制定了审核表,该表是否全面地包含了如下各部分的详细审核项目(参见附件)?		
7.1 供货商的资格确认		
7.2 人员机构		
7.3 厂房设施及设备		
7.4 物料管理		
7.5 生产工艺流程和生产管理		
7.6 质量管理		
7.7 质检实验室的设施设备		
7.8 文件		
8. 物料管理部门是否获得质量管理部门批准的合格供应商名单,供应商名单是否及时更新?		
9. 合格供应商名单是否包含如下内容?		
9.1 物料名称		
9.2 规格		
9.3 质量标准		
9.4 生产商及经销商的名称、地址和联系方式		
10. 是否确定对物料供应商的评估周期?		
11. 如物料出现质量问题或出现可能影响产品质量的关键因素(如粒度改变),是否及时与供应商沟通并采取相应措施?		
12. 是否对关键物料有备用的合格供应商?		
13. 与供应商的购货合同中是否有质量保证协议?		

(14)附则　主要解释了《规范》中的名词的定义,如包装、包装材料、物料、批、待验、物料平衡、标准操作规程、工艺规程、验证等用语的含义。

2. GMP 附录的主要内容

附录共有 5 个部分:无菌药品、原料药、生物制品、血液制品、中药制剂。

(1)无菌药品　规定了无菌药品的范围、原则、洁净度要求以及人员、工艺、设备、厂房设施、生产、质量管理的要求。无菌药品是指法定药品标准中列有无菌检查项目的制剂和原料药,包括无菌制剂和无菌原料药。

洁净度概念:为了防止空气污染导致的药品污染,药品生产常在经过净化的空气中进行。无菌药品生产需根据产品特性、工艺和设备等因素,确定生产用洁净区的级别。每一步生产操作的环境都应当达到适当的动态洁净度标准。洁净区可分为以下 4 个级别。

A 级:高风险操作区,如灌装区、放置胶塞桶和与无菌制剂直接接触的敞口包装容器的区域及无菌装配或连接操作的区域,应当用单向流操作台(罩)维持该区的环境状态。

B 级:指无菌配制和灌装等高风险操作 A 级洁净区所处的背景区域。

C 级和 D 级:指无菌药品生产过程中重要程度较低操作步骤的洁净区。

以上各级别空气悬浮粒子的标准规定见表 4-4。

(2)原料药　规定了原料药的范围是适用于非无菌原料药生产及无菌原料药生产中非无菌生产工序的操作。非无菌原料药精制、干燥、粉碎、包装等生产操作的暴露环境应当按照

表 4-4　空气悬浮粒子标准

洁净度级别	悬浮粒子最大允许数/米³			
	静态		动态	
	≥0.5 微米	≥5.0 微米	≥0.5 微米	≥5.0 微米
A 级	3520	20	3520	20
B 级	3520	29	352000	2900
C 级	352000	2900	3520000	29000
D 级	3520000	29000	不作规定	不作规定

D 级洁净区的要求设置。其厂房、设备等硬件及生产、质量管理要求进行细致的规范，例如关于连续生产的原料药、间歇生产的原料药批的划分原则、发酵工艺的特殊要求等等。

（3）生物制品　规定了生物制品的范围，以制备方法划分微生物和细胞培养，包括 DNA 重组或杂交瘤技术、生物组织提取、通过胚胎或动物体内的活生物体繁殖。生物制品包括：细菌类疫苗（含类毒素）、生长因子、酶、按药品管理的体内及体外诊断制品，以及其他生物活性制剂，如毒素、抗原等。生物制品性质特殊，需对生物制品的生产过程和中间产品的检验进行特殊控制。在人员、厂房设施、生产质量管理等方面更加侧重于防止污染和交叉污染、人员的技能要求和健康保护。生产区域洁净度要求根据产品要求设定。

（4）血液制品　特指人血浆蛋白类制品。本部分的规定适用于人血液制品的生产、质量控制、储存、发放和运输。血液制品生产包括从原料血浆接收、入库储存、复检、血浆分离、血液制品制备、检定到成品入库的全过程。原料血浆可能含有经血液传播疾病的病原体（如 HIV、HBV、HCV），为确保产品的安全性，必须确保原料血浆的质量和来源的合法性，必须对生产过程进行严格控制。本部分对生产人员、原料血浆、厂房设施设备、生产和质量控制都做了详尽的规定。

（5）中药制剂　适用于中药材（含民族药）前处理、中药提取和中药制剂的生产、质量控制、储存、发放和运输。对中药材和中药饮片的质量以及中药材前处理、中药提取工艺严格控制。要求来源相对稳定。根据中药制剂生产的特殊性，对机构人员、厂房设施、物料及生产质量管理作出明确规定。特别对委托生产有明确的阐述。

任务三　熟知 GMP 认证部门与程序及其药品生产监督管理

任务目标

- 熟知 GMP 认证概念、管理办法和评定标准。
- 熟知药品生产监督管理。

活动 1　熟知药品 GMP 认证概念、药品 GMP 认证管理办法

1. 什么是药品 GMP 认证

药品 GMP 认证是指国家依法对药品生产企业（车间）实施药品 GMP 监督检查并取得认可的一种制度；是国家药品监督管理工作的重要内容；是保证药品质量安全性、有效性和稳定性的一种科学先进的管理方法；也是国际贸易药品质量认证体制的重要内容及与国际认证机构开展双边、多边认证合作的基础。

2. 药品 GMP 认证管理办法

为加强 GMP 检查认证工作的管理，进一步规范检查认证行为，推动《药品生产质量管

理规范（2010年修订）》的实施，原国家食品药品监督管理局组织对《药品生产质量管理规范认证管理办法》进行了修订，2011年8月2日起施行。

新修订的《药品GMP认证检查评定标准》有7章40条，规定了GMP的依据、认证组织机构、认证工作程序、证书管理等内容。

（1）组织机构　国家食品药品监督管理总局主管全国药品GMP认证管理工作。

（2）认证工作程序

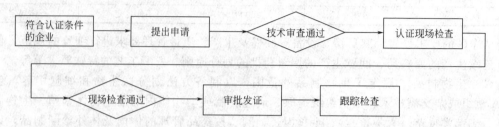

（3）《药品GMP证书》管理　对证书的内容、变更、收回、注销、补发都做了明确规定。例如企业（车间）不符合药品GMP要求的；企业因违反药品管理法规被责令停产整顿的都要收回GMP证书。

（4）检查缺陷的风险评定应综合考虑产品类别、缺陷的性质和出现的次数。缺陷分为严重缺陷、主要缺陷和一般缺陷，其风险等级依次降低。具体如下：

① 严重缺陷指与药品GMP要求有严重偏离，产品可能对使用者造成危害的；

② 主要缺陷指与药品GMP要求有较大偏离的；

③ 一般缺陷指偏离药品GMP要求，但尚未达到严重缺陷和主要缺陷程度的。

（5）结果评定　采用风险评估的原则，综合考虑缺陷的性质、严重程度以及所评估产品的类别对检查结果进行评定。

① 只有一般缺陷，或者所有主要和一般缺陷的整改情况证明企业能够采取有效措施进行改正的，评定结果为"符合"。

② 有严重缺陷或有多项主要缺陷，表明企业未能对产品生产全过程进行有效控制的，或者主要和一般缺陷的整改情况或计划不能证明企业能够采取有效措施进行改正的，评定结果为"不符合"。

案例4-2　新版GMP打破沉寂　上千药企或淘汰

新版GMP在沉寂三年、与各方利益者争斗三年之后，日前终于即将颁布。新版GMP牵动着药品生产企业的神经。这是一纸"死刑令"，也是一纸"新生令"——有专业人士评论，新版GMP的出台是国家利益与企业利益博弈之后，国家利益最终获胜的结局。一些企业和相关利益者以"成本增加、利润率下滑"为阻力的声音，终于被国家再次高调宣布新版GMP实施，强行提高药品质量的声音所覆盖。

或有上千药企遭淘汰

有专业人士预计，因为标准大幅提高，新版GMP将让成百上千家药企从历史名单中消失。

我国目前实行的还是1998年版的GMP规范，与此次新版公布相隔十余年。而截至2005年3月，有1112家医药企业死在这一"门槛"之外，只有3959家生产企业跃过门槛，它们却付出了1500多亿的门槛费。眼下，第二轮生死战又将到来。

中投顾问研究员郭凡礼对南都说，目前我国有五千多家药企，其中中小企业占到90%以上，有很多企业的净利润不足千万甚至不足百万。国家经过三年考虑后谨慎出台，需要考虑新的高标准出台对行业的打击会有多大。

据国家药监局的公开数据，预计新规范的实施将使全国至少500家经营乏力的中小企业关停，而合规企业仅硬件投入就需300亿～500亿元。

行业研究者李泊霆认为，新版GMP迟迟未出台和企业的有意拖延必然相关。新版GMP在市场上对企业的直接影响是成本上升，挤压利润，但企业别无选择，只能在企业内部控制成本，扩大营销来提升利润。

据了解，GMP是现今世界各国普遍采用的药品生产管理方式，是药品生产和质量管理的基本准则。而我国新版GMP参照了WHO、欧盟、美国FDA的GMP标准并与国际接轨。

新版GMP：斩谁于马下？

记者采访时专家指出，新版GMP出台，即将遏制在现行体制下的药品集中招标采购、部分地方政府"唯低价是取"趋势的恶劣蔓延，"这将杜绝一些唯利润是图"的药企为药品质量埋下的潜在隐患，解除百姓在用"便宜药"的同时对安全用药的焦虑。

据业内人士测算，如果单独改造空气净化系统，企业需要投入100万元左右，全国总计投入2.98亿元。国产冻干粉针机价格在2000万～3000万元之间，最低也要1000万元以上。仅更换设备一项，预计全国投入为60亿～90亿元。

那些将被新版GMP斩杀的药企，将在GMP实施不久后甚至实施之前就浮出水面，"环视周围，垂钓者必将是实力强大的药企巨头和产业资本"。分析者对南都说，新版GMP将快速拉高制药行业门槛，行业集中步伐加快，不合规的小型药厂直接停产淘汰，或由大型药企收购改造。

中国医药企业管理协会副会长于明德认为，新版GMP虽然给予中小企业3年的缓冲期，但上千家中小企业终将死在GMP门槛上。申银万国也认为，目前4824家药企中已经有910家处于亏损的事实使态势变得更加严峻。

郭凡礼认为，目前国内中小规模的制药企业大概占到90%左右，其中，最好的年销售额在一亿元左右，大部分中小企业年净利润大约是1000万～2000万元。如果达标，企业投入最少数千万元，高的上亿元，这些年利润仅过千万的企业根本无法承受。（资料来源：2011-1-21，南方都市报）

活动2　了解药品GMP认证程序和药品监督管理部门的职能

1. GMP认证程序

（1）认证申请资料审查。

（2）制定现场检查方案。

（3）现场检查。

（4）检查报告的审核：由国家药监局认证中心进行审核，并报安全监管司审核。

（5）认证批准：由国家食品药品监督管理总局批准。

（6）《药品GMP证书》的有效期为5年，药品生产企业在有效期满前6个月要提出重新认证的申请。

2. 国家食品药品监督管理总局（CFDA）的职能

国家食品药品监督管理总局主管全国药品GMP认证管理工作。负责注射剂、放射性药品、生物制品等药品GMP认证和跟踪检查工作；负责进口药品GMP境外检查和国家或地区间药品GMP检查的协调工作。

3. 省级药品监督管理部门的职能

省级药品监督管理部门负责本辖区内除注射剂、放射性药品、生物制品以外其他药品 GMP 认证和跟踪检查工作以及国家食品药品监督管理总局委托开展的药品 GMP 检查工作。

活动3 了解药品生产监督管理

药品生产的监督管理由各级药品监管部门负责。监督的形式有多种，如日常跟踪检查、专项检查、产品抽检、驻点检查、飞行检查等等，通过检查，帮助指导和督促生产企业按照 GMP 要求，不断完善内部管理，最大限度保证产品质量，保证人民用药安全，同时也降低了企业的市场风险。

> **资料卡**
>
> 原国家食品药品监督管理局 2006 年 04 月 24 日印发了《药品 GMP 飞行检查暂行规定》。药品 GMP 飞行检查是药品 GMP 认证跟踪检查的一种形式，指药品监督管理部门根据监管需要随时对药品生产企业所实施的现场检查。国家食品药品监督管理局根据药品生产监督管理的需要组织实施飞行检查。飞行检查主要针对涉嫌违反药品 GMP 或有不良行为记录的药品生产企业。

案例4-3 蜀中制药违反《药品生产质量管理规范》被罚630万

来自四川省食品药品监督管理局的消息称，调查组查明，该企业（蜀中制药）个别品种未严格按照《药品生产质量管理规范》（GMP）组织生产，未严格按照生产工艺生产，因此，省局案审会议对蜀中制药作出处罚决定意见。按《药品管理法》规定，作出没收违规所得、处以罚款的行政处罚，罚没合计6306963元。这是该省对医药企业最大的一笔罚没处罚。此外，四川省食品药品监督管理局责令该公司召回2010年1月至2011年3月生产销售的两个品种。

四川蜀中制药有限公司成立于1999年，因普药品种众多，在业界有"普药大王"之称，拥有国药准字品种200多个、六大剂型，包括阿莫西林胶囊、盖克感冒胶囊、复方板蓝根颗粒、氨咖黄敏胶囊等8个普药拳头品种。2010年，蜀中制药销售额20亿元左右。

2011年4月，原国家食品药品监督管理局和四川省食品药品监督管理局在对蜀中制药的现场检查中发现，该公司中药生产过程中存在违反 GMP 相关规定的情况。蜀中制药中药 GMP 证书被收回后10天，5月28日四川省食品药品监督管理局决定对其展开立案调查。

根据四川省食品药品检验所对蜀中制药生产的复方丹参片、复方板蓝根颗粒、板蓝根颗粒、元胡止痛片、复方黄连素片、藿香正气水、参苓白术散、益母草颗粒、香砂养胃丸、牛黄解毒丸、三七片、六味地黄丸（浓缩丸）等共12个品种19个批次的药品的检验，发现该公司的复方黄连素片、川贝枇杷糖浆未按国家食品药品监督管理局批准的生产工艺生产，"如缩短川贝渗漉时间，使有效成分没有完全浸出"。

根据该省食品药品监督管理局消息，从今年4月始，蜀中制药进行了为期半年的整改。10月，食品药品监督管理部门认为该公司整改完成，符合药品生产条件，并重新发给其中药 GMP 证书。11月4日，该公司中药生产线恢复生产。（资料来源：刘林鹏，每日经济新闻，2011-12-09）

任务四 作业：案例分析，通过案例分析使学生联系实际

案例 4-4 药厂替加氟违规生产案

原 SFDA 根据群众举报，于 2007 年 10 月 10 日至 14 日派出检查组，对海南豪创药业有限公司进行药品 GMP 飞行检查。经现场检查发现，该公司存在着不能对所生产批号为 070301、070302 的注射用替加氟提供真实的生产和检验记录，使用普通冻干粉针剂生产设备进行生产且未经清洁验证，对现场检查隐瞒情况、提供虚假材料以及其他多项违规生产等问题。具体如下。

1. 该公司注射用替加氟（批号 070301、070302）检验记录液相色谱图谱所标识的采样时间与其液相色谱工作站中保存的相应电子图谱文件创建时间不符。

2. 该公司注射用替加氟（批号 070301、070302）批生产记录和批检验记录显示生产日期为 2007 年 3 月 16 日和 18 日，但所用西林瓶检验时间为 2007 年 5 月 9 日，且其包装材料收发台账无 2007 年 3 月领用西林瓶的记录。

3. 所生产的注射用硫酸庆大霉素，其原料药检验中需使用蒸发光检测器，但实际使用的是紫外检测器。

4. 天平使用记录随意更改。

5. 所生产的注射用替加氟（批号 070301、070302）未按标准进行热原试验。

6. 所生产的注射用替加氟（批号 070302）未执行申报处方，自行添加了甘露醇。（资料来源：www.sfda.gov.cn，2007-12-6）

请同学们根据以上案例中提到的主要问题，分析这家公司在哪些方面违反了 GMP。

思考题

1. 什么是 GMP？药品质量管理的特点是什么？为什么要执行 GMP？

2. 为什么说质量是生产出来的，而不是检验出来的？

3. GMP 中对人员的要求是什么？GMP 对文件的要求是什么？

4. GMP 中对人员卫生做了哪些规定？

5. 什么是 GMP 认证？依据的标准是什么？

6. 仔细学习一下《药品生产质量管理规范》，说一说哪些项目必须进行验证。

7. 如果你是检查员，你认为齐二药事件违反了哪些 GMP 规定？

8. GMP 认证时，什么情况下可以通过认证，什么情况下是不能通过认证的？什么是严重缺陷和一般缺陷？

（丁冬梅）

学习 GSP 及药品的经营管理

项目说明

本项目共完成四个任务，任务一从案例出发，使同学们初步了解加强药品流通监督管理的重要性并掌握有关概念，了解我国药品经营方式和药品经营企业的管理；任务二从案例出发，使同学们熟知《药品流通监督管理办法》的基本内容；任务三从案例出发，使同学们初步感受实施《药品经营质量管理规范》（GSP）的重要性，并了解 GSP 的产生与发展，掌握 GSP 的主导思想及主要内容，熟知 GSP 认证部门与程序；任务四从案例出发，使同学们了解药品经营企业必须遵守的其他有关管理规定。

案例导入

案例 5-1　枣阳一药店向公众赠送处方药被查处

在一些企业和消费者的心理，免费赠送药品属于"善举"，救死扶伤扶危济困，应大大提倡，然而没有免费的午餐，免费赠药背后隐藏着钓鱼式促销的陷阱和药不对症的危害。赠药者往往抓住受赠者"多病所唯需药物"的心理，挂着义诊和赠送的幌子，收集消费者信息，获得信任，然后以检测出××疾病为借口，以"不及时治疗将如何"相引诱甚至恐吓，促使购买。花了钱尚且是小事，如果药品不对症或违背用药禁忌，导致不良反应可能导致严重后果。

国家食品药品监督管理局 26 号令《药品流通监督管理办法》明确规定：药品生产企业、经营企业不得以搭售、买药品赠药品、买商品赠药品等方式向公众赠送处方药或者甲类非处方药。违者将责令改正，给予警告，逾期不改正或情节严重的，处赠送药品货值金额二倍以下的罚款。

前不久，枣阳市食品药品监督管理局就查出一家药店向公众赠送药品"肝宁片"，在赠送药品过程中，一面大肆宣传肝宁片的神奇疗效，一面记录受赠人的年龄、住址、家庭情况、电话号码等信息。在调查中发现，这家药店准备在赠送十天后，以肝病药须按疗程服用为由，"半渡而击"，诱使受赠者以每盒 125.60 元的高价购买。枣阳市食品药品监督管理局当即依法取缔非法赠药行为，并按规定对这家药店进行了处理。（资料来源：一丹医药网，襄樊市食品药品监督管理局，2010 年 01 月 13 日）

●想一想●

在这个案例中，大家可以看到，由于药品的特殊性，药品零售企业在流通环节肩负着指导患者合理用药的责任和义务，以保证消费者用药的安全性。那么究竟什么是药品流通？国家如何在流通环节进行管理？《药品经营质量管理规范》是什么？《药品经营质量管理规范》认证是什么？药品经营企业还必须遵守哪些管理规定？通过本项目的学习，大家可以解决这些疑问。

《处方药与非处方药流通管理暂行规定》中第十四条规定，处方药、非处方药不得采用有奖销售、附赠药品或礼品销售等销售方式，暂不允许采用网上销售方式。

为了全面贯彻《国务院办公厅关于加快电子商务发展的若干意见》（国办〔2005〕2号）精神，规范互联网药品购销行为，根据《中华人民共和国药品管理法》、《中华人民共和国药品管理法实施条例》及其他法律法规，原 SFDA 制定了《互联网药品交易服务审批暂行规定》，切实加强对互联网药品购销行为的监督管理。该规定自 2005 年 12 月 1 日起正式施行。

《药品流通监督管理办法》中第二十条规定，药品生产、经营企业不得以搭售、买药品赠药品、买商品赠药品等方式向公众赠送处方药或者甲类非处方药。

任务一　了解药品经营的特征与要求

任务目标

- 掌握药品经营和药品流通的概念。
- 熟知药品经营方式与药品流通渠道。
- 了解药品经营企业的管理。

活动1　掌握药品经营和药品流通的概念

1. 药品经营的概念

药品经营是指医药企业（生产和经营）从满足消费需求出发，综合运用各种科学的市场经营手段，将药品生产企业生产出来的药品，通过购进、销售、调拨、储运（即购、销、调、运、存）等经营活动，把药品和服务整体地销售给求购者（医疗单位或消费者），实现药品的使用价值，以达到提高经济效益、促进医药企业不断发展的目的。药品经营是商业行为。

2. 药品流通的概念

药品流通是指药品从生产者转移到消费者的全过程（图5-1）。药品流通的范围比较广泛，包括各种流通渠道。

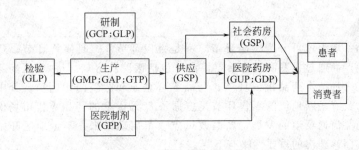

图 5-1　药品的流通过程

活动2　熟知药品经营方式与药品流通渠道

1. 药品经营方式与经营形式

药品经营方式分为批发与零售两大类，其现代经营形式却发展为多种多样，如药品批发公司、社会零售药店、药品生产企业自销门市部及经销网络、零售连锁公司及门店、各商业企业的药品专柜（只限乙类非处方药）、各级各类医药代理，及最近出现的"专科销售"等。

《药品管理法》将药品经营组织称为药品经营企业。一般意义的企业，是指从事经济活动、自主经营、独立核算、自负盈亏、依法设立的盈利性组织。企业应有完整的组织结构、工作制度和一定数量的从业人员。实践中，企业组织形式的分类方式较多，但和药品经营企业比较密切的主要有两种分类方式：一种是依据出资方式可分为公司企业、个人独资企业、合伙企业，这也是公司法和企业法规定的我国商事组织的主要三种组织形式；另一种是依经营规模可分为大企业和中、小企业。前一种分类方式从监管角度讲更有意义，因此笔者就这一类企业的定义和特点做一简要介绍。

一是个人独资企业。《个人独资企业法》第二条规定：独资企业，是指在中国境内设立的由一个自然人投资，财产为投资人所有，投资人以其个人财产对企业承担无限责任的经营实体。独资企业的特点是投资者和经营者为同一自然人，投资人对企业负无限责任。

二是合伙企业。《合伙企业法》第二条规定：合伙企业，是指在中国境内设立的由各合伙人订立合伙协议，共同出资、合伙经营、共享收益、共担风险，并对合伙企业债务承担无限连带责任的营利性组织。合伙企业的特点是两人以上共同出资，共同经营，共同承担连带责任。

三是公司企业。《公司法》第二条规定：公司是指在中国境内设立的有限责任公司和股份有限公司。第三条规定：有限责任公司，股东以其出资额为限对公司承担责任，公司以其全部资产对公司的债务承担责任。股份有限公司，其全部资本分为等额股份，股东以其所持股份为限对公司承担责任，公司以其全部资产对公司的债务承担责任。公司企业的特点是所有权和经营权分离，股东负有限责任，公司的内设机构齐全，管理较为规范科学。

从当前现状来看，目前药品批发企业和药品连锁企业总部多采用公司企业的组织形式，而零售药店包括连锁企业门店往往采用独资企业或合伙企业的组织形式。

2. 药品流通渠道

药品流通渠道又称为药品销售渠道，是指药品从生产者转移到消费者手中所经过的途径。药品生产企业生产的药品，不是为了自己消费，而是为了满足医疗保健市场的需要。只有通过流通过程，通过市场，才能保证药品生产企业再生产过程的顺利进行。由于现代社会商品经济的发展，药品流通渠道已成为沟通生产者和消费者之间必不可少的纽带。

商品流通的一般渠道可分为两个环节，一是批发环节，二是零售环节。药品市场的流通渠道，也是由生产商通过批发商销售给零售商（包括医院药房）。但由于医药不分业，中国药品流通领域有三个环节：药品批发环节、药品零售企业和医院门诊药房。其中，医院门诊药房作为特殊的、具有垄断地位的零售环节，占据了80％以上的药品零售市场份额。这一状况极大地影响了药品流通渠道的发展。新医改试点改革启动以来，不少地区开始使用"药房托管"模式，医院门诊药房的重要性略有下降。

经过多年发展，中国药品批发企业数量不断减少，医药流通企业规模不断壮大，市场集中度不断提高，区域经济势头明显。

活动3　了解药品经营企业的管理

●想一想●

药品管理法对药品经营企业是如何定义的？

《药品管理法实施条例》第八十三条规定：药品经营方式，是指药品批发和药品零售。药品经营范围，是指经药品监督管理部门核准经营药品的品种类别。药品批发企业，是指将购进的药品销售给药品生产企业、药品经营企业、医疗机构的药品经营企业。药品零售企业，是指将购进的药品直接销售给消费者的药品经营企业。

1. 药品批发企业

主要为医药公司和中药材公司，《2012 全国药品批发经营企业大全》（中国制药企业行业资料汇编）中收录了通过认证的药品经营企业 13000 家左右。药品批发企业在沟通产销的过程中，从各生产企业调集各种药品，又按照需要的品种、数量分散给零售药店或医院药房，担任着繁重的集散各地各种药品的任务，起着调节供求的蓄水池作用。

2. 药品零售企业

主要为独立的零售药店、医保定点药店和零售连锁门店，《中国的药品安全监管状况》（中华人民共和国国务院新闻办公室，2008 年 7 月，北京）中阐述到，截至 2007 年底，全国共有药品零售企业和门店经营企业 34.1 万家，农村药品供应网点 55.4 万个。药品零售企业是直接向病人提供其所需之药品和保健服务的机构。众多的药品零售企业发挥了中间商扩散商品的作用。它与批发公司集中的作用相衔接，将成批的多品种药品拆零，供应给附近的病人，使病人可以很方便地买到所需的各种药品，保证了医疗卫生事业社会目标的实现。现在的药品零售企业除了经营药品外，也将其经营范围扩大到化妆品和保健品。

3. 药品经营活动的特点

药品是特殊商品。药品经营活动的特点主要体现为专业性、政策性、复杂性及综合性。

4. 药品经营企业的管理

（1）许可证制度　药品经营企业，必须取得《药品经营许可证》，然后到工商管理部门登记注册，取得《营业执照》。详见项目二。

（2）GSP 认证制度　药品经营企业须在规定时间内通过 GSP 认证。取得《药品经营质量管理规范认证证书》，并且要求将 GSP 落实到药品经营的全过程。

药品经营企业只有"二证一照"齐全，方可经营药品。

任务二　学习讨论《药品流通监督管理办法》

任务目标

- 熟知《药品流通监督管理办法》的基本内容。

案例 5-2　长沙部分药房公然无处方销售盐酸曲马多

日前，《市场报》记者在长沙市部分药房采访时发现，素有亚毒品、软毒品之称的临床镇痛用药盐酸曲马多在一些药房里公然无处方销售。

记者在长沙闹市区袁家岭的某药店里，询问店员是否有盐酸曲马多卖，该营业员似乎毫不经意地随手拿出了一盒报价给记者，根本没向记者索要医生处方，更没有进行必要的销售登记。记者问是否可以一次多买几盒？店员表示现在已经卖完了。记者又问服用这种药会不会导致上瘾？该店员很不耐烦地说了句："吃得少就不会。"

离开该药店后，记者又到长沙其他 9 家药店进行了暗访，其中有 3 家表示可买 2~3 盒，其他几家药店表示没有这种药了，只有极个别的药店会要求购买者出示医生处方，同时提醒购药者关于盐酸曲马多的副作用和危害性。

盐酸曲马多本是一种处方药，必须凭医生开具的处方购买。这种药片的危害性与毒品一样。湖南省食品药品监督管理局曾专门行文对销售严格控制，可某些药商利欲熏心，见利忘义，导致了目前市场上盐酸曲马多的无序流放。采访中，一些市民呼吁，长沙药监部门应加大打击力度，使药品市场更加规范。（资料来源：人民网—市场报，记者邓义波，通讯员付倩，2007 年 06 月 11 日）

● 想一想 ●

药店无处方销售处方药，按《药品流通监督管理办法》应怎样处罚？

活动　熟知《药品流通监督管理办法》的基本内容

2007 年 1 月 31 日原 SFDA 以第 26 号令颁布了《药品流通监督管理办法》，并自 2007 年 5 月 1 日起施行。这是我国加强药品流通监督管理、整顿药品流通秩序的重要规章。其主要内容如下。

1. 药品生产、经营企业购销药品的监督管理

（1）药品购销人员的监督管理

① 法律责任的承担。药品生产、经营企业对其药品购销行为负责，对其销售人员或设立的办事机构以本企业名义从事的药品购销行为承担法律责任。

② 购销人员的培训和行为管理。药品生产、经营企业应当对其购销人员进行药品相关的法律、法规、规章和专业知识培训，建立培训档案，并加强对药品销售人员的管理，对其销售行为作出具体规定。

③ 药品生产企业、药品批发企业销售药品时必须出具的资料和证件。加盖本企业原印章的《药品生产许可证》或《药品经营许可证》和《营业执照》的复印件；加盖本企业原印章的所销售药品的批准证明文件复印件；销售进口药品的，按照国家有关规定提供相关证明文件；加盖本企业原印章的授权书复印件。销售人员应当出示授权书原件及本人身份证原件，供药品采购方核实。

（2）药品生产、经营企业销售行为的监督管理

① 药品生产、经营企业不得从事的活动。药品生产、经营企业不得在经药品监督管理部门核准的地址以外的场所储存或者现货销售药品；知道或者应当知道他人从事无证生产、经营药品行为的，不得为其提供药品；不得为他人以本企业的名义经营药品提供场所，或者资质证明文件，或者票据等便利条件；不得以展示会、博览会、交易会、订货会、产品宣传会等方式现货销售药品；不得以搭售、买药品赠药品、买商品赠药品等方式向公众赠送处

药或者甲类非处方药；不得采用邮售、互联网交易等方式直接向公众销售处方药；禁止非法收购药品等。

药品生产企业只能销售本企业生产的药品，不得销售本企业受委托生产的或者他人生产的药品。

药品经营企业不得购进和销售医疗机构配制的制剂；未经药品监督管理部门审核同意，不得改变经营方式，应当按照《药品经营许可证》许可的经营范围经营药品。

② 销售凭证的规定。药品生产企业、药品批发企业销售药品时，应当开具标明供货单位名称、药品名称、生产厂商、批号、数量、价格等内容的销售凭证。

药品零售企业销售药品时，应当开具标明药品名称、生产厂商、数量、价格、批号等内容的销售凭证。

药品生产、经营企业采购药品时，应按本办法规定索取、查验、留存供货企业有关证件、资料，按本办法规定索取、留存销售凭证；按照本条前款规定留存的资料和销售凭证，应当保存至超过药品有效期一年，但不得少于三年。

③ 其他规定。药品零售企业应当按照 CFDA 药品分类管理规定的要求，凭处方销售处方药；经营处方药和甲类非处方药的药品零售企业，执业药师或者其他依法经资格认定的药学技术人员不在岗时，应当挂牌告知，并停止销售处方药和甲类非处方药。

2. 医疗机构购进、储存药品的监督管理

(1) 医疗机构购进药品的监督管理　医疗机构购进药品时，应当按照本办法规定，索取、查验、保存供货企业有关证件、资料、票据；必须建立并执行进货检查验收制度，并建有真实完整的药品购进记录。药品购进记录必须保存至超过药品有效期一年，但不得少于三年。医疗机构以集中招标方式采购药品的，应当遵守《药品管理法》、《药品管理法实施条例》及本办法的有关规定。

(2) 医疗机构储存药品的监督管理　医疗机构储存药品，应当制定和执行有关药品保管、养护的制度，并采取必要的冷藏、防冻、防潮、避光、通风、防火、防虫、防鼠等措施，保证药品质量；应当将药品与非药品分开存放；中药材、中药饮片、化学药品、中成药应分别储存、分类存放。

> **资料卡**
>
> 《药品流通监督管理办法》中第四十五条规定，药品现货销售是指药品生产、经营企业或其委派的销售人员，在药品监督管理部门核准的地址以外的其他场所，携带药品现货向不特定对象现场销售药品的行为。

任务三　掌握《药品经营质量管理规范》的有关规定

任务目标

- 了解《药品经营质量管理规范》的产生。
- 掌握《药品经营质量管理规范》的有关规定。
- 熟知《药品经营质量管理规范》认证部门与程序。

《药品管理法》中明确规定了药品经营企业必须按照《药品经营质量管理规范》经营药品并通过认证。因此，药品经营管理的主要依据是《药品经营质量管理规范》。本任务围绕《药品经营质量管理规范》的内容展开讨论和阐述。

活动1 了解《药品经营质量管理规范》的产生

GSP 是 Good Supply Practice 的缩写，直译为"良好的供应规范"，是控制药品在流通环节所有可能发生质量事故的因素，从而防止质量事故发生的一整套合理程序。在我国称为《药品经营质量管理规范》，是指在药品流通全过程中，用以保证药品符合质量标准而制定的针对药品计划采购、购进验收、储运、销售及售后服务等环节的管理制度。它是药品经营企业质量管理的基本准则，适用于中华人民共和国境内经营药品的专营或兼营企业；GSP 是因药品流通过程的特点而必然产生的。

下面介绍药品流通过程的特点与 GSP 的产生。

（1）药品流通过程的特点

①药品流通过程中，其品种多、规格多、数量大、流动性大，大量药品在复杂的购进、售出的集散过程中，差错和污染等情况随时可能发生；②药品在运输过程中难免会遇到恶劣气候的变化和其他一些物理因素的负面影响，直接或间接地引起药品质量发生变化；③药品从生产出来到消费者手中，其间大部分是在仓库存放，仓储条件对药品质量会产生不可忽视的影响；④药品在流通过程中均有包装，其内在质量的识别只能通过外观及包装的标志和文字来判别，即使内在质量发生变化，也很难及时察觉。因此，在整个药品流通过程中必须有一套严格的管理程序来管理各个流通环节，防止流通过程中的一切不利因素的出现，保证药品的安全性、有效性、稳定性和均一性不受任何影响。那么 GSP 就应运而生，因为它就是一套严格而又科学的管理规范。

（2）我国 GSP 的产生   1982 年，GSP 被从日本介绍到我国，1984 年 6 月，原国家医药管理局发文公布了由中国医药公司于 1982 年开始组织制定的《医药商品质量管理规范（试行）》，是我国第一部 GSP，并要求在医药商业实施。1992 年 3 月 18 日，原国家医药管理局发布了《医药商品质量管理规范》，共 10 章 75 条，自 1992 年 10 月 11 日起施行，是我国第二部 GSP，这标志着我国 GSP 已经成为政府规章。1993 年，原国家医药管理局制定《GSP 达标企业（批发）验收细则（试行）》，并于 1994 年在全国医药批发企业中开展 GSP 达标验收的试点工作，进而把医药批发、零售企业的达标验收及合格验收工作推向了全国。1998 年国家药品监督管理局成立以后，总结了以往的实施经验，在 1992 年版《医药商品质量管理规范》的基础上，通过修订于 2000 年 4 月 30 日以第 20 号局令颁布了《药品经营质量管理规范》，2000 年 7 月 1 日起施行，是我国第三部 GSP。2000 年 11 月 16 日，原国家药品监督管理局制定了《药品经营质量管理规范实施细则》和《药品经营质量管理规范认证管理办法（试行）》。2003 年 4 月 24 日原 SFDA 颁布了修订的《药品经营质量管理规范认证管理办法》。2000 年版 GSP 是具有强制性的行政规章，是我国第一部纳入法规范畴的 GSP。根据国家食品药品监督工作的总体部署，《药品经营质量管理规范》已于 2012 年 11 月 6 日经卫生部部务会审议通过，2013 年 1 月 22 日以第 90 号中华人民共和国卫生部令公布，自 2013 年 6 月 1 日起施行，是我国第四部 GSP，依照《中华人民共和国药品管理法》第十六条规定，具体实施办法和实施步骤由国家食品药品监督管理总局规定。

2013 年版 GSP 修订工作历时较长，修订调整内容较多，征求意见广泛。在修订的整体思路上，既考虑了 2000 年版 GSP 监督实施的延续性，又注重了推动行业整体管理水平和技术应用的进步，特别是对行业健康、持续发展的宏观引导上，充分考虑深化医药卫生体制改革的政策要求，顺应产业政策对行业的发展规划，紧扣政策法规对行业的整顿规范目标，确保新版 GSP 的科学性、先进性、实用性和可操作性。

GSP 的基本精神是对药品经营过程实施质量管理，是要控制和保持药品已形成的质量特性，防止药品在流通过程中发生差错、污染、混淆和变质；杜绝假、劣药品及一切不合格、不合法的药品通过流通渠道流入消费者手中。

活动2　掌握《药品经营质量管理规范》的主要内容

资料卡

见表 5-1、表 5-2。

表 5-1　2000 年版 GSP 及实施细则概括

2000 年版 GSP(共 4 章 88 条)	2000 年版 GSP 实施细则(共 4 章 80 条)
第一章　总则(共 3 条)	第一章　总则(共 3 条)
第二章　药品批发的质量管理(共 54 条)	第二章　药品批发和零售连锁的质量管理(共 47 条)
第一节　管理职责(共 6 条)	第一节　管理职责(共 5 条)
第二节　人员与培训(共 8 条)	第二节　人员与培训(共 8 条)
第三节　设施与设备(共 9 条)	第三节　设施与设备(共 7 条)
第四节　进货(共 8 条)	第四节　进货(共 5 条)
第五节　验收与检验(共 6 条)	第五节　验收与检验(共 9 条)
第六节　储存与养护(共 2 条)	第六节　储存与养护(共 8 条)
第七节　出库与运输(共 7 条)	第七节　出库与运输(共 3 条)
第八节　销售与售后服务(共 8 条)	第八节　销售(共 2 条)
第三章　药品零售的质量管理(共 27 条)	第三章　药品零售的质量管理(共 26 条)
第一节　管理职责(共 4 条)	第一节　管理职责(共 3 条)
第二节　人员与培训(共 5 条)	第二节　人员与培训(共 6 条)
第三节　设施和设备(共 3 条)	第三节　设施和设备(共 6 条)
第四节　进货与验收(共 6 条)	第四节　进货与验收(共 4 条)
第五节　陈列与储存(共 4 条)	第五节　陈列与储存(共 2 条)
第六节　销售与服务(共 5 条)	第六节　销售与服务(共 5 条)
第四章　附则(共 4 条)	第四章　附则(共 4 条)

表 5-2　新旧版 GSP 章节对比

2000 年版 GSP(共 4 章 88 条)	2013 年版 GSP(共 4 章 187 条)
第一章　总则(共 3 条)	第一章　总则(共 4 条)
第二章　药品批发的质量管理(共 54 条)	第二章　药品批发的质量管理(共 118 条)
第一节　管理职责(共 6 条)	第一节　质量管理体系(共 8 条)
	第二节　组织机构与质量管理职责(共 5 条)
第二节　人员与培训(共 8 条)	第三节　人员与培训(共 13 条)
	第四节　质量管理体系文件(共 12 条)
第三节　设施与设备(共 9 条)	第五节　设施与设备(共 10 条)
	第六节　校准与验证(共 4 条)
	第七节　计算机系统(共 4 条)
第四节　进货(共 8 条)	第八节　采购(共 11 条)
第五节　验收与检验(共 6 条)	第九节　收货和验收(共 13 条)
第六节　储存与养护(共 2 条)	第十节　储存与养护(共 6 条)
第七节　出库与运输(共 7 条)	第十一节　销售(共 5 条)
第八节　销售与售后服务(共 8 条)	第十二节　出库(共 7 条)
	第十三节　运输与配送(共 13 条)
	第十四节　售后管理(共 7 条)

2000 年版 GSP(共 4 章 88 条)	2013 年版 GSP(共 4 章 187 条)
第三章　药品零售的质量管理(共 27 条)	第三章　药品零售的质量管理(共 59 条)
第一节　管理职责(共 4 条)	第一节　质量管理与职责(共 4 条)
第二节　人员与培训(共 5 条)	第二节　人员管理(共 9 条)
	第三节　文件(共 10 条)
第三节　设施和设备(共 3 条)	第四节　设施与设备(共 9 条)
第四节　进货与验收(共 6 条)	第五节　采购与验收(共 7 条)
第五节　陈列与储存(共 4 条)	第六节　陈列与储存(共 6 条)
第六节　销售与服务(共 5 条)	第七节　销售管理(共 9 条)
	第八节　售后管理(共 5 条)
第四章　附则(共 4 条)	第四章　附则(共 6 条)

知识链接

SFDA 药品安监司司长李国庆解读新版 GSP

"提升行业水平、规范经营行为、强化质量管理、堵塞监管漏洞",是此次 GSP 修订(注:2013 年版 GSP)的主要目标。与现行规范(注:2000 年版 GSP)相比,它对相关企业的要求有哪些不同?将对流通企业、零售药店乃至整个行业带来什么样的影响?对于第三方物流、电子商务等新生事物有哪些新规定?为此,本报特约专访了国家食品药品监督管理局药品安全监管司司长李国庆。

记者:SFDA 启动 GSP 修订的初衷是什么?新修订的 GSP 有哪些亮点?

李国庆:现行药品 GSP 自 2000 年颁布实施以来,对提高药品经营企业素质、规范药品经营行为、保障药品质量安全起到了十分重要的作用。但随着我国经济与社会的快速发展,现行药品 GSP 已不能适应药品流通发展和药品监管的要求,修订十分必要。

新修订药品 GSP 集现行药品 GSP 及其实施细则为一体,全面提升了企业经营的软硬件标准和要求,在保障药品质量的同时,也提高了市场准入门槛,有助于抑制低水平重复,促进行业结构调整,提高市场集中度。同时,针对药品经营行为不规范、购销渠道不清、票据管理混乱等问题,委托第三方物流,冷链管理等目前药品流通中的薄弱环节增设了一系列新规定。

借鉴国际先进管理理念和经验,促进我国药品经营企业素质和质量管理水平的提高,系此次 GSP 修订遵循的方针。修订中,我们对 WHO 以及美国、欧盟等发达国家和地区药品政策和规定进行了研究和比较,专门聘请国外专家与我们进行交流和讨论。通过学习和认识 WHO、欧盟 GSP 的管理理念和方法,如供应链理念、企业信息化管理、物流技术与应用、质量风险管理、冷链管理及验证、体系内审等进行了合理的借鉴与吸收,将我国药品经营质量管理与国际药品流通质量管理的通行做法逐步接轨,提高了我国药品经营质量的管理水平和药品监管效率。

记者:与之前版本相比,新修订的 GSP 主要是哪些软硬件要求改动较大?实施新修订 GSP 客观上会给企业带来资金压力,监管部门如何看待企业存在的困难?

李国庆:改动比较大的部分主要是:硬件方面,全面推行计算机信息化管理,着重规定计算机管理的设施、网络环境、数据库及应用软件功能要求;明确规定企业应对药品仓库采用温湿度自动监测系统,并实行 24 小时持续实时监测。

软件方面,明确要求企业建立质量管理体系,设立质量管理部门或者配备质量管理人员,并对质量管理制度、操作规程、记录及凭证、档案及报告等一系列质量管理体系文件提出详细要求；提高了企业负责人、质量负责人、质量管理部门负责人以及质管、验收等岗位人员的资质要求。

因此，改造直接费用投入较大的是仓储环境，温湿度调控、自动监测与保持，节能与安全防护等方面的改造，特别是经营冷链药品符合冷链要求的仓储、运输设施、设备的改造或添置；复杂性较高的是能对经营和质量管理全过程有效管理控制，符合安全、稳定性要求的计算机系统的改造或升级。而最为复杂、最考验企业，且人工成本、时间成本投入最大的，则是对人和人的习惯行为的改造，包括一系列持续的培训教育行动、体系建设、完善过程中对全体员工的磨炼等。

在修订过程中，我们对目前药品经营企业的现状以及企业进行改造所需要投入等进行了调查。根据测算，各地区药品经营企业用于GSP改造的资金投入情况不同，但总体不会超过2011年医药商业销售总额的1%。若能加快批发企业的兼并重组，推进零售连锁化发展，有效引导、鼓励合作、合理建设，剔除少数企业从零开始新建或重复建设物流中心的投入，综合大多数企业软硬件改造的资金投入数额，整个医药商业行业的改造资金约在70亿元人民币左右。从目前医药商业行业152亿元的年经营利润水平来看，应在行业可承受范围之内。

虽然这种投入对于药品经营企业特别是服务内容单一的中小企业会带来一定的成本压力，但在药品市场竞争不断加剧，社会对药品安全要求不断提高的大背景下，企业必须在人员条件、设施及设备水平以及信息化管理方面上台阶，才能具有更强的市场竞争力和药品安全的保障能力。新修订药品GSP对企业质量管理体系建设的总体要求是符合企业发展方向的，客观上将促使企业做大做强。而且，在当前政策降低流通费用率和行业提高流通效率的趋势下，这部分成本增加可以被流通服务集约化、规模化的成本优化、流通服务内容和流通服务收益来源的扩大所消化。

记者：长期以来，药品经营活动中"走票"、"挂靠"等行为屡禁不止，被认为是医药流通行业的顽疾，新版GSP有无专门遏制这些不规范行为的规定？能否根治顽疾？

李国庆："走票"、"挂靠"是近年来医药购销中屡禁不止的一种违法经营现象，这种违法行为为假劣药品进入流通领域提供了可乘之机，称之为"顽疾"不为过。"走票"、"挂靠"的成因比较复杂，其中企业购销渠道不清、票据管理混乱是一重要因素。

近年来，SFDA下大力气整治上述问题，重点在于强化药品购销中的票据管理。2009年，SFDA下发《关于规范药品购销活动中票据管理有关问题的通知》（国食药监安［2009］283号），明确要求"药品生产、批发企业销售药品，必须开具《增值税专用发票》或者《增值税普通发票》"。在新修订的GSP中，进一步强化了相关管理措施，完善了2009年文件的规定，明确了企业采购药品要索取发票、销售药品要开具发票，做到票、账、货相符；要求企业在药品出库和运输中附有随货同行单（票）并在收货环节认真查验、核实，目的就是通过强化药品购销中票据管理，规范企业药品购销渠道，防止由于虚开发票、"体外循环"等违法行为造成购销假劣药品问题的发生。此次新修订药品GSP把"票据管理"以规章的形式将以往监管政策固定下来，将更有力地强化监管，维护药品正常的经营秩序。

此外，新修订药品GSP还根据国家局大力推进药品电子监管的要求，通过药品经营企业实施电子监管来加强药品购销过程的追溯。新修订药品GSP明确规定企业在收货验收和出库复核过程中，要按照规定进行电子监管码的核注核销以及数据上传，再配合购销票据的管理，将有效防止"走票"、"挂靠"违法行为的发生。

当然，"走票"、"挂靠"成因复杂，行为隐蔽性强，不易查处，因此单靠GSP的规定不可能彻底根治这一顽疾，还需要与工商、税务、卫生等多部门协作，形成合力，共同打击这一违法行为。

记者：目前国内出现了医药第三方物流，对此的管理有哪些？

李国庆：国家食品药品监督管理局在2005年出台了《关于加强药品监督管理促进药品现代物流发展的意见》（国食药监市〔2005〕160号），允许有实力并具有现代物流基础设施及技术的企业，为已持有许可证的药品企业开展第三方药品现代物流配送，并提出相应要求。

此次，新修订药品GSP对委托第三方运输，规定企业加强对被委托运输方的质量责任的要求，有相应条款要求企业考察承运方的运输能力和相关质量保证条件，索取相关运输条件的资料，不符合要求的不能委托。

委托运输要签订明确质量责任的委托协议，明确质量责任和相关承运要求，通过记录等手段加强对承运过程的质量追溯等。

由于目前我国第三方医药物流还处于试点探索阶段，尚未形成较为成熟的运行模式和监管政策，因此，此次修订未涉及更多的规范内容，待到药品第三方物流活动发展到一定阶段后，我们会根据行业发展要求和监管需要，制定相应的附录强化监管。

记者：GSP对企业的影响到底有多大？对率先通过新修订药品GSP认证的药品经营企业，会否有相应的政策倾斜？

李国庆：新修订GSP实施后，由于标准的提高和要求更加严格，必然会对药品流通环节产生积极影响。比如：将有效抑制低水平重复现象，进一步规范药品经营行为，有效控制流通环节存在的风险隐患，促进企业整体素质提高，药品市场秩序进一步好转。同时，标准提高还将推动药品市场兼并重组的加快，促进企业结构的加速调整，市场集中度会有较大提高。此外，新修订药品GSP的实施还将推动我国药品流通质量管理逐步向国际先进理念和方法靠拢。

当然，由于标准和要求的提高，也会给企业带来资金投入和运行成本的增加。为推进新修订药品GSP的实施，SFDA将综合考虑各方面因素，将新修订药品GSP的实施与医药卫生体制改革和药品经营许可等工作相结合，将会同有关部门研究制定相应的鼓励政策措施，推动部分有条件的企业先期实施新修订药品GSP。如从事基本药物配送的药品批发企业、经营疫苗和特殊药品的药品批发企业、开展药品第三方物流的批发企业以及医保定点药店等，都将以通过新修订药品GSP作为给予相应资质的前提条件。对先期通过认证的企业将给予一定的鼓励或督促，推动新修订药品GSP实施工作按照实施步骤有序开展。（资料来源：医药经济报，作者李遥，2013年02月26日）

2013年版GSP共4章187条。其主要内容如下。

资料卡

2013年版GSP第一百八十三条：本规范为药品经营质量管理的基本要求。对企业信息化管理、药品储运温湿度自动监测、药品验收管理、药品冷链物流管理、零售连锁管理等具体要求，由国家食品药品监督管理局以附录方式另行制定。

1. 总则

（1）目的和依据 为加强药品经营质量管理，规范药品经营行为，保障人体用药安全、有效，根据《中华人民共和国药品管理法》、《中华人民共和国药品管理法实施条例》，制定本规范。

（2）基本要求和性质 本规范是药品经营管理和质量控制的基本准则，企业应当在药品采购、储存、销售、运输等环节采取有效的质量控制措施，确保药品质量。2013年版GSP集2000年版GSP及其实施细则为一体。

（3）适用范围 药品经营企业应当严格执行本规范。药品生产企业销售药品、药品流通过程中其他涉及储存与运输药品的，也应当符合本规范相关要求。应当坚持诚实守信，依法经营。禁止任何虚假、欺骗行为。

2013 年版 GSP 克服了 2000 年版 GSP 的管理范围仅局限于药品流通环节的问题，将 GSP 适应范围合理地覆盖到药品生产、流通环节中所有涉及到药品销售、储存以及运输的活动，对药品质量实施了从生产出厂、运输到流通储存、配送直至销售及使用终端的全过程有效控制，消灭了 2000 年版 GSP 存在的生产与流通衔接、流通与流通衔接、流通与使用衔接、第三方物流储运等环节的质量控制盲点，实现了真正有效的大流通过程质量控制的目标。

2013 年版 GSP 改变了 2000 年版 GSP 只注重相应条件要求，而忽视了体现相应管理目标有效性的目的，在各项管理要求上均提出了明确的目标，鼓励企业积极采用有效、科学、先进的方法，实现质量控制的各项目标，让 GSP 真正起到实效。杜绝目前企业实施 GSP 目标不明确、效果不理想、注重应对检查、搞表面形式的现象。

2013 年版 GSP 在质量监管理念上进行了有益的突破，要求企业质量管理的目标要上升到确保人民群众用药的安全有效，改变现行规范将质量控制的目标仅仅局限在保证药品质量的狭隘范畴。在这个理论下，企业的质量管理职责不仅要保证经营过程中药品本身的质量可靠性和稳定性，还应承担起所经营药品的安全可靠，包括流通过程中药品质量的安全控制、管理的安全防范、渠道的安全可控、使用的安全有效。

2. 药品批发和药品零售的质量管理

资料卡

2013 年版 GSP 第一百八十二条：药品零售连锁企业总部的管理应当符合本规范药品批发企业相关规定，门店的管理应当符合本规范药品零售企业相关规定。

（1）对质量管理的规定　2013 年版 GSP 建立质量风险防范机制，充分体现了 GSP 预防质量管理的理念，在流通管理的购进、销售、储存、运输等各环节强化建立有效的质量事故预防管理机制，明确实施 GSP 的最高目标是通过建立有效的质量管理机制防止出现质量问题、杜绝发生质量事故，改变了 2000 年版 GSP 只注重处理质量状况、解决质量问题的滞后型质量管理机制。2013 年版 GSP 规定企业应当采用前瞻或者回顾的方式，对药品流通过程中的质量风险进行评估、控制、沟通和审核。

2013 年版 GSP 体现了企业全面质量管理的目标，强调企业各岗位人员全员参与质量管理的要求。质量管理的实施对象是企业业务经营与管理的各环节，要求所有环节严格按照 GSP 的规则开展各项工作，防止出现质量控制漏洞，杜绝出现质量问题，这就要求各经营管理环节人员应明确质量职责，严格流程操作，将质量责任落实到每个岗位人员，理清质量管理体系中的管理关系，确保质量监督管理部门职权的有效落实。2013 年版 GSP 规定企业应当全员参与质量管理。各部门、岗位人员应当正确理解并履行职责，承担相应质量责任。

2013 年版 GSP 全面强化了质量管理体系的管理理念，要求企业实施 GSP 的过程中，在组织机构、管理文件、人员配置、硬件建设、流程执行以及风险防范等方面建立系统的质量管理机制，实现质量管理的科学、严密、合理和有效。

① 药品批发企业应当依据有关法律法规及本规范的要求建立质量管理体系，确定质量方针，制定质量管理体系文件，开展质量策划、质量控制、质量保证、质量改进和质量风险管理等活动。药品批发企业应当定期以及在质量管理体系关键要素发生重大变化时，组织开展内审。药品批发企业应当对药品供货单位、购货单位的质量管理体系进行评价，确认其质量保证能力和质量信誉，必要时进行实地考察。

药品零售企业应当按照有关法律法规及本规范的要求制定质量管理文件，开展质量管理活动，确保药品质量。

② 药品批发企业负责人是药品质量的主要责任人，全面负责企业日常管理，负责提供必要的条件，保证质量管理部门和质量管理人员有效履行职责，确保企业实现质量目标并按照本规范要求经营药品。药品批发企业质量负责人应当由高层管理人员担任，全面负责药品质量管理工作，独立履行职责，在企业内部对药品质量管理具有裁决权。药品零售企业负责人是药品质量的主要责任人，负责企业日常管理，负责提供必要的条件，保证质量管理部门和质量管理人员有效履行职责，确保企业按照本规范要求经营药品。

③ 2013 年版 GSP 对药品批发和药品零售企业的质量管理部门应履行的职责也作了具体要求。

（2）对人员与培训的规定

① 有关人员的资质要求。药品批发和药品零售企业从事药品经营和质量管理工作的人员，应当符合有关法律法规及本规范规定的资格要求，不得有相关法律法规禁止从业的情形。

药品批发企业有关人员的资质要求：

企业负责人应当具有大学专科以上学历或者中级以上专业技术职称，经过基本的药学专业知识培训，熟悉有关药品管理的法律法规及本规范。

企业质量负责人应当具有大学本科以上学历、执业药师资格和 3 年以上药品经营质量管理工作经历，在质量管理工作中具备正确判断和保障实施的能力。

质量管理部门负责人应当具有执业药师资格和 3 年以上药品经营质量管理工作经历，能独立解决经营过程中的质量问题。

从事质量管理工作的人员，应当具有药学中专或者医学、生物、化学等相关专业大学专科以上学历或者具有药学初级以上专业技术职称。

从事验收、养护工作的人员，应当具有药学或者医学、生物、化学等相关专业中专以上学历或者具有药学初级以上专业技术职称。

从事中药材、中药饮片验收工作的人员，应当具有中药学专业中专以上学历或者具有中药学中级以上专业技术职称。

从事中药材、中药饮片养护工作的人员，应当具有中药学专业中专以上学历或者具有中药学初级以上专业技术职称。

直接收购地产中药材的验收人员，应当具有中药学中级以上专业技术职称。

经营疫苗的企业还应当配备 2 名以上专业技术人员专门负责疫苗质量管理和验收工作，专业技术人员应当具有预防医学、药学、微生物学或者医学等专业本科以上学历及中级以上专业技术职称，并有 3 年以上从事疫苗管理或者技术工作经历。

从事质量管理、验收工作的人员应当在职在岗，不得兼职其他业务工作。

从事采购工作的人员应当具有药学或者医学、生物、化学等相关专业中专以上学历，从事销售、储存等工作的人员应当具有高中以上文化程度。

药品零售企业有关人员的资质要求：

企业法定代表人或者企业负责人应当具备执业药师资格。应当按照国家有关规定配备执业药师，负责处方审核，指导合理用药。

从事质量管理、验收、采购人员应当具有药学或者医学、生物、化学等相关专业学历或者具有药学专业技术职称。

从事中药饮片质量管理、验收、采购人员应当具有中药学中专以上学历或者具有中药学专业初级以上专业技术职称。

营业员应当具有高中以上文化程度或者符合省级药品监督管理部门规定的条件。

中药饮片调剂人员应当具有中药学中专以上学历或者具备中药调剂员资格。

② 健康检查的要求。企业应当对直接接触药品岗位的人员进行岗前及年度健康检查，并建立健康档案。患有传染病或者其他可能污染药品的疾病的，不得从事直接接触药品的工作。

③ 岗前培训和继续培训的要求。企业应当对各岗位人员进行与其职责和工作内容相关的岗前培训和继续培训，以符合本规范要求。培训内容应当包括相关法律法规、药品专业知识及技能、质量管理制度、职责及岗位操作规程等。

药品批发企业从事特殊管理的药品和冷藏冷冻药品的储存、运输等工作的人员，应当接受相关法律法规和专业知识培训并经考核合格后方可上岗。

药品零售企业应当为销售特殊管理的药品、国家有专门管理要求的药品、冷藏药品的人员接受相应培训提供条件，使其掌握相关法律法规和专业知识。

企业应当按照培训管理制度制订年度培训计划并开展培训，使相关人员能正确理解并履行职责。培训工作应当做好记录并建立档案。

（3）对文件的规定　2013 年版 GSP 顺应信息技术发展，目前全行业的信息技术发展已经出现了全面应用的态势，相对而言药品流通行业信息技术应用相对滞后，2013 年版 GSP 对药品流通管理的信息技术应用以及质量管理要求进行了具体规定，特别是结合国家实施的药品电子监管码管理，对企业信息系统中经营管理与质量管理的功能进行了具体要求，以实现药品质量控制的自动化和药品质量追溯有效化。

① 药品批发企业对质量管理体系文件的规定。企业制定质量管理体系文件应当符合企业实际。文件包括质量管理制度、部门及岗位职责、操作规程、档案、报告、记录和凭证等。文件的起草、修订、审核、批准、分发、保管，以及修改、撤销、替换、销毁等应当按照文件管理操作规程进行，并保存相关记录。文件应当标明题目、种类、目的以及文件编号和版本号。文字应当准确、清晰、易懂。文件应当分类存放，便于查阅。企业应当定期审核、修订文件，使用的文件应当为现行有效的文本，已废止或者失效的文件除留档备查外，不得在工作现场出现。企业应当保证各岗位获得与其工作内容相对应的必要文件，并严格按照规定开展工作。

企业应当制定药品采购、收货、验收、储存、养护、销售、出库复核、运输等环节及计算机系统的操作规程。

企业应当建立药品采购、验收、养护、销售、出库复核、销后退回和购进退出、运输、储运温湿度监测、不合格药品处理等相关记录，做到真实、完整、准确、有效和可追溯。

通过计算机系统记录数据时，有关人员应当按照操作规程，通过授权及密码登录后方可进行数据的录入或者复核；数据的更改应当经质量管理部门审核并在其监督下进行，更改过程应当留有记录。

书面记录及凭证应当及时填写，并做到字迹清晰，不得随意涂改，不得撕毁。更改记录的，应当注明理由、日期并签名，保持原有信息清晰可辨。记录及凭证应当至少保存 5 年。疫苗、特殊管理的药品的记录及凭证按相关规定保存。

2013 年版 GSP 对药品批发企业的质量管理制度和部门及岗位职责也作了具体要求。

② 药品零售企业对文件的规定。企业应当按照有关法律法规及本规范规定，制定符合企业实际的质量管理文件。文件包括质量管理制度、岗位职责、操作规程、档案、记录和凭证等，并对质量管理文件定期审核、及时修订。企业应当采取措施确保各岗位人员正确理解质量管理文件的内容，保证质量管理文件有效执行。

企业应当建立药品采购、验收、销售、陈列检查、温湿度监测、不合格药品处理等相关记录，做到真实、完整、准确、有效和可追溯。记录及相关凭证应当至少保存 5 年。特殊管理的药品的记录及凭证按相关规定保存。通过计算机系统记录数据时，相关岗位人员应当按照操作规程，通过授权及密码登录计算机系统，进行数据的录入，保证数据原始、真实、准确、安全和可追溯。电子记录数据应当以安全、可靠方式定期备份。

2013 年版 GSP 对药品零售企业的质量管理制度和部门及岗位职责和药品零售操作规程也作了具体要求。

资料卡

> 2010 年版 GMP 第三百一十二条中（三十四）文件：本规范所指的文件包括质量标准、工艺规程、操作规程、记录、报告等。
>
> 文件是指一切涉及生产经营和管理的书面标准和实施标准的记录。
>
> 文件分为两类：标准类文件和记录（凭证、报告）类文件。

（4）对设施与设备的规定　目前我国药品流通领域质量控制的一大突出问题就是冷链药品的储存、运输管理，2000 年版 GMP 对冷链药品质量控制还存在不完善、不严谨的缺陷。2010 年版 GMP 对冷链药品的储运管理提出了全面、科学、严谨、有效的管理规定和要求，在制度管理、人员资质、操作流程、硬件设施、监控手段等方面进行了全面、具体的要求，彻底解决了我国冷链药品质量控制的薄弱环节和突出问题，实现了全过程、全链条的冷链质量管理目标，消灭了可能存在的冷链断链现象，极大地提高了我国冷链药品管理的水平，为彻底解决疫苗、生物制品等冷链药品质量问题频发的现象奠定了规范基础。

① 药品批发企业对设施与设备的规定。企业应当具有与其药品经营范围、经营规模相适应的经营场所和库房。库房的选址、设计、布局、建造、改造和维护应当符合药品储存的要求，防止药品的污染、交叉污染、混淆和差错。药品储存作业区、辅助作业区应当与办公区和生活区分开一定距离或者有隔离措施。

经营中药材、中药饮片的，应当有专用的库房和养护工作场所，直接收购地产中药材的应当设置中药样品室（柜）。

运输药品应当使用封闭式货物运输工具。运输冷藏、冷冻药品的冷藏车及车载冷藏箱、保温箱应当符合药品运输过程中对温度控制的要求。冷藏车具有自动调控温度、显示温度、存储和读取温度监测数据的功能；冷藏箱及保温箱具有外部显示和采集箱体内温度数据的功能。储存、运输设施设备的定期检查、清洁和维护应当由专人负责，并建立记录和档案。

2013 年版 GSP 对库房及配备的设施设备，经营冷藏、冷冻药品的库房应当配备的设施设备也作了具体要求。

② 药品零售企业对设施与设备的规定。企业的营业场所应当与其药品经营范围、经营规模相适应，并与药品储存、办公、生活辅助及其他区域分开。营业场所应当具有相应设施或者采取其他有效措施，避免药品受室外环境的影响，并做到宽敞、明亮、整洁、卫生。

企业应当建立能够符合经营和质量管理要求的计算机系统，并满足药品电子监管的实施条件。

企业设置库房的，应当做到库房内墙、顶光洁，地面平整，门窗结构严密；有可靠的安全防护、防盗等措施。经营特殊管理的药品应当有符合国家规定的储存设施。储存中药饮片应当设立专用库房。

企业应当按照国家有关规定，对计量器具、温湿度监测设备等定期进行校准或者检定。

2013 年版 GSP 对营业场所应当有的营业设备和仓库应当有的设施设备也作了具体要求。

（5）对校准与验证的规定　企业应当按照国家有关规定，对计量器具、温湿度监测设备等定期进行校准或者检定。

企业应当对冷库、储运温湿度监测系统以及冷藏运输等设施设备进行使用前验证、定期验证及停用时间超过规定时限的验证。

企业应当根据相关验证管理制度，形成验证控制文件，包括验证方案、报告、评价、偏差处理和预防措施等。验证应当按照预先确定和批准的方案实施，验证报告应当经过审核和批准，验证文件应当存档。企业应当根据验证确定的参数及条件，正确、合理地使用相关设施设备。

（6）对药品批发企业采购、收货与验收的规定　随着近年来药品流通行业的快速发展，药品流通模式也呈现了多样化的发展与变化，出现了电子商务、第三方物流、专业化物流、基药配送网络建设等流通形式。为适应行业发展，2013年版GSP对我国目前出现的流通新业态、新模式进行了专题调研与分析，在相应条款和要求上针对新的业态进行了考虑，以确保新修订稿既能适应主要流通业态的模式，也能适应当前已经出现以及今后可能发展的多业态模式的特性化要求。

2013年版GSP鼓励运用现代医药物流技术，现代医药物流作为一种先进生产力的代表，已经在我国药品流通行业进行了有效推进，本次修订稿中对现代物流的理念、管理模式、技术应用、设备配置进行了要求。现代医药物流模式的提出及推进，将为下一步我国药品流通行业向专业化、规模化、第三方物流的发展做好技术准备，对整个行业顺应医改政策的深度推进奠定基础。

① 对采购的规定

企业的采购活动应当确定供货单位的合法资格；确定所购入药品的合法性；核实供货单位销售人员的合法资格；与供货单位签订质量保证协议。

采购中涉及的首营企业、首营品种，采购部门应当填写相关申请表格，经过质量管理部门和企业质量负责人的审核批准。必要时应当组织实地考察，对供货单位质量管理体系进行评价。

对首营企业的审核，应当查验加盖其公章原印章的《药品生产许可证》或者《药品经营许可证》复印件；营业执照及其年检证明复印件；《药品生产质量管理规范》认证证书或者《药品经营质量管理规范》认证证书复印件；相关印章、随货同行单（票）样式；开户户名、开户银行及账号；《税务登记证》和《组织机构代码证》复印件，并确认真实、有效。

采购首营品种应当审核药品的合法性，索取加盖供货单位公章原印章的药品生产或者进口批准证明文件复印件并予以审核，审核无误的方可采购。

应当将有关资料归入药品质量档案。

企业应当核实、留存供货单位销售人员的加盖供货单位公章原印章的销售人员身份证复印件；加盖供货单位公章原印章和法定代表人印章或者签名的授权书，授权书应当载明被授权人姓名、身份证号码，以及授权销售的品种、地域、期限；供货单位及供货品种相关资料等。

企业与供货单位签订的质量保证协议，其内容至少包括明确双方质量责任；供货单位应当提供符合规定的资料且对其真实性、有效性负责；供货单位应当按照国家规定开具发票；药品质量符合药品标准等有关要求；药品包装、标签、说明书符合有关规定；药品运输的质量保证及责任；质量保证协议的有效期限等。

采购药品时，企业应当向供货单位索取发票。发票应当列明药品的通用名称、规格、单位、数量、单价、金额等；不能全部列明的，应当附《销售货物或者提供应税劳务清单》，并加盖供货单位发票专用章原印章、注明税票号码。发票上的购、销单位名称及金额、品名应当与付款流向及金额、品名一致，并与财务账目内容相对应。发票按有关规定保存。

采购药品应当建立采购记录。采购记录应当有药品的通用名称、剂型、规格、生产厂商、供货单位、数量、价格、购货日期等内容，采购中药材、中药饮片的还应当标明产地。

发生灾情、疫情、突发事件或者临床紧急救治等特殊情况，以及其他符合国家有关规定的情形，企业可采用直调方式购销药品，将已采购的药品不入本企业仓库，直接从供货单位发送到购货单位，并建立专门的采购记录，保证有效的质量跟踪和追溯。采购特殊管理的药品，应当严格按照国家有关规定进行。

企业应当定期对药品采购的整体情况进行综合质量评审，建立药品质量评审和供货单位质量档案，并进行动态跟踪管理。

② 对收货与验收的规定

资料卡

2013 年版 GSP 第四章附则第一百八十四条中（五）原印章：企业在购销活动中，为证明企业身份在相关文件或者凭证上加盖的企业公章、发票专用章、质量管理专用章、药品出库专用章的原始印记，不能是印刷、影印、复印等复制后的印记。（六）待验：对到货、销后退回的药品采用有效的方式进行隔离或者区分，在入库前等待质量验收的状态。

企业应当按照规定的程序和要求对到货药品逐批进行收货、验收，防止不合格药品入库。

药品到货时，收货人员应当核实运输方式是否符合要求，并对照随货同行单（票）和采购记录核对药品，做到票、账、货相符。

随货同行单（票）应当包括供货单位、生产厂商、药品的通用名称、剂型、规格、批号、数量、收货单位、收货地址、发货日期等内容，并加盖供货单位药品出库专用章原印章。

冷藏、冷冻药品到货时，应当对其运输方式及运输过程的温度记录、运输时间等质量控制状况进行重点检查并记录。不符合温度要求的应当拒收。

收货人员对符合收货要求的药品，应当按品种特性要求放于相应待验区域，或者设置状态标志，通知验收。冷藏、冷冻药品应当在冷库内待验。

验收药品应当按照药品批号查验同批号的检验报告书。供货单位为批发企业的，检验报告书应当加盖其质量管理专用章原印章。检验报告书的传递和保存可以采用电子数据形式，但应当保证其合法性和有效性。

企业应当按照验收规定，对每次到货药品进行逐批抽样验收，抽取的样品应当具有代表性。2013 年版 GSP 对验收也作了具体要求。

验收人员应当对抽样药品的外观、包装、标签、说明书以及相关的证明文件等逐一进行检查、核对；验收结束后，应当将抽取的完好样品放回原包装箱，加封并标示。

特殊管理的药品应当按照相关规定在专库或者专区内验收。

验收药品应当做好验收记录，包括药品的通用名称、剂型、规格、批准文号、批号、生产日期、有效期、生产厂商、供货单位、到货数量、到货日期、验收合格数量、验收结果等内容。验收人员应当在验收记录上签署姓名和验收日期。

中药材验收记录应当包括品名、产地、供货单位、到货数量、验收合格数量等内容。中药饮片验收记录应当包括品名、规格、批号、产地、生产日期、生产厂商、供货单位、到货数量、验收合格数量等内容，实施批准文号管理的中药饮片还应当记录批准文号。

验收不合格的还应当注明不合格事项及处置措施。

对实施电子监管的药品，企业应当按规定进行药品电子监管码扫码，并及时将数据上传至中国药品电子监管网系统平台。

企业对未按规定加印或者加贴中国药品电子监管码，或者监管码的印刷不符合规定要求的，应当拒收。监管码信息与药品包装信息不符的，应当及时向供货单位查询，未得到确认之前不得入库，必要时向当地药品监督管理部门报告。

企业应当建立库存记录，验收合格的药品应当及时入库登记；验收不合格的，不得入库，并由质量管理部门处理。

发生灾情、疫情、突发事件或者临床紧急救治等特殊情况，以及其他符合国家有关规定的情形，企业进行药品直调的，可委托购货单位进行药品验收。购货单位应当严格按照本规范的要求验收药品和进行药品电子监管码的扫码与数据上传，并建立专门的直调药品验收记录。验收当日应当将验收记录相关信息传递给直调企业。

（7）对药品零售企业采购与验收的规定　药品零售企业采购药品，应当符合药品批发企业采购药品的相关规定。

药品到货时，收货人员应当按采购记录，对照供货单位的随货同行单（票）核实药品实物，做到票、账、货相符。

企业应当按规定的程序和要求对到货药品逐批进行验收，并按照药品批发企业验收药品的相关规定做好验收记录。验收抽取的样品应当具有代表性。

冷藏药品到货时，应当按照药品批发企业的相关规定进行检查。

验收药品应当按照药品批发企业的相关规定查验药品检验报告书。

特殊管理的药品应当按照相关规定进行验收。

验收合格的药品应当及时入库或者上架，实施电子监管的药品，还应当按照药品批发企业的相关规定进行扫码和数据上传，验收不合格的，不得入库或者上架，并报告质量管理人员处理。

资料卡

《中华人民共和国药品管理法》第十八条规定，药品经营企业购销药品，必须有真实完整的购销记录。购销记录必须注明药品的通用名称、剂型、规格、批号、有效期、生产厂商、购（销）货单位、购（销）货数量、购销价格、购（销）货日期及国务院药品监督管理部门规定的其他内容。《药品流通监督管理办法》第十二条规定，药品生产、经营企业采购药品时，应按本办法第十条规定索取、查验、留存供货企业有关证件、资料，按本办法第十一条规定索取、留存销售凭证。药品生产、经营企业按照本条前款规定留存的资料和销售凭证，应当保存至超过药品有效期1年，但不得少于3年。

案例 5-3　伪造药品购进记录案

寿宁县药品监督管理部门执法人员在辖区内一药店进行日常监督检查时，发现该店《药品购进验收记录》空白页的"验收"栏上居然盖着"合格"红印，遂抽查了3种药品的购进记录，发现有的购进记录将药品批号的"7"写成"1"，且不像疏忽所致。经进一步调查得知，该店在购进药品时并未建立购进记录，而是等药品快售完时，随便挑几张发票抄入本子应付检查。药店负责人张某也承认他们的违法事实。随后，执法人员依法对该药店进行了处理。（资料来源：中国医药报，金洪荣，2006年07月11日）

● 想一想 ●

该药店未建立药品购进记录的行为是否合法？应给予什么处罚？

（8）对药品批发企业储存与养护的规定　2013年版GSP要求体现实施目标的实效性。对于流通过程中药品质量控制的主要环节就是储存与运输，而储运过程中药品质量控制的主要因素就是温湿度，因此，对于流通过程中药品质量控制的关键要素就是温湿度的监测与控制。长期以来，我国流通过程中对于药品储存与运输环节的温湿度监测与控制状况，由于监测手段、设备以及认识的不足，主要是人工定时观测记录，存在流于形式、不尽真实、管理失控等问题。为顺应国家对药品流通行业规模化、集约化发展的要求，以及药品质量控制实效性的管理目标，新修订稿借鉴了国际先进的管理技术与理念，要求药品储运环节全面实现温湿度自动监测、记录、跟踪、报警管理，实现药品储运环节质量控制的真实性和有效性，实现了管理模式与效果的重大突破。

资料卡

《中国药典》（2010）"凡例"二十九［贮藏］项下的规定，系对药品贮藏与保管的基本要求，除矿物药应置干燥洁净处不作具体规定外，一般以下列名词术语表示：

避光　系指用不透光的容器包装，例如棕色容器、黑色包装材料包裹的无色透明或半透明容器；

密闭　系指将容器密闭，以防止尘土及异物进入；

密封　系指将容器密封，以防止风化、吸潮、挥发或异物进入；

熔封或严封　系指将容器熔封或用适宜的材料严封，以防止空气与水分的侵入并防止污染；

阴凉处　系指不超过20℃；

凉暗处　系指避光并不超过20℃；

冷处　　　系指2～10℃；

常温　　　系指10～30℃。

除另有规定外，［贮藏］项未规定储存温度的一般系指常温。

企业应当根据药品的质量特性对药品进行合理储存，做到按包装标示的温度要求储存药品，包装上没有标示具体温度的，按照《中华人民共和国药典》规定的贮藏要求进行储存；储存药品相对湿度为35％～75％；在人工作业的库房储存药品，按质量状态实行色标管理：合格药品为绿色，不合格药品为红色，待确定药品为黄色；储存药品应当按照要求采取避光、遮光、通风、防潮、防虫、防鼠等措施；搬运和堆码药品应当严格按照外包装标示要求规范操作，堆码高度符合包装图示要求，避免损坏药品包装；药品按批号堆码，不同批号的药品不得混垛，垛间距不小于5厘米，与库房内墙、顶、温度调控设备及管道等设施间距不小于30厘米，与地面间距不小于10厘米；药品与非药品、外用药与其他药品分开存放，中药材和中药饮片分库存放；特殊管理的药品应当按照国家有关规定储存；拆除外包装的零货药品应当集中存放；储存药品的货架、托盘等设施设备应当保持清洁，无破损和杂物堆放；未经批准的人员不得进入储存作业区，储存作业区内的人员不得有影响药品质量和安全的行为；药品储存作业区内不得存放与储存管理无关的物品。

知识链接

中华人民共和国公安部《仓库防火安全管理规则》第十八条库存物品应当分类、分垛储存，每垛占地面积不宜大于一百平方米，垛与垛间距不小于一米，垛与墙间距不小于零点五米，垛与梁、柱间距不小于零点三米，主要通道的宽度不小于二米。第三十八条储存丙类固体物品的库房，不准使用碘钨灯和超过六十瓦以上的白炽灯等高温照明灯具。当使用日光灯等低温照明灯具和其他防燃型照明灯具时，应当对镇流器采取隔热、散热等防火保护措施，确保安全。第三十九条库房内不准设置移动式照明灯具。照明灯具下方不准堆放物品，其垂直下方与储存物品水平间距离不得小于零点五米。

养护人员应当根据库房条件、外部环境、药品质量特性等对药品进行养护，做到指导和督促储存人员对药品进行合理储存与作业；检查并改善储存条件、防护措施、卫生环境；对库房温湿度进行有效监测、调控；按照养护计划对库存药品的外观、包装等质量状况进行检查，并建立养护记录；对储存条件有特殊要求的或者有效期较短的品种应当进行重点养护；发现有问题的药品应当及时在计算机系统中锁定和记录，并通知质量管理部门处理；对中药材和中药饮片应当按其特性采取有效方法进行养护并记录，所采取的养护方法不得对药品造成污染；定期汇总、分析养护信息。

企业应当采用计算机系统对库存药品的有效期进行自动跟踪和控制，采取近效期预警及超过有效期自动锁定等措施，防止过期药品销售。

药品因破损而导致液体、气体、粉末泄漏时，应当迅速采取安全处理措施，防止对储存环境和其他药品造成污染。

对质量可疑的药品应当立即采取停售措施，并在计算机系统中锁定，同时报告质量管理部门确认。对存在质量问题的药品应当采取存放于标志明显的专用场所，并有效隔离，不得销售；怀疑为假药的，及时报告药品监督管理部门；属于特殊管理的药品，按照国家有关规定处理；不合格药品的处理过程应当有完整的手续和记录；对不合格药品应当查明并分析原因，及时采取预防措施。

企业应当对库存药品定期盘点，做到账、货相符。

●想一想●
根据图5-2，请问：A、B、C、D、E分别代表的距离至少是多少？

（9）对药品零售企业陈列与储存的规定　企业应当对营业场所温度进行监测和调控，以使营业场所的温度符合常温要求。

企业应当定期进行卫生检查，保持环境整洁。存放、陈列药品的设备应当保持清洁卫生，不得放置与销售活动无关的物品，并采取防虫、防鼠等措施，防止污染药品。

药品的陈列应当做到按剂型、用途以及储存要求分类陈列，并设置醒目标志，类别标签字迹清晰、放置准确；药品放置于货架（柜），摆放整齐有序，避免阳光直射；处方药、非

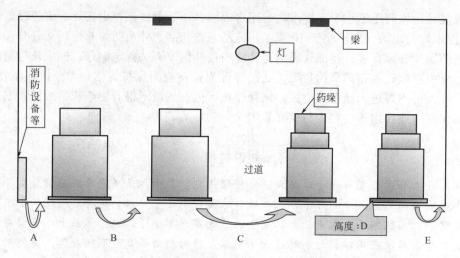

图 5-2 堆垛要求

处方药分区陈列，并有处方药、非处方药专用标识；处方药不得采用开架自选的方式陈列和销售；外用药与其他药品分开摆放；拆零销售的药品集中存放于拆零专柜或者专区；第二类精神药品、毒性中药品种和罂粟壳不得陈列；冷藏药品放置在冷藏设备中，按规定对温度进行监测和记录，并保证存放温度符合要求；中药饮片柜斗谱的书写应当正名正字；装斗前应当复核，防止错斗、串斗；应当定期清斗，防止饮片生虫、发霉、变质；不同批号的饮片装斗前应当清斗并记录；经营非药品应当设置专区，与药品区域明显隔离，并有醒目标志。

企业应当定期对陈列、存放的药品进行检查，重点检查拆零药品和易变质、近效期、摆放时间较长的药品以及中药饮片。发现有质量疑问的药品应当及时撤柜，停止销售，由质量管理人员确认和处理，并保留相关记录。

企业应当对药品的有效期进行跟踪管理，防止近效期药品售出后可能发生的过期使用。

企业设置库房的，库房的药品储存与养护管理应当符合药品批发企业的相关规定。

（10）对药品批发销售、出库、运输与配送的规定

① 对销售的规定。企业应当将药品销售给合法的购货单位，并对购货单位的证明文件、采购人员及提货人员的身份证明进行核实，保证药品销售流向真实、合法。应当严格审核购货单位的生产范围、经营范围或者诊疗范围，并按照相应的范围销售药品。

企业销售药品，应当如实开具发票，做到票、账、货、款一致。

企业应当做好药品销售记录。销售记录应当包括药品的通用名称、规格、剂型、批号、有效期、生产厂商、购货单位、销售数量、单价、金额、销售日期等内容。在发生灾情、疫情、突发事件或者临床紧急救治等特殊情况，以及其他符合国家有关规定的情形下，企业进行药品直调的，应当建立专门的销售记录。

中药材销售记录应当包括品名、规格、产地、购货单位、销售数量、单价、金额、销售日期等内容；中药饮片销售记录应当包括品名、规格、批号、产地、生产厂商、购货单位、销售数量、单价、金额、销售日期等内容。

销售特殊管理的药品以及国家有专门管理要求的药品，应当严格按照国家有关规定执行。

② 对出库的规定。出库时应当对照销售记录进行复核。发现有药品包装出现破损、污染、封口不牢、衬垫不实、封条损坏等问题；包装内有异常响动或者液体渗漏；标签脱落、字迹模糊不清或者标识内容与实物不符；药品已超过有效期；及其他异常情况的药品不得出库，并报告质量管理部门处理。

药品出库复核应当建立记录，包括购货单位、药品的通用名称、剂型、规格、数量、批号、有效期、生产厂商、出库日期、质量状况和复核人员等内容。

特殊管理的药品出库应当按照有关规定进行复核。

药品拼箱发货的代用包装箱应当有醒目的拼箱标志。

药品出库时，应当附加盖企业药品出库专用章原印章的随货同行单（票）。

在发生灾情、疫情、突发事件或者临床紧急救治等特殊情况，以及其他符合国家有关规定的情形下，企业直调药品的，直调药品出库时，由供货单位开具两份随货同行单（票），分别发往直调企业和购货单位。随货同行单（票）应当包括供货单位、生产厂商、药品的通用名称、剂型、规格、批号、数量、收货单位、收货地址、发货日期等内容，并加盖供货单位药品出库专用章原印章，还应当标明直调企业名称。

冷藏、冷冻药品的装箱、装车等项作业，应当由专人负责并做到车载冷藏箱或者保温箱在使用前应当达到相应的温度要求；应当在冷藏环境下完成冷藏、冷冻药品的装箱、封箱工作；装车前应当检查冷藏车辆的启动、运行状态，达到规定温度后方可装车；启运时应当做好运输记录，内容包括运输工具和启运时间等。

对实施电子监管的药品，应当在出库时进行扫码和数据上传。

③ 对运输与配送的规定。企业应当按照质量管理制度的要求，严格执行运输操作规程，并采取有效措施保证运输过程中的药品质量与安全。

运输药品，应当根据药品的包装、质量特性并针对车况、道路、天气等因素，选用适宜的运输工具，采取相应措施防止出现破损、污染等问题。

发运药品时，应当检查运输工具，发现运输条件不符合规定的，不得发运。运输药品过程中，运载工具应当保持密闭。

企业应当严格按照外包装标示的要求搬运、装卸药品。

企业应当根据药品的温度控制要求，在运输过程中采取必要的保温或者冷藏、冷冻措施。运输过程中，药品不得直接接触冰袋、冰排等蓄冷剂，防止对药品质量造成影响。在冷藏、冷冻药品运输途中，应当实时监测并记录冷藏车、冷藏箱或者保温箱内的温度数据。应当制定冷藏、冷冻药品运输应急预案，对运输途中可能发生的设备故障、异常天气影响、交通拥堵等突发事件，能够采取相应的应对措施。

企业委托其他单位运输药品的，应当对承运方运输药品的质量保障能力进行审计，索取运输车辆的相关资料，符合本规范运输设施设备条件和要求的方可委托。委托运输药品应当与承运方签订运输协议，明确药品质量责任、遵守运输操作规程和在途时限等内容。委托运输药品应当有记录，实现运输过程的质量追溯。记录至少包括发货时间、发货地址、收货单位、收货地址、货单号、药品件数、运输方式、委托经办人、承运单位，采用车辆运输的还应当载明车牌号，并留存驾驶人员的驾驶证复印件。记录应当至少保存 5 年。

已装车的药品应当及时发运并尽快送达。委托运输的，企业应当要求并监督承运方严格履行委托运输协议，防止因在途时间过长影响药品质量。应当采取运输安全管理措施，防止在运输过程中发生药品盗抢、遗失、调换等事故。

特殊管理的药品的运输应当符合国家有关规定。

(11) 对药品零售企业销售管理的规定　企业应当在营业场所的显著位置悬挂《药品经营许可证》、营业执照、执业药师注册证等。营业人员应当佩戴有照片、姓名、岗位等内容的工作牌，是执业药师和药学技术人员的，工作牌还应当标明执业资格或者药学专业技术职称。在岗执业的执业药师应当挂牌明示。

销售药品应当做到处方经执业药师审核后方可调配；对处方所列药品不得擅自更改或者

代用，对有配伍禁忌或者超剂量的处方，应当拒绝调配，但经处方医师更正或者重新签字确认的，可以调配；调配处方后经过核对方可销售；处方审核、调配、核对人员应当在处方上签字或者盖章，并按照有关规定保存处方或者其复印件；销售近效期药品应当向顾客告知有效期；销售中药饮片做到计量准确，并告知煎服方法及注意事项；提供中药饮片代煎服务，应当符合国家有关规定。

企业销售药品应当开具销售凭证，内容包括药品名称、生产厂商、数量、价格、批号、规格等，并做好销售记录。

药品拆零销售应当做到负责拆零销售的人员经过专门培训；拆零的工作台及工具保持清洁、卫生，防止交叉污染；做好拆零销售记录，内容包括拆零起始日期、药品的通用名称、规格、批号、生产厂商、有效期、销售数量、销售日期、分拆及复核人员等；拆零销售应当使用洁净、卫生的包装，包装上注明药品名称、规格、数量、用法、用量、批号、有效期以及药店名称等内容；提供药品说明书原件或者复印件；拆零销售期间，保留原包装和说明书。

销售特殊管理的药品和国家有专门管理要求的药品，应当严格执行国家有关规定。药品广告宣传应当严格执行国家有关广告管理的规定。非本企业在职人员不得在营业场所内从事药品销售相关活动。对实施电子监管的药品，在售出时，应当进行扫码和数据上传。

（12）对售后管理的规定

① 药品批发企业对售后管理的规定。企业应当加强对退货的管理，保证退货环节药品的质量和安全，防止混入假冒药品。

企业应当按照质量管理制度的要求，制定投诉管理操作规程，内容包括投诉渠道及方式、档案记录、调查与评估、处理措施、反馈和事后跟踪等。

企业应当配备专职或者兼职人员负责售后投诉管理，对投诉的质量问题查明原因，采取有效措施及时处理和反馈，并做好记录，必要时应当通知供货单位及药品生产企业。应当及时将投诉及处理结果等信息记入档案，以便查询和跟踪。

企业发现已售出药品有严重质量问题的，应当立即通知购货单位停售、追回并做好记录，同时向药品监督管理部门报告。

企业应当协助药品生产企业履行召回义务，按照召回计划的要求及时传达、反馈药品召回信息，控制和收回存在安全隐患的药品，并建立药品召回记录。

企业质量管理部门应当配备专职或者兼职人员，按照国家有关规定承担药品不良反应监测和报告工作。

② 药品零售企业对售后管理的规定。企业应当在营业场所公布药品监督管理部门的监督电话，设置顾客意见簿，及时处理顾客对药品质量的投诉。

企业应当按照国家有关药品不良反应报告制度的规定，收集、报告药品不良反应信息。

除药品质量原因外，药品一经售出，不得退换。企业发现已售出药品有严重质量问题，应当及时采取措施追回药品并做好记录，同时向药品监督管理部门报告。

企业应当协助药品生产企业履行召回义务，控制和收回存在安全隐患的药品，并建立药品召回记录。

案例 5-4　搭配赠送假药案

2003 年 3 月 5 日，广东省某县药监分局在检查中发现，2001 年 7 月 23 日，A 制药公司（药品生产企业）的药品销售代理人到某医药公司推销药品，该医药公司便购进批号为20010428 的劲根胶囊及其劲根胶囊赠品 200 套，进价为 21 元，售价为 25 元。到被查之日，已经出售劲根胶囊 191 盒，剩下 9 盒；已经搭配无偿赠送的劲根胶囊赠品 196 盒，剩下 4 盒。经检验，劲根胶囊是合格药品，而相同批号的劲根胶囊赠品是假药，并确认该赠品含有枸橼酸西地那非成分。此外又查明，合格药品劲根胶囊确实是 A 制药公司生产的，出厂售价确实是 21 元，但假药劲根胶囊赠品是销售代理人为了促销劲根胶囊而制造的。

该分局根据×医药公司销售假药劲根胶囊 191 盒和劲根胶囊赠品 196 盒，但考虑其销售假药行为是在公司改制前进行的，予以从轻处罚，依据《药品管理法》第七十四条作出如下行政处罚决定：1. 没收违法销售的药品；2. 没收违法所得收入 4708 元；3. 处以违法销售药品货值 2 倍的罚款 9416 元。

案例分析：

在处理本案过程中，有以下三种不同意见。

第一种意见——劲根胶囊与劲根胶囊赠品批号相同，各自一盒组成一套"捆绑"计价购进，处罚劲根胶囊赠品，则无法确定其货值，进而无法计算罚款数额，也无法分清其中的违法所得。应当将劲根胶囊和赠品"捆绑"，以销售假定药定性处罚。

第二种意见——《药品经营质量管理规范实施细则》第七十二条第一款第（五）项规定，药品销售不得采用有奖销售、附赠药品或礼品销售等方式。《药品流通监督管理方法》第二十条规定，药品生产、经营企业不得以搭售、买药品赠药品、买商品赠药品等方式向公众赠送处方药或者甲类非处方药。《药品流通监督管理方法》第四十条规定，药品生产、经营企业违反本办法第二十条规定的，限期改正，给予警告；逾期不改正或者情节严重的，处以赠送药品货值金额二倍以下的罚款，但是最高不超过三万元。

第三种意见——劲根胶囊赠品既没有进价，又没有销价，且是无偿受赠和无偿赠送的，不具有"销售"性质，所有不能对其实施行政处罚。（资料来源：性商网，中国安全天地网，2009 年 01 月 19 日）

● 想一想 ●

你认为本案该如何处罚？

活动 3　熟知《药品经营质量管理规范》认证部门与程序

● 想一想 ●

《药品经营质量管理规范》与《药品经营质量管理规范》认证的概念一样吗？

1.《药品经营质量管理规范》认证工作概况

2000 年 7 月 1 日，《药品经营质量管理规范》开始在全国范围内施行，原国家药监局于 2000 年 11 月 16 日就发布了《药品经营质量管理规范实施细则》和《药品经营质量管理规范认证管理办法》（试行），2000 年 12 月 6 日发布《关于进行 GSP 认证试点工作的通知》，届时，GSP 强制性认证工作正式开始。

为适应药品经营质量管理的总体要求，加快 GSP 认证的步伐，原国家药监局于 2001 年 10 月 15 日发布《关于加快 GSP 认证步伐和推进监督实施 GSP 工作进程的通知》，具体提出 GSP 认证实施步骤，2002 年年底前，对全国大中型药品批发企业和零售连锁企业以及大型零售企业实施 GSP 改造，并且完成 GSP 认证工作；2003 年年底以前，对所有地市级以上城市的药品批发企业、零售连锁企业和中型零售企业实施 GSP 改造并完成 GSP 认证工作；2004 年年底以前，全面完成全国药品经营企业的 GSP 改造和 GSP 认证工作。

2002 年 2 月 19 日原国家药监局发布《关于实施 GSP 认证工作的通知》，就 GSP 认证工作的实施步骤和方法、认证申请的受理做了具体说明；随着 GSP 认证工作的深入开展，尤其是为适应 2002 年 9 月 15 日实施的《药品管理法实施条例》，进一步加强药品经营质量管理，规范 GSP 认证工作，2003 年 4 月 24 日原 SFDA 发布了修订的《药品经营质量管理规范认证管理办法》，自发布之日起施行，共 9 章 52 条。要求各省级药监局从宏观上发挥 GSP 认证工作的作用，加强本辖区内的 GSP 认证工作。

目前，各级各类药品经营企业均已完成 GSP 认证工作。但凡是新开办的企业，按照《药品管理法》的要求，均须在规定时间内完成 GSP 认证。已通过认证的企业，必须按 GSP 内容要求经营药品，药监部门跟踪监督检查。

2. 《药品经营质量管理规范认证管理办法》的主要内容

(1)《药品经营质量管理规范》认证的定义　GSP 认证是药品监督管理部门依法对药品经营企业药品经营质量管理进行监督检查的一种手段，是对药品经营企业实施《药品经营质量管理规范》情况的检查、评价并决定是否发给认证证书的监督管理过程。

(2)《药品经营质量管理规范》认证的组织与实施　CFDA 负责全国 GSP 认证工作的统一领导和监督管理；统一印制《药品经营质量管理规范认证证书》；制定《GSP 认证现场检查评定标准》、《GSP 认证现场检查项目》和《GSP 认证现场检查工作程序》。

CFDA 药品认证管理中心负责实施 CFDA 组织的有关 GSP 认证的监督检查；负责对省级 GSP 认证机构进行技术指导。

省级药品监督管理部门负责组织实施本地区药品经营企业的 GSP 认证。应按规定建立 GSP 认证检查员库。

(3)《药品经营质量管理规范》认证申请与受理的程序　见图 5-3。

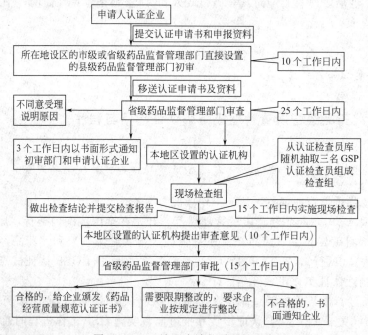

图 5-3　GSP 认证申请与受理的程序

(4)《药品经营质量管理规范》证书有效期　《药品经营质量管理规范认证证书》有效期五年，有效期满前三个月内，由企业提出重新认证的申请。

(5)《药品经营质量管理规范》认证的监督检查

① 各级药品监督管理部门应对认证合格的药品经营企业进行监督检查，以确认认证合

格的企业是否仍然符合认证标准。监督检查包括跟踪检查、日常抽查和专项检查三种形式。

② 国家食品药品监督管理总局对各地的 GSP 认证工作进行监督检查，必要时可对企业进行实地检查。

③ 对监督检查中发现的不符合《药品经营质量管理规范》要求的认证合格企业，药品监督管理部门应按照《药品管理法》第七十九条的规定，要求限期予以纠正或者给予行政处罚。对其中严重违反或屡次违反《药品经营质量管理规范》规定的企业，其所在地省、自治区、直辖市药品监督管理部门应依法撤销其《药品经营质量管理规范认证证书》，并按本办法规定予以公布。

资 料 卡

严重违反是指认证合格企业出现过违规经销假劣药品的问题，或者存在着 3 项以上（含 3 项）《GSP 认证现场检查项目》中严重缺陷项目的问题。

知识链接

药品经营企业 GSP 认证检查评定标准

1. 药品批发企业 GSP 认证检查评定标准（试行）

（1）药品批发企业 GSP 认证检查项目共 132 项，其中关键项目（条款前加"＊"）37 项，一般项目 95 项。

（2）现场检查时，应对所列项目及其涵盖内容进行全面检查，并逐项做出肯定或者否定的评定。凡属不完整、不齐全的项目，称为缺陷项目；关键项目不合格为严重缺陷；一般项目不合格为一般缺陷。

（3）药品批发企业分支机构抽查比例 30%；一个分支机构不合格，视为一个严重缺陷。

（4）结果评定（见表 5-3）。

表 5-3　药品批发企业 GSP 认证检查结果评定

项　目		结　果
严重缺陷	一般缺陷	
0	≤10%	通过 GSP 认证
0	10%～30%	限期 3 个月整改后追踪检查
≤2	≤10%	
≤2	>10%	不通过 GSP 认证（企业可在通知下发之日 6 个月后，重新申请 GSP 认证）
>2		
0	≥30%	

2. 药品零售连锁企业 GSP 认证检查评定标准（试行）

药品零售连锁企业 GSP 认证检查项目共 186 项，其中关键项目（条款前加"＊"）54 项，一般项目 132 项。

连锁门店抽查比例：连锁门店≤100 个，抽查 30%（至少 10 个）；连锁门店>100 个，抽查 20%（至少 30 个），一个连锁门店不合格，视为一个严重缺陷。

结果评定：同药品批发企业 GSP 认证检查评定标准。

3. 药品零售企业 GSP 认证检查评定标准（试行）

零售企业 GSP 认证检查项目共 109 项，其中关键项目（条款前加"＊"）34 项，一般项目 75 项。

结果评定：同药品批发企业 GSP 认证检查评定标准。

任务四 了解药品经营企业必须遵守的其他有关管理规定

任务目标

- 了解城镇职工基本医疗保险定点零售药店管理。
- 了解《互联网药品信息服务管理办法》和《互联网药品交易服务审批暂行规定》的主要内容。

活动1 了解城镇职工基本医疗保险定点零售药店管理

1. 定点零售药店及处方外配的概念

定点零售药店,是指经统筹地区劳动保障行政部门资格审查,并经社会保险经办机构确定的,为城镇职工基本医疗保险参保人员提供处方外配服务的零售药店。处方外配,是指参保人员持定点医疗机构处方,在定点零售药店购药的行为。

2. 定点零售药店审查和确定的原则

保证基本医疗保险用药的品种和质量;引入竞争机制,合理控制药品服务成本;方便参保人员就医后购药和便于管理。

知识链接

社会保险经办机构要与定点零售药店签订包括服务范围、服务内容、服务质量、药费结算办法以及药费审核与控制等内容的协议,明确双方的责任、权利和义务。协议有效期一般为1年。任何一方违反协议,对方均有权解除协议,但须提前通知对方和参保人,并报劳动保障行政部门备案。

3. 定点零售药店应具备的资格与条件

有《药品经营许可证》和《营业执照》,经药监部门年检合格;遵守《中华人民共和国药品管理法》及有关法规,有健全和完善的药品质量保证制度,能确保供药安全、有效和服务质量;严格执行国家、省(自治区、直辖市)规定的药品价格政策,经物价部门监督检查合格;具备及时供应基本医疗保险用药、24小时提供服务的能力;能保证营业时间内至少有一名药师在岗,营业人员需经地级以上药品监督管理部门培训合格;严格执行城镇职工基本医疗保险制度的有关规定,有规范的内部管理制度,配备必要的管理人员和设备。

活动2 了解《互联网药品信息服务管理办法》和《互联网药品交易服务审批暂行规定》的主要内容

2004年7月8日原SFDA以9号局令公布了《互联网药品信息服务管理办法》共29条,自公布之日起施行。2005年9月29日原SFDA公布《互联网药品交易服务审批暂行规定》,共37条,自2005年12月1日起施行。

资料卡

互联网药品信息服务,是指通过互联网向上网用户提供药品(含医疗器械)信息的服务活动。互联网药品交易服务,是指通过互联网提供药品(包括医疗器械、直接接触药品的包装材料和容器)交易服务的电子商务活动。

1. 互联网药品信息服务和互联网药品交易服务分类

互联网药品信息服务分为经营性和非经营性两类。

互联网药品交易服务分三类，具体如下。第一类（A证：为国家局审批；证书编号示例：国A20120001；服务方式：第三方交易服务平台；特点：交易服务平台，服务范围广，产品线丰富）是为药品生产企业、药品经营企业和医疗机构之间的互联网药品交易提供的服务；第二类（B证：由地方局审批；证书编号示例：豫B20120001；服务方式：与其他企业进行药品交易；特点：属于企业间的批发交易证书）是药品生产企业、药品批发企业通过自身网站与本企业成员之外的其他企业进行的互联网药品交易服务；第三类（C证：由地方局审批；证书编号示例：冀C20120001；服务方式：向个人消费者提供药品；特点：只能销售自营非处方药品）是向个人消费者提供的互联网药品交易服务。

2. 主管部门职责

① CFDA 对全国提供互联网药品信息服务活动的网站实施监督管理。省级食品药品监督管理局对本行政区域内提供互联网药品信息服务活动的网站实施监督管理。

② CFDA 对为药品生产企业、药品经营企业和医疗机构之间的互联网药品交易提供服务的企业进行审批。

③ 省级食品药品监督管理部门对本行政区域内通过自身网站与本企业成员之外的其他企业进行互联网药品交易的药品生产企业、药品批发企业和向个人消费者提供互联网药品交易服务的企业进行审批。

3. 证书的申请与核发

① 拟提供互联网药品信息服务的网站，应当在向国务院信息产业主管部门或者省级电信管理机构申请办理经营许可证或者办理备案手续之前，按照属地监督管理的原则，向该网站主办单位所在地省级食品药品监督管理部门提出申请，经审核同意后取得提供互联网药品信息服务的资格。

各省级食品药品监督管理局对本辖区内申请提供互联网药品信息服务的互联网站进行审核，符合条件的核发由 CFDA 统一制定的《互联网药品信息服务资格证书》。提供互联网药品信息服务的网站，应当在其网站主页显著位置标注《互联网药品信息服务资格证书》的证书编号。

《互联网药品信息服务资格证书》有效期为 5 年。有效期届满，需要继续提供互联网药品信息服务的，持证单位应当在有效期届满前 6 个月内，向原发证机关申请换发《互联网药品信息服务资格证书》。

② 从事互联网药品交易服务的企业必须经过审查验收并取得互联网药品交易服务机构资格证书。资格证书有效期 5 年。有效期届满，需要继续提供互联网药品交易服务的，提供互联网药品交易服务的企业应当在有效期届满前 6 个月内，向原发证机关申请换发互联网药品交易服务机构资格证书。

在依法获得食品药品监督管理部门颁发的互联网药品交易服务机构资格证书后，申请人应当按照《互联网信息服务管理办法》的规定，依法取得相应的电信业务经营许可证，或者履行相应的备案手续。提供互联网药品交易服务的企业必须在其网站首页显著位置标明互联网药品交易服务机构资格证书号码。

案例 5-5　深圳查获重大网络制售假药案——案值逾 2 亿

2011 年 7 月，深圳市药监部门对某医药论坛监控时发现，有违法分子长期通过网络销售从非法渠道进口的贵重抗癌药品，遂将这一情况通报至市公安局经侦支队及网监支队。经过缜密研究，三方于 9 月 14 日正式立案，成立由公安、药监联合组成的专案组。通过两个月的深入摸排，"9·14"专案组逐渐摸清了3个在深圳网络销售假药团伙的作案方式及其活动轨迹。

专案组在侦查过程中发现，其中最大一个售假药团伙涉案人数超过11人，其中3人在深圳，主犯何某是深圳某大型企业的驻英员工，年龄30岁，大学本科学历。通常情况下，身在英国的何某从印度直接购买药品，并寄往香港。到达香港后，再由固定的"水客"将药物运到深圳。

据介绍，直接邮寄和通过香港中转、由水客走私带货，是假药销售网络中比较常见的两种方式。相比之下，水客带货的方式，更不易被海关查获。一旦药品被运入深圳后，售假团伙就会通过网络将药品销往全国各地。以犯罪嫌疑人何某为例，除了两名固定带货的"水客"之外，他还拥有十多个固定的中间商，以及十多个终端买家（患者）。

专案组发现，假药销售者一般会通过网络做广告，包括网络店铺、医药论坛等渠道，形式极其隐蔽。

例如，在犯罪嫌疑人注册的一间网店上，民警发现，其标注商品并非抗癌药品，而是"水晶石"，但在其产品介绍中，则会植入大量的药品药性介绍，以此掩人耳目。此外，通过在医药论坛中发帖的方式，假药销售者也可以吸引许多有消费需求的客户。专案组还发现，为规避法律风险，售假药团伙十分狡猾，销售一般只认熟客，以及通过熟客介绍过来的病友，这一类的交易则更加隐蔽。

11月17日，公安部视频调度指挥全国29个省区市共170个城市公安机关，开展打击制售假药犯罪专案集群战役，"9·14"专案亦成功收网。当日，我市警方设立了12个行动组，出动149名警力，捣毁了三个网络销售假药团伙，抓获犯罪嫌疑人5人，捣毁制假窝点10个。

当日行动中，警方共计查获印度产"易瑞沙"、"格列卫"、"特罗凯"等抗癌药品37795粒，按正品价值统计涉案金额达4700万元。记者在位于罗湖某住宅小区的其中一个窝点看到，房间柜子里整整齐齐摆满名为"格列卫"的药品。据介绍，这是一种治疗白血病的特效药，正品每盒价值可达5000～10000元。

日前，特大制售假药团伙主要犯罪嫌疑人何某从英国返深期间，也被深圳警方抓获。据何某交代，他长期驻外，最初也是帮朋友从海外代购一些抗癌药品，久而久之，发现这些药品需求量大，利润高，便谋划将"生意"做大。

据了解，目前我国批准进口的"易瑞沙"、"格列卫"、"特罗凯"等治疗肿瘤的特效药均产自英国、瑞士和美国，并不包括印度生产的。印度所产的该类药品，由于未经授权，没有进入知识产权公约，售价也相对低廉，一般只有我国批准进口正规药品的1/3甚至1/8。以"易瑞沙"为例，售假药团伙从印度每盒进货价为760元人民币，零售可卖到1300元，而英国产的易瑞沙则要卖到3500元以上。换言之，卖出一盒便可轻松获利数百元。

"9·14"行动中，警方还在现场发现大量邮寄假药的快递单，并从犯罪嫌疑人电脑中查到部分销售记录。据初步估计，三个团伙近两年的假药销售金额逾2亿元。

"9·14"专案，是我市警方查获的首例重大网络制售假药案。

据市公安局经侦支队副支队长林显运介绍，我市警方此次查获的"假药"，并不是传统意义上的假原料、无疗效的伪造药品，而是没有进口批准注册、未取得我国药品准入批号的印度药厂的药品。《中华人民共和国药品管理法》第三十九条规定，药品进口，须经国务院药品监督管理部门组织审查，经审查确认符合质量标准、安全有效的，方可批准进口，并发给进口药品注册证书。第四十八条第二项第二款规定，未经国家批准生产、进口销售的按假药论处。

据林显运介绍，《中华人民共和国刑法》此前规定，生产、销售假药，足以严重危害人体健康的才是犯罪。而今年最新颁布的《中华人民共和国刑法修正案（八）》（以下简称《刑法修正案八》）规定，进一步降低了其入罪门槛。故以"9·14"专案所抓获的嫌疑人何某为例，其销售假药数额巨大，不仅涉嫌非法经营罪，还涉嫌销售假药罪。

网售假药虽然便宜，但危害性却不容小觑。业内人士告诉记者，此类假药的销售不仅违反了现行法律，而且其药品质量还可能影响到患者的用药安全。

据药监部门工作人员介绍，药品的运输、保管、仓储有着严格的规定和标准。而贩卖假药团伙在储存、运输药物方面的条件都十分简陋，导致许多药物的药效受损。另一方面，一些贩卖假药的团伙会将药品稀释，或碾碎加料重新压片包装，以获取更高的利润，从而损害患者的利益。

据市公安局经侦支队副支队长林显运介绍，专案组在对嫌疑人何某销售网络的调查过程中发现，该团伙面向部分患者及患者家属回收已开瓶的药品，回收包装后，进行二次贩卖。由于肿瘤患者很难治愈，而这些抗癌药品多是缓解病情，因此患者本身很难对药品的真假优劣进行鉴别。（资料来源：深圳特区报，编辑王建东，2011年11月22日）

●想一想●

本案该如何处理？

思考题

1. 药品经营方式及其各自的特点是什么？
2. 简述药品流通渠道。
3. 简述《药品流通监督管理办法》的基本内容。
4. 简述 GSP 的性质、适用范围和基本精神是什么？
5. 列出 GSP 对药品经营企业各类人员的要求。
6. 药品仓库的分库（区）与色标各是什么？
7. 写出 GSP 要求的不同仓库的温度与湿度。
8. 药品储存定置及堆垛要求是多少？
9. 药品零售企业需要分开摆放的药品有哪些？
10. 简述定点零售药店应具备的资格、条件及外配处方的有关规定。
11. 简述互联网药品信息服务和互联网药品交易服务分类。

（曹圣梦）

项目六

学习涉及特殊管理药品的管理法规

项目说明

本项目共完成 5 个任务：任务一通过身边的实例和案例，使学生了解特殊管理药品的范畴，体会和总结滥用麻醉药品和精神药品的危害；任务二通过学习麻醉药品和精神药品管理条例，掌握主要法律管理规定，结合课件与图片，了解麻醉药品和精神药品的品种和种类，通过案例分析，加深对特殊管理药品的认识和管理规定的理解，了解其他管制药品相关法规与管理规定；任务三和任务四使学生通过讨论认识医疗用毒性药品及管理规定，了解放射性药品及品种管理；任务五了解其他管制药品和化学品的相关法规与管理规定。

任务一　了解特殊管理药品的范畴及滥用麻醉药品和精神药品的危害

任务目标

- 认识感受滥用麻醉药品和精神药品的危害性。
- 了解特殊管理药品的范畴。

活动 1　熟知特殊管理药品的范畴

1. 思考问题

从我们身边的事开始认识，思考以下问题：

① 罂粟壳能随便买到吗？可以把它添加到食品中吗？

② 止疼效果很好的杜冷丁可以用钱随便买吗？一般人可以随便用吗？

③ 可以到药店随便买到大量安定吗？

以上问题的回答是：不能！为什么呢？因为这些药品按医生处方合理使用，可以治病救人，造福人类；但若滥用、过度吸食，会使人上瘾并引起一系列症状甚至病发死亡。所以对这样具有双重性的药品进行特殊管理是必需的，也是国际惯例。

2. 特殊管理药品的范畴

依据我国有关法律、法规的规定，特殊管理的药品有麻醉药品、精神药品、医疗用毒性药品、放射性药品。此外戒毒药品、医药行业使用的易制毒化学品以及治疗性功能障碍的药品也实行特殊管理。特殊管理的药品具有明显的两重性，正确合理使用特殊管理药品，能解除患者的疼痛，服务人类，但特殊管理的药品特别是麻醉药品、精神药品和药品类易制毒化学品如果管理不严格，流入非法渠道，必然转为"毒品"，造成滥用，危害社会，影响社会的稳定。

活动 2　了解滥用麻醉药品和精神药品的危害性

1. 案例回放

　　某大学一位女大学生，学习成绩优秀，其导师多次表示，希望能带她读研究生，可在大三时，一个偶尔的机会这名女生受骗沾上了毒品，从服用摇头丸（精神药品）开始，后又吸食海洛因（麻醉药品），越陷越深，曾两次戒毒，非常痛苦，但还是戒不掉，其哥哥是一个公司的老板，为了妹妹戒毒的事，多次往返于家里和学校，其所开公司因受影响也倒闭了，经济损失严重。女大学生亦无心学习，毕业证都没拿到，更不用说读研了，为沾染"毒品"而付出惨重代价。

　　某市一个社会无业游民，因吸食海洛因卖掉家里所有的物品，仍不能满足需求，逼母亲到处去亲戚家借钱，直到借不来时，竟抢母亲的生活费，其母不给，就拿刀去砍亲生母亲，堕落为社会渣滓，到社会上去偷去抢。最后自己因吸毒得了一身病，惨死家中。

知识链接

　　麻醉药品连续使用产生依赖性的主要特征：强迫性要求连续使用，不择手段想尽办法获得。有加大剂量的趋势。停药后有戒断症状：哈欠连天，涕泪俱下，周身酸疼，冲动自伤。对用药者个人和家庭、社会危害极大。

●议一议●

　　上述案例显示，滥用毒品后果十分严重，给个人、家庭和社会带来了很大危害。结合以上两个案例，大家想一想，分组讨论，总结一下滥用麻醉药品和精神药品的危害有哪些？每组选出一名代表发言。

　　2. 滥用麻醉药品和精神药品的危害性

　　（1）对个人和家庭的危害　吸毒者为了追求吸食后的快感，反复用药以至成瘾。成瘾者健康水平明显下降，个人前途渺茫，甚至丧失人格，道德沦落；毒品严重地妨碍吸毒青少年的身心发育；由于长期大量用药，常呈现出中毒症状，如肝炎并发症、局部脓肿、肺炎、败血症等；吸毒者为满足个人毒瘾，不惜花费大量金钱购买毒品，造成家庭经济衰败，加之成瘾者个人道德沦丧，而导致家庭破裂。吸毒对身体的危害见图 6-1。

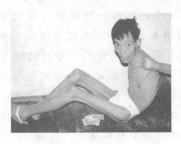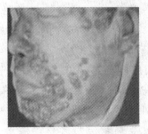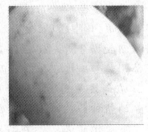

图 6-1　吸毒对身体的危害

　　（2）对社会的危害　吸毒者不择手段去获取毒品而构成犯罪行为，带来严重的社会治安问题。同时，政府又不得不付出额外的经济开支去对付这一社会毒害；加之成瘾者的劳动能力下降，影响劳动生产率，在经济上造成的损失是十分严重的。

活动 3　禁毒形势严峻　呼吁远离毒品

麻醉药品和精神药品的滥用成为世界范围的严重公害，引起了世界各国的普遍关注。尽管有关政府和国际组织采取了许多管制措施，但近年来，在许多国家吸毒趋势仍在迅速蔓延。每年全世界需药用阿片 1500 吨，而非法生产、用于吸毒的就有 2000 吨，禁毒形势严峻。

资料卡

据资料显示，以 2004 年为例，全国共破获毒品犯罪案件 9.8 万起，抓获毒品犯罪嫌疑人6.7 万名，缴获海洛因 10.8 吨，摇头丸 300 余万粒，冰毒 2.7 吨，易制毒化学品 160 吨。各种毒品见图 6-2。

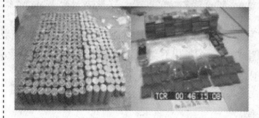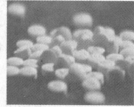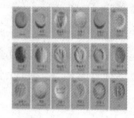

图 6-2　各种毒品

案例回放（今日说法）

案例 6-3　《毒案惊天》

29 根运入中国境内的柚木牵出一桩 220 千克海洛因的贩毒大案。云南公安边防的侦查员几经辗转，将国内一条经营多年的贩毒网络一网打尽，然而案件并没有就此终结。一个号称缅甸北部头号大毒枭的人成为新的目标，对于警方来说，真正的对手出场了。（资料来源：www.cctv.com，2007-6-13，官方网站）

知识链接

2010 年 6 月 25 日，原国家食品药品监督管理局在例行新闻发布会上发布了《2009 年度药物滥用监测报告》。报告显示，在 2009 年，海洛因滥用流行趋势得到遏制，冰毒、"摇头丸"等苯丙胺类物质滥用流行态势严峻，国家管制的医用麻醉药品和精神药品滥用程度较低，多药滥用问题较以往复杂、多变，非列管的处方药及非处方药的滥用报告增加。根据年度报告监测数据分析，2009 年药物滥用呈现以下特点：1. 药物滥用者的年增长比例总体上继续下降，趋势减缓，但以苯丙胺类物质为代表的国家管制的精神药品滥用比例呈较高增长幅度。2. 在新发生药物滥用者中，海洛因、鸦片、大麻等国家管制的麻醉药品，苯丙胺等国家管制的精神药品，国家管制的医用麻醉药品和精神药品三类滥用明显呈现"一降、一增、一平"变化趋势。3. 在新发生药物滥用者中，海洛因与去氧麻黄碱（"冰毒"）是新发生药物滥用者主要滥用的物质。海洛因与去氧麻黄碱（"冰毒"）的滥用呈现此消彼长的变化特征。与 2005 年相比，2009 年海洛因滥用比例下降 22.5％，去氧麻黄碱（"冰毒"）滥用比例增长 31.4％。4. 医用麻醉药品和精神药品滥用未出现明显增长。医用麻醉药品和精神药品的滥用/使用比例下降 3.5 个百分点；非列管药品的使用比例基本稳定在 3.1%～3.3%。但是，根据监测数据，目前药物滥用者中多药滥用问题突出，一些未列管的处方药和非处方药是构成"多药滥用"的主要成分。

任务二　掌握《麻醉药品和精神药品管理条例》的主要规定

任务目标

- 掌握麻醉药品及精神药品的定义、品种和管理规定。
- 了解其他相关药品的管理规定。

国务院于 2005 年 8 月 3 日以第 442 号令公布了《麻醉药品和精神药品管理条例》（以下简称《条例》），由温家宝总理签发，自 2005 年 11 月 1 日起施行。

活动 1　麻醉药品和精神药品的定义及品种目录

1. 麻醉药品和精神药品的定义

麻醉药品指列入麻醉药品目录的药品和其他物质。精神药品指列入精神药品目录的药品和其他物质。

> **资料卡**
>
> 麻醉药品包括：阿片类、可卡因类、大麻类、合成麻醉药类及其他易产生依赖性的药品、药用原植物及其制剂。

2. 麻醉药品与精神药品目录

根据《麻醉药品和精神药品管理条例》第三条的规定，原国家食品药品监督管理局、公安部、卫生部联合公布了《麻醉药品品种目录（2007 年版）》和《精神药品品种目录（2007 年版）》，于 2008 年 1 月 1 日起施行。

（1）麻醉药品　共 123 种，其中我国生产及使用的有 25 种：阿法罗定、可卡因、罂粟秆浓缩物、二氢埃托啡、地芬诺酯、芬太尼、氢可酮、美沙酮、吗啡、阿片、羟考酮、哌替啶、罂粟壳、瑞芬太尼、舒芬太尼、蒂巴因、布桂嗪、可待因、复方樟脑酊、右丙氧芬、双氢可待因、乙基吗啡、福尔可定、阿桔片、吗啡阿托品注射液。

（2）精神药品　共 132 种，根据人体产生依赖性程度的不同，精神药品分为第一类精神药品（53 种）和第二类精神药品（79 种），其中我国生产及使用的第一类有 7 种：丁丙诺啡、γ-羟丁酸、氯胺酮、马吲哚、哌醋甲酯、司可巴比妥、三唑仑；第二类有 33 种：异戊巴比妥、布托啡诺及其注射剂、咖啡因、安钠咖、去甲伪麻黄碱、地佐辛及其注射剂、芬氟拉明、格鲁米特、喷他佐辛、戊巴比妥、阿普唑仑、巴比妥、溴西泮、氯氮䓬、氯硝西泮、地西泮、艾司唑仑、氯氟䓬乙酯、氟西泮、劳拉西泮、甲丙氨酯、咪达唑仑、纳布啡及其注射剂、硝西泮、奥沙西泮、氨酚氢可酮片、匹莫林、苯巴比妥、替马西泮、曲马多、唑吡坦、扎来普隆、麦角胺咖啡因片。

知识链接

麻醉药品与麻醉药（剂）的区别

麻醉药品与麻醉药（剂）不同，麻醉药（剂）是指医疗上用于全身麻醉和局部麻醉的药品，全身麻醉药，如乙醚等，能暂时地引起不同程度的意识和感觉消失，常用于外科手术。这些药品虽然具有麻醉作用，但没有成瘾性（可卡因除外）。麻醉药品是指连续使用后能成瘾癖，危害人身健康的药品。例如，在医疗上应用的吗啡类镇痛药，能作用于吗啡受体发挥镇痛作用。其特点是镇痛作用强，但是反复应用，多易成瘾，故一般只限于急性剧痛时短期应用。

活动2　麻醉药品和精神药品的管理——《麻醉药品和精神药品管理条例》的主要内容

《条例》对两类药品的具体管理非常严格，实行全方位的管制。国家对麻醉药品药用原植物以及麻醉药品和精神药品实行管制。除《条例》另有规定的外，任何单位、个人不得进行麻醉药品药用原植物的种植以及麻醉药品和精神药品的实验研究、生产、经营、使用、储存、运输等活动。

1. 麻醉药品和精神药品的种植、实验研究与生产管理

① 国家根据麻醉药品和精神药品的医疗、国家储备和企业生产所需原料的需要确定需求总量，对麻醉药品药用原植物的种植、麻醉药品和精神药品的生产实行总量控制。国务院药品监管部门根据需求总量制订年度生产计划。其原植物种植企业由国务院药监部门和农业主管部门共同确定，其他单位和个人不得种植麻醉药品药用原植物，否则，按《条例》和《刑法》中的有关规定处罚。

② 麻醉药品和精神药品新品种的研究试制，其研究单位必须按照原国家食品药品监督管理局2005年11月1日发布的《关于麻醉药品和精神药品实验研究管理规定的通知》执行，按规定和要求申请取得《麻醉药品和精神药品实验研究立项批件》，此批件不得转让。研究、试制完毕后按有关新药审批办法办理，并要严格试制品的保管与使用手续，防止流失。麻醉药品和第一类精神药品的临床试验，不得以健康人为受试对象。

③ 国家对麻醉药品和精神药品实行定点生产制度。从事麻醉药品、第一类精神药品生产以及第二类精神药品原料药生产的企业，应经省级药品监督管理部门审查，国家食品药品监督管理总局批准；第二类精神药品的药剂生产单位应经所在地省级药监部门批准。未经批准任何单位和个人，一律不得从事麻醉药品和精神药品的生产活动。

2. 麻醉药品和精神药品的经营及进出口管理

① 国家对麻醉药品和精神药品实行定点经营制度。药品经营企业不得经营麻醉药品和第一类精神药品的原料药，但供医疗、科研、教学使用的小包装的上述药品可由国家规定的药品批发企业经营。

麻醉药品和第一类精神药品的供应必须根据医疗、教学和科研的需要，有计划地进行。全国麻醉药品的供应计划由国家食品药品监督管理总局审查批准。

全国性批发企业应从定点生产企业购进麻醉药品和第一类精神药品。区域性批发企业可从全国性批发企业购进；经所在地省级药品监管部门批准，也可从定点生产企业购进。

麻醉药品和第一类精神药品经营单位的设置由各省级药品监督管理部门提出，国家食品药品监督管理总局审核批准。定点经营单位只能按规定限量供应经批准的使用单位，不得向其他单位和个人供应，不得零售。禁止使用现金进行麻醉药品和精神药品交易，个人合法购买除外。

第二类精神药品的经营：可由第二类精神药品定点批发企业按规定经营；经所在地设区的市级药品监管部门批准，实行"三统一"的药品零售连锁企业可以从事零售业务；第二类精神药品零售企业应当凭执业医师出具的处方，按规定剂量销售二类精神药品，并将处方保存2年备查；禁止超剂量或无处方销售；不得向未成年人销售第二类精神药品。

② 麻醉药品和精神药品的进出口业务按照国家有关的规定办理，其他部门一律不得办理麻醉药品和精神药品进出口业务。

因医疗、教学和科研工作需要进口麻醉药品和精神药品，应报国家食品药品监督管理总局审查批准，发给《麻醉药品进口准许证》或《精神药品进口准许证》后，方可申请办理进口手续。

3. 麻醉药品和精神药品的使用管理

① 药品生产企业需要以麻醉药品和一类精神药品为原料生产普通药品的，应向所在地省级药品监督管理部门报年度需求计划，经国务院批准后向定点生产企业购买。需二类精神药品时，其需求计划由省级药监部门批准即可购买。

食品、食品添加剂、化妆品、油漆等非药品生产企业需要使用咖啡因作原料的，应经所在地省级药监部门批准，向定点批发企业或定点生产企业购买。

持有"麻醉药品购用印鉴卡"或"精神药品购用印鉴卡"的单位应按麻醉药品购用限量的规定，向定点批发企业或定点生产企业购买。

教学、科研单位所用的麻醉药品和精神药品，应经当地省级药品监督部门批准后，向定点批发企业或定点生产企业购买；需要标准品、对照品的，向全国定点批发企业购买。

② 医务人员必须具有医师以上专业技术职务并经考核能正确使用麻醉药品和精神药品，取得麻醉药品和一类精神药品的处方资格后，方可开具此类处方，但不得为自己开具该种处方。

执业医师应使用专用处方（一般为红处方）开具麻醉药品和精神药品，单张处方的最大用量应符合《处方管理办法》的规定。麻醉药品和第一类精神药品注射剂每张处方为一次用量，麻醉药品和第一类精神药品控（缓）释制剂每张处方不得超过七日常用量，其他剂型的麻醉药品和第一类精神药品每张处方不得超过三日常用量，哌醋甲酯用于治疗儿童多动症时，每张处方不得超过 15 日常用量。医师开具麻醉、精神药品处方时，应有病历记录。

第二类精神药品一般每张处方不得超过 7 日常用量；对于慢性病或某些特殊情况的患者，处方用量可以适当延长，医师应当注明理由。

为门（急）诊癌症疼痛患者和中、重度慢性疼痛患者开具的麻醉药品、第一类精神药品注射剂，每张处方不得超过 3 日常用量；控缓释制剂，每张处方不得超过 15 日常用量；其他剂型，每张处方不得超过 7 日常用量。

对麻醉药品和一类精神药品处方的规定：处方的调配人、核对人应仔细核对并签名，予以登记。对不符合规定的，处方的调配人、核对人应拒绝发药。

医疗机构应对麻醉药品和精神药品的处方进行专册登记，麻醉药品和一类精神药品处方至少保存 3 年，二类精神药品处方至少保存 2 年。

禁止非法使用、储存、转让或借用麻醉药品和精神药品。医疗单位对违反规定、滥用麻醉药品和精神药品者有权拒绝发药并及时向当地药监部门报告。

4. 麻醉药品和精神药品的储存与运输

（1）储存 各麻醉药品药用原植物、麻醉药品和精神药品的定点生产、经营单位及使用单位，必须设置具有相应储藏条件的专用仓库或专柜，并指定专职人员承担麻醉药品和精神药品的储运工作。

（2）运输 托运、承运和自行运输麻醉药品和精神药品，应当采取安全保障措施，防止

知识链接

麻醉药品和一类精神药品的储存要求：专库或专柜（专库要有专用防盗门），专人负责、专用账册，双人双锁，有监控设施和报警装置。二类精神药品的储存也要有专库或专柜（专库要有专用防盗门），专人负责、专用账册。药品入库双人验收，出库双人复核。专用账册保存至自药品有效期期满之日起不少于 5 年。

上述药品在运输过程中被盗、被抢、丢失；铁路运输应用集装箱或行李车等。道路运输应采用封闭式车辆，中途不应停车过夜；公路、水路应有专人负责押运。铁路、民航、道路、水路承运单位承运麻醉药品和精神药品时，应当及时办理运输手续，尽量缩短货物在途时间，并采取相应的安全措施，防止麻醉药品、精神药品在装卸和运输过程中被盗、被抢或丢失。

邮寄麻醉药品和精神药品，寄件人应提交所在地省级药监部门出具的准予邮寄证明。邮政营业机构应当查验、收存证明，才可收寄。

5. 麻醉药品和精神药品的监督管理与法律责任

对已经发生滥用，造成严重社会危害的麻醉药品和精神药品品种，国家药品监管部门应采取在一定限期内中止生产、经营、使用或限定其使用范围和用途等措施。药品监管部门、卫生主管部门发现生产、经营企业和使用单位的麻、精药品管理存在安全隐患时，应责令立即排除或限期排除；对有证据证明可能流入非法渠道的，应及时采取查封、扣押的行政强制措施，7日内作出处理并通报同级公安机关。

麻醉药品和精神药品的生产、经营企业和使用单位对过期、损坏的麻、精药品应登记造册，并向所在地县级药品监管部门申请销毁，并在5日内到场监督销毁。医疗机构由卫生主管部门负责监督销毁。发生以上药品被盗、被抢、丢失或其他流入非法渠道的，案发单位应立即采取必要的控制措施，同时报告所在地县级公安机关和药品监管部门。医疗机构还应报其主管部门。

凡违反本《条例》规定的，可由当地药品监督管理部门没收全部麻醉药品和精神药品的非法收入，并视其情节轻重给予非法所得金额五至十倍的罚款，停业整顿。

违反有关规定，擅自种植罂粟的，或者非法吸食麻醉药品和精神药品的，由公安机关依照《中华人民共和国治安管理处罚条例》或有关规定给予处罚。

违反本法的规定，制造运输、贩卖麻醉药品、精神药品和罂粟壳，构成犯罪的，由司法机关依法追究其刑事责任。

活动3　其他相关药品的管理规定

1. 戒毒药品美沙酮的管理

根据《中华人民共和国刑法》第357条规定，毒品是指鸦片、海洛因、甲基苯丙胺（冰毒）、吗啡、大麻、可卡因以及国务院规定管制的其他能够使人形成瘾癖的麻醉药品和精神药品。

目前，我国政府一方面对毒品违法犯罪活动严加惩处，一方面对于吸食毒品的人，则加强教育，限期戒除。但吸食毒品一旦上瘾，极难戒断。

知识链接

戒毒药品系指控制并消除滥用阿片类药物成瘾者的急剧戒断症状与体征的戒毒治疗药品，和能减轻消除稽延性症状的戒毒治疗辅助药品。

美沙酮是一种长效阿片类药物，属于国家管制的镇痛麻醉药品。吸毒人员服用美沙酮后，可以不再吸食海洛因，并且不会产生戒断毒品后的痛苦症状，也就是用美沙酮把毒品替代掉，因此，这种疗法被称为"替代治疗"（也称维持治疗）。

对于在戒毒治疗中使用特殊管理药品的问题，原国家食品药品监督管理局、公安部和卫生部于2006年5月31日联合发布《关于戒毒治疗中使用麻醉药品和精神药品有关规定的通知》，通知规范了戒毒治疗中使用两类药品的申请与购买的程序和手续；系统规定了药物维持治疗中美沙酮口服溶液的管理，从它的配制、购用和安全管理等，都有明确规定。

开展美沙酮维持治疗应选用美沙酮口服溶液（规格：1毫克/毫升，5000毫升/瓶）。申请配制此溶液的单位，应按照国家食品药品监督管理总局制定的注册标准［WSI-(X-514)-2003Z］进行配制。申请配制的单位必须按规定取得《美沙酮口服溶液试制批件》和《制备美沙酮溶液备案批件》，后者批件有效期3年。

美沙酮口服液配制使用单位应按照有关规定，分别建立美沙酮药物配制、储藏、运输和使用等管理制度，并确保配制的美沙酮口服液只用于美沙酮维持治疗，不得挪作他用。强制、劳教、自愿戒毒机构用于戒毒治疗的美沙酮口服液仍按原渠道供应。

2. 罂粟壳的管理

罂粟壳属于麻醉药品管制品种，是部分中成药生产和医疗配方使用的原料。为进一步加强对罂粟壳的监督管理，药监部门特制定了《罂粟壳管理暂行规定》，对其生产、经营、使用及研制做了具体规定。

国家指定甘肃省农垦总公司为罂粟种植定点单位，也是罂粟壳的定点生产单位，其他任何单位和个人均不得从事罂粟壳的生产活动。

各种植、生产加工以及供应罂粟壳的单位，必须有专人负责，严格管理，不得擅自销售给其他任何单位和个人。

国家食品药品监督管理总局指定各省、自治区、直辖市一个中药经营企业为罂粟壳定点经营单位，承担本辖区罂粟壳的省级批发业务。

省级以下罂粟壳的批发业务由所在地省级药品监督管理部门在地（市）、县（市）指定一个中药经营企业承担，严禁跨辖区或向省外销售。

指定的中药饮片经营门市部应凭盖有乡镇卫生院以上医疗单位公章的医生处方零售罂粟壳（处方保存三年备查），不准生用，严禁单味零售。

3. 麻黄素的管理

麻黄素属精神药品类，麻黄素从麻黄草中提炼而得，是盐酸麻黄素、盐酸伪麻黄素、盐酸甲基麻黄素三个药物的简称，是传统的呼吸系统用药。主要作用是止咳、平喘以及治疗由感冒引起的相关症状。

我国是天然麻黄素的主要生产国和出口国之一。麻黄素既是制药原料，又是制造甲基苯丙胺（"冰毒"）的前体。近年来，少数地方和部门为了追求经济利益，违反国家有关规定，大量生产、经营麻黄素，给不法分子制作"冰毒"以可乘之机。为进一步加强麻黄素的管理工作，防止麻黄素流入非法渠道，保障人民身体健康，原国家药品监督管理局于1999年制定了《麻黄素管理办法》（以下简称《办法》）。《办法》对麻黄素及以麻黄素为原料生产的单方制剂和供医疗配方用小包装麻黄素的生产、经营、使用等实行特殊管理。

《办法》中规定，麻黄素及其单方制剂和供医疗配方用小包装麻黄素由国家食品药品监督管理总局指定药品生产企业定点生产，其他任何单位和个人不得从事麻黄素的生产活动。

国家食品药品监督管理总局指定的各省级麻黄素定点经营企业承担本辖区麻黄素的供应，其他单位和个人不得从事麻黄素的经营活动。

经批准使用麻黄素的制药、科研单位只能到本辖区麻黄素定点经营企业购买。购销麻黄素实行购用证明和核查制度，购买麻黄素须向所在地省级药品监督管理部门提出书面申请，经核查其合法用途和用量后发给购用证明，方可购买。

麻黄素生产企业应将麻黄素销售给麻黄素定点经营企业。麻黄素单方制剂由各地具有麻醉药品经营权的药品批发企业经营，只供应各级医疗单位使用。医疗单位开具麻黄素单方制剂处方每次不得超过七日常用量，处方留存两年备查。药品零售商店和个体诊所不得销售或使用麻黄素单方制剂。

近段时间来，江苏、浙江、山东等地相继发生了不法分子向药品零售企业套购新康泰克等含麻黄碱类复方制剂（以下简称含麻制剂）的情况，给制毒分子犯罪活动提供了可乘之机。5月28日，原国家食品药品监督管理局发出通报，要求严查违法销售含麻黄碱类复方制剂药品企业。

通报称，2011年6月13日，江苏省溧水百缘药房有限公司当班员工为谋取非法利益，违反含麻制剂非处方药销售一次不得超过5个最小包装的规定，将400盒复方盐酸伪麻黄碱缓释胶囊（新康泰克）销售给不明身份的人员，致使大量含麻制剂流入制毒分子手中。案发后，溧水县食品药品监管局存在处罚过轻问题。2012年2月22日，江苏省食品药品监管局按照国家局要求，责成南京市食品药品监管局对此案立案调查。根据南京市局的调查结果，案件属实，且流出制剂被制毒分子用于制作毒品，造成了严重后果。因此，依照《国务院关于加强食品等产品安全监督管理的特别规定》第三条第二款的规定，给予该企业吊销《药品经营许可证》的严厉处罚。

当前，含麻制剂从药用渠道流失用于制作毒品，形势十分严峻。国家局要求各级食品药品监管部门要从这一案件中吸取教训，举一反三，严格监管。对于违反规定将含麻制剂销售到非法渠道并被用于制作毒品的，不论数量多少，一律按情节严重处理，吊销《药品生产许可证》或《药品经营许可证》。同时，要广泛开展违法销售含麻制剂对社会危害性的宣传教育。对于发生执法不严、违法不究等玩忽职守问题的，要追究有关当事人的责任。（资料来源：国讯，中国医药报，2012-06-01）

4. 氯胺酮的管理

氯胺酮属于静脉全麻药品，具有一定的精神依赖性潜力，原国家药品监管局于2001年曾下发《关于氯胺酮管理问题的通知》，规定氯胺酮原料药按第二类精神药品管理。为进一步加强对氯胺酮的管理，2003年2月11日，原国家药品监管局印发了《关于氯胺酮管理问题的补充通知》，规定氯胺酮游离碱及其可能存在的盐均按第二类精神药品管理。

2004年7月5日，原国家食品药品监管局印发《关于进一步加强对氯胺酮管理的通知》（以下简称《通知》）。《通知》指出，氯胺酮（包括其可能存在的盐及其制剂）已列入第一类精神药品管理。按照第一类精神药品经营管理的有关规定，氯胺酮制剂必须统一纳入麻醉药品经营渠道经营。氯胺酮制剂生产企业从2004年7月15日起，应将氯胺酮制剂销售给一级麻醉药品经营企业，由一级麻醉药品经营企业销售给有关二级麻醉药品经营企业。医疗机构凭《麻醉药品、第一类精神药品购用印鉴卡》从麻醉药品经营企业购买氯胺酮制剂。氯胺酮原料药生产企业应按照国家食品药品监管总局下达的计划将氯胺酮原料药销售给制剂生产企业或经国家食品药品监管总局批准的出口企业。

有一种药品叫三唑仑（图6-3），很多人也许还是第一次听到，但说到它的俗名迷魂药、蒙汗药，大多数人就不会感到陌生了。作为国家严格管制的一种精神药品，这种药不允许随意销售。但是不久前，有关部门发现吉林一制药股份有限公司却违法销售了大量的三唑仑，导致管制药品严重流失。

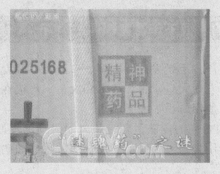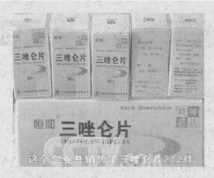

图 6-3　三唑仑外包装

由于三唑仑社会危害大，从 2005 年 3 月 1 日起。国家正式将三唑仑由二类精神药品升为一类。而这家制药股份有限公司非法销售三唑仑正是在此之后。对此他们表示，这是由于"认识不足"造成的。目前这家制药股份有限公司的三唑仑生产已被勒令停止。

这个企业是我们国家定点的两户三唑仑生产企业之一，调查人员对整个三唑仑的生产销售情况全面进行了检查。在检查中发现，截止到当年 5 月 27 日，这个企业共销售了三唑仑片 212 件，计 1658000 片。其中销往北京一家集团药业股份有限公司，这是国家局规定的唯一的一个销售渠道，当时看是 97 件。

212 件三唑仑药品居然只有不到一半销往了国家指定的正规渠道，随后的调查更让药监部门感到吃惊。发现销往北京一家集团药业股份有限公司的 97 件中，这家公司只接收了 20 件，其他 77 件已经流入非法渠道。

三唑仑这种国家规定的一类精神药品在正常渠道内是治病救人的良药，而一旦流入到非法途径就成为了毒品。药厂如此大量地流失三唑仑使这起案件迅速成为了我国建国以来非法销售三唑仑数量最多的一起大案。（资料来源：国际央视焦点访谈 2005-11-3，官方网站）

案例分析：

1. 销售渠道，按规定只能售给有资质的定点单位。
2. 第二类精神药品转一类文件贯彻不力。
3. 对购货单位资质审查不严。
4. 使第一类精神药品流入非法渠道。

任务三　熟知医疗用毒性药品管理的有关规定

任务目标

- 认识医疗用毒性药品及其品种。
- 掌握医疗用毒性药品的主要管理规定。

为了加强毒性药品管理，国务院于 1988 年发布了《医疗用毒性药品管理办法》，对毒性药品的生产、供应、使用等做了明确规定。

活动 1　医疗用毒性药品的定义和品种

●想一想●

通常人们便秘会服用中药巴豆，若服药过量会出现什么状况？

医学界发现多宗儿童肢端病症，症状为盗汗、手足发红并剧痛、口腔炎、脱发等，少数儿童不明原因死亡。后来一位名医从患者尿中发现大量水银，才真相大白。水银在临床常用于治疗慢性皮肤病、梅毒等病症，但长期大量使用毒性显而易见。

20 世纪，欧美各国发现了蓝色人，阳光照射到的皮肤呈蓝色，未照射到的皮肤呈灰色，经研究后证实是银在皮肤上导致银质反映，是用含银类药物治疗皮肤病所致，如硝酸银、弱蛋白银等药物使用不当所引起。

●想一想●

巴豆和水银都是我国公布的毒性药品品种，以上两个毒性药品的例子说明了什么问题？

这些药物：合理使用，掌握用量的效果是 _____。

使用不当，略有不慎的后果是 _____。

1. 医疗用毒性药品的定义

医疗用毒性药品（以下简称毒性药品）是指毒性剧烈、治疗剂量与中毒剂量相近、使用不当会致人中毒或死亡的药品。上述列举的两个例子中的巴豆和水银都是医疗用毒性药品。

2. 毒性药品的品种

毒性药品分为中药和西药两大类。

（1）毒性中药品种（27 种）　砒石（红砒、白砒）、砒霜、水银、生马前子、生川乌、生草乌、生白附子、生附子、生半夏、生南星、生巴豆、斑蝥、青娘虫、红娘虫、生甘遂、生狼毒、生藤黄、生千金子、生天仙子、闹阳花、雪上一枝蒿、白降丹、蟾酥、洋金花、红粉、轻粉、雄黄。

（2）毒性西药品种（11 种）　去乙酰毛花苷丙、阿托品、洋地黄毒苷、氢溴酸后马托品、三氧化二砷、毛果芸香碱、升汞、水杨酸毒扁豆碱、亚砷酸钾、氢溴酸东莨菪碱、士的宁。

活动 2　毒性药品生产管理

毒性药品年度生产、收购、供应和配制计划，由省级药品监督管理部门根据医疗需要制订并下达。

药品生产企业（含医疗机构制剂室）生产（配制）毒性药品及制剂时，必须由医药专业人员负责生产、配制和质量检验，并建立严格的管理制度，严防与其他药品混杂。每次配料，必须经 2 人以上复核无误，并详细记录每次生产所用原料和成品数，经手人要签字备查。

凡加工炮制毒性中药，必须按照《中华人民共和国药典》或者省、自治区、直辖市药品监督管理部门制定的《炮制规范》的规定进行。药材符合药用要求的，方可供应、配方和用于中成药生产。

生产（配制）毒性药品及其制剂，必须严格执行生产工艺操作规程，在本单位药品检验人员的监督下准确投料，并建立完整的记录，保存 5 年备查。

在生产（配制）毒性药品及制剂过程中产生的废弃物，必须妥善处理，不得污染环境。所有工具、容器要处理干净，以防污染其他药品。标示量要准确无误。

活动 3　毒性药品供应及使用管理

毒性药品的收购和经营，由药品监督管理部门指定的药品经营企业承担；配方用药由有关药品零售企业、医疗机构负责供应。其他任何单位或者个人均不得从事毒性药品的收购、经营和配方业务。

毒性药品的包装容器上必须印有毒性药品标志。在运输过程中应采取有效措施，防止发生事故。

药品经营企业（含医疗机构药房）要严格按照 GSP 或相关规定的要求，毒性药品应专柜加锁并由专人保管，做到双人、双锁，专账记录。必须建立健全保管、验收、领发、核对等制度，严防收假、发错，严禁与其他药品混杂。

药品零售企业供应毒性药品，须凭盖有医生所在医疗机构公章的处方。医疗机构供应和调配毒性药品，须凭医生签名的处方。每次处方剂量不超过二日极量。

科研和教学单位所需的毒性药品，必须持本单位的证明信，经所在地县级以上药品监督管理部门批准后，供应单位方能发售。

活动 4　对违法行为的处罚

药品生产、经营企业及医疗机构应严格执行《药品管理法》、《药品管理法实施条例》、《医疗用毒性药品管理办法》等有关法律、法规。对违反有关法律和法规，擅自生产、收购、经营毒性药品的单位或者个人，将没收其全部毒性药品，并处以警告或按非法所得的 5～10 倍罚款。情节严重、致人伤残或死亡，构成犯罪的，由司法机关依法追究其刑事责任。

案例 6-7　砒霜误当石膏卖

据《三湘都市报》报道，湖南双峰县杏子铺镇某药店员工竟将砒霜作为石膏卖给一豆腐店老板。9 日上午 11 时，杏子铺镇一豆腐店老板到镇某药店买石膏用来制作豆腐。药店一容器内只有 3.2 斤，但豆腐店老板要购买 3.5 斤，药店员工随手从另一容器内拿出 0.3 斤补足，待顾客走后才发现，那补足的 0.3 斤是砒霜。苦于没有顾客信息，药店员工立即向杏子铺镇党委和镇政府求援。"人命关天，杏子铺镇出动 7 万多人在全镇范围内追查，要不惜一切代价把毒药追回"。该镇立即召开紧急会议，通知全镇各责任区、村组所有干部和广大群众进行调查，全镇 27 所中、小学学生全部放学回家。当日下午 2 时 30 分，终于找到了购买石膏的豆腐店老板，那份"石膏拌砒霜"原封未动，仅 3 小时，卖出的毒药全部追回。大家终于松了一口气。（合肥晚报，2009-3-13）

【案例分析】上述案例有以下三方面的问题：

1. 用毒性药品未按规定严格管理。
2. 名称未按规定明确标示。
3. 员工责任心不强，药事法规知识欠缺。

任务四　放射性药品的管理

任务目标

- 掌握放射性药品的定义和品种范围。
- 认识放射性药品的管理规定。

根据原《药品管理法》的有关规定，国务院于 1989 年 1 月发布了《放射性药品管理办法》（以下简称《办法》）。《办法》对放射性药品的研制、生产、经营、使用及运输等问题做了具体规定。

活动 1　放射性药品的定义及品种

放射性药品是指用于临床诊断或者治疗的放射性核素制剂或者其标记药物。包括裂变制品、堆照物品、加速器制品、放射性同位素发生器及其配套药盒、放射免疫分析药盒等。

2010 年版《中国药典》共收载了以下 17 种放射性药品及 6 种注射用冻干无菌粉末，具体如下。

17 种放射性药品：氙 $[^{133}Xe]$ 注射液，氯化亚铊 $[^{201}Tl]$ 注射液，胶体磷 $[^{32}P]$ 酸铬注射液，磷 $[^{32}P]$ 酸钠盐口服溶液，磷 $[^{32}P]$ 酸钠盐注射液，枸橼酸镓 $[^{67}Ga]$ 注射液，铬 $[^{51}Cr]$ 酸钠注射液，邻碘 $[^{131}I]$ 马尿酸钠注射液，高锝 $[^{99m}Tc]$ 酸钠注射液，碘 $[^{131}I]$ 化钠口服溶液，碘 $[^{131}I]$ 化钠胶囊，锝 $[^{99m}Tc]$ 植酸盐注射液，锝 $[^{99m}Tc]$ 依替菲宁注射液，锝 $[^{99m}Tc]$ 亚甲基二膦酸盐注射液，锝 $[^{99m}Tc]$ 喷替酸盐注射液，锝 $[^{99m}Tc]$ 聚合白蛋白注射液，锝 $[^{99m}Tc]$ 焦磷酸盐注射液。

6 种注射用冻干无菌粉末有：注射用亚锡亚甲基二膦酸盐，注射用亚锡依替菲宁，注射用亚锡植酸盐，注射用亚锡喷替酸，注射用亚锡聚合白蛋白，注射用亚锡焦磷酸钠。

活动 2　放射性药品的生产和经营管理

开办放射性药品生产、经营企业，必须具备《药品管理法》规定的条件，符合国家的放射卫生防护基本标准，并履行环境影响报告的审批手续，经有关部门审查同意，药监部门审核批准后，由所在地省级药品监督管理部门发给《放射性药品生产许可证》、《放射性药品经营许可证》。无许可证的生产、经营企业，一律不准生产、销售放射性药品。

《放射性药品生产许可证》、《放射性药品经营许可证》的有效期为五年，期满前六个月，放射性药品生产、经营企业应重新提出申请，换发新证。

放射性药品生产、经营企业，必须配备与生产、经营放射性药品相适应的专业技术人员。具有安全、防护和废气、废物、废水处理等设施，并建立严格的质量管理制度。

放射性药品的生产、经营单位和医疗单位凭省、自治区、直辖市药品监督管理部门发给的《放射性药品生产许可证》、《放射性药品经营许可证》，医疗单位凭《放射性药品使用许可证》，申请办理订货。

活动 3　放射性药品的包装和运输管理

放射性药品的包装必须安全实用，符合放射性药品质量要求，具有与放射性剂量相适应的防护装置。包装必须分内包装和外包装两部分，外包装必须贴有商标、标签、说明书和放射性药品标志，内包装必须贴有标签。

标签必须注明药品品名、放射性比活度、装量。

说明书除注明前款内容外，还须注明生产单位、批准文号、批号、主要成分、出厂日期、放射性核素半衰期、适应证、用法、用量、禁忌证、有效期和注意事项等。

放射性药品的运输，按国家运输、邮政等部门制定的有关规定执行。

严禁任何单位和个人随身携带放射性药品乘坐公共交通运输工具。

活动 4　放射性药品的使用管理

医疗单位设置核医学科、室（同位素室），必须配备与其医疗任务相适应的并经核医学技术培训的技术人员。非核医学专业技术人员未经培训，不得从事放射性药品使用工作。

医疗单位使用放射性药品，必须符合国家放射性同位素卫生防护管理的有关规定。所在地的省、自治区、直辖市的公安、环保和药品监督管理部门，应当根据医疗单位核医疗技术人员的水平、设备条件，核发相应等级的《放射性药品使用许可证》，无许可证的医疗单位不得临床使用放射性药品。

《放射性药品使用许可证》有效期为五年，期满前六个月，医疗单位应当向原发证的行政部门重新提出申请，经审核批准后，换发新证。

持有《放射性药品使用许可证》的医疗单位，在研究配制放射性制剂并进行临床验证前，应当根据放射性药品的特点，提出该制剂的药理、毒性等资料，由省、自治区、直辖市药品监督管理部门批准，并报卫生部备案。该制剂只限本单位内使用。

任务五　易制毒化学品的管理

任务目标

- 了解易制毒化学品的具体分类和品种。
- 掌握第一类中的药品类易制毒化学品的管理规定。

2005 年 8 月 26 日国务院第 445 号令发布了《易制毒化学品管理条例》，条例自 2005 年 11 月 1 日起施行。

活动 1　易制毒化学品的管制及分类

1. 易制毒化学品的管制

① 国家对易制毒化学品的生产、经营、购买、运输和进口、出口实行分类管理和许可制度。易制毒化学品的产品包装和使用说明书，应当标明产品的名称（含学名和通用名）、化学分子式和成分。

② 禁止走私或者非法生产、经营、购买、转让、运输易制毒化学品。禁止使用现金或者实物进行易制毒化学品交易。但是，个人合法购买第一类中的药品类易制毒化学品药品制剂和第三类易制毒化学品的除外。

生产、经营、购买、运输和进口、出口易制毒化学品的单位，应当建立单位内部易制毒化学品管理制度。

2. 易制毒化学品分类

分为三类：第一类是可以用于制毒的主要原料，第二类、第三类是可以用于制毒的化学配剂。具体分类和品种如下。

第一类：1-苯基-2-丙酮、3,4-亚甲基二氧苯基-2-丙酮、胡椒醛、黄樟素、黄樟油、异黄樟素、N-乙酰邻氨基苯酸、邻氨基苯甲酸、麦角酸＊、麦角胺＊、麦角新碱＊、麻黄素＊（伪麻黄素、消旋麻黄素、去甲麻黄素、甲基麻黄素、麻黄浸膏、麻黄浸膏粉等麻黄素类物质）（带＊标记的是第一类中药品类易制毒化学品）。

第二类：苯乙酸、醋酸酐、三氯甲烷、乙醚、哌啶。

第三类：甲苯、丙酮、甲基乙基酮、高锰酸钾、硫酸、盐酸。

活动 2　第一类中的药品类易制毒化学品的生产和经营管理

申请生产、经营第一类中的药品类易制毒化学品的，由国家药品监督管理部门审批。申请生产、经营此类化学品，应在仓储场所等重点区域设置电视监控设施以及与公安机关联网的报警装置。

第一类中的药品类易制毒化学品药品单方制剂，由麻醉药品定点经营企业经销，且不得零售。取得第一类易制毒化学品生产、经营许可的企业，应当凭生产、经营许可证到工商行政管理部门办理经营范围变更登记。未经变更登记，不得进行第一类易制毒化学品的生产、经营。

持有麻醉药品、第一类精神药品购买印鉴卡的医疗机构购买第一类中的药品类易制毒化学品的，无须申请第一类易制毒化学品购买许可证。个人不得购买第一类、第二类易制毒化学品。

经营单位销售第一类易制毒化学品时，应当查验购买许可证和经办人的身份证明。在查验无误、留存上述证明材料的复印件后，方可出售第一类易制毒化学品；发现可疑情况的，应当立即向当地公安机关报告。

经营单位应当建立易制毒化学品销售台账，如实记录销售的品种、数量、日期、购买方等情况。销售台账和证明材料复印件应当保存 2 年备查。

第一类易制毒化学品的销售情况，应当自销售之日起 5 日内报当地公安机关备案；第一类易制毒化学品的使用单位，应当建立使用台账，并保存 2 年备查。

活动3　易制毒化学品的运输管理

① 设区的市级行政区域或在国务院公安部门确定的禁毒形势严峻的重点地区跨县级行政区域运输第一类易制毒化学品的，由运出地的设区的市级公安机关审批。对许可运输第一类易制毒化学品的，发给一次有效的运输许可证。

② 供教学、科研使用的 100 克以下的麻黄素样品和供医疗机构制剂配方使用的小包装麻黄素及医疗机构或麻醉药品经营企业购买麻黄素片剂 6 万片以下、注射剂 1.5 万支以下，货主或者承运人持有依法取得的许可证明或麻醉药品调拨单的，无须申请许可。因治疗疾病需要，患者或近亲属或委托的人凭医疗机构出具的医疗诊断书和本人的身份证明，可以随身携带第一类中的药品类易制毒化学品药品制剂，但是不得超过医用单张处方的最大剂量。

思考题

1. 我国对哪些药品实行特殊管理？
2. 为什么对有些药品实行特殊管理？
3. 简述麻醉药品和精神药品的定义和品种。
4. 简述麻醉药品和精神药品的生产、经营和使用的有关规定。
5. 对美沙酮、罂粟壳、麻黄素等药品的管理有何规定？
6. 试列出医疗用毒性药品的品种及管理规定。

（左淑芬）

中药管理的有关规定及药品知识产权保护知识

项目说明

本项目共完成三个任务：任务一使学生熟知有关中药的概念及中药的组成部分，了解中药产业现代化以及国家中医药事业发展"十二五"规划，复习《药品管理法》等有关法规对中药管理的相关规定；任务二使学生了解中药材及其质量管理和 GAP 的主要规定及其认证，熟知野生药材资源的保护和利用；任务三通过案例、讲解和讨论使学生掌握中药品种保护的法规，熟知中药管理的有关法规，了解医药知识产权保护的有关内容。

任务一　有关中药的知识

任务目标

- 熟知有关中药的概念及中药的组成部分。
- 了解中药产业现代化。

活动1　案例回放

案例 7-1　使用不符合规定的原料生产药品案

某地食品药品监督管理局执法人员在对当地一家药厂进行 GMP 认证跟踪检查时，在该药厂原料库发现一批用于生产"熊胆川贝口服液"的"川贝母"出现吸湿现象，该批"川贝母"已加工粉碎成粉，共计 170 千克。执法人员对该批"川贝母"进行了抽验，检验结果不符合规定，其水分严重超标。经调查，该批"川贝母"系从合法企业购进，共购进 200 千克，购进时无质量问题，系在购进后由于保管不当导致的吸湿。该批"川贝母"已使用 30千克，用于生产"熊胆川贝口服液"，所生产的药品检验结果符合药品标准规定。随后，药厂负责人配合执法人员积极进行了整改。（资料来源：王三春等，中国医药报，2006-11-2）

●议一议●

该案例中生产中成药的原料药川贝母属于药品中的哪一类？药品法对这类药品的管理是如何规定的？川贝母的质量对熊胆川贝口服液的质量有何影响？

活动2　有关中药的概念及中药的三大组成

●想一想●

根据同学们的讨论引入有关中药的概念及中药的组成部分，我国对中药的管理还有哪些规定呢？

1. 有关中药的概念

中药是以中医药学理论体系的术语表述药物性能、功效和使用规律，并在中医药理论指导下所应用的药物，又称为传统药。

（1）中药材　指植物、动物的药用部分采收后经产地初加工形成的原料药材。

（2）中药饮片　指在中医药理论的指导下，根据辨证施治和调剂、制剂的需要，对中药材进行特殊加工炮制后的制成品。

（3）中成药　是根据疗效确切、应用范围广泛的处方、验方和秘方，具备一定质量规格，批量生产供应的药物。是以中药材为原料配制加工而成的药品。

（4）民族药　指我国某些地区少数民族经长期医疗实践的积累并用少数民族文字记载的药品，在使用上有一定的地域性，如藏药、蒙药等。

资料卡

中药泛指中华民族传统医药，从狭义上讲中药指的是汉民族用药，广义上讲中药包括所有的传统药物，即包括汉民族用药和少数民族用药。

---

2. 中药的组成部分

中药由中药材、中药饮片和中成药组成。

知识链接

中药行业产业可划分为三大部分：第一产业是中药种植业及野生药材资源开发利用保护；第二产业为中药饮片、中成药、中药保健品、中药机械制造业；第三产业为中药商业、科研教育、对外经贸与经济合作以及信息、咨询、技术服务等新兴产业。中药行业三个产业之间是互相促进、协调发展的关系，必须正确认识其各自的特点与作用。

（1）中药材生产　中药材生产作为中药产业发展的基础部分，直接制约着中药其他产业的发展。中药材是中药饮片和中成药生产的原料。质量好的中药材，既是中药饮片、中成药内在质量的根本保证，也是实现中药安全、有效和质量可控的根本保证。因此，中药材质量的高低关系到中药材的供应、质量和临床疗效，关系到整个产业现代化的基础建设，也关系到对外贸易。因此搞好中药材生产和确保其质量是中药产业发展的关键。中药材生产中实行质量管理的规范化是保证中药材质量的根本措施，原国家药品监督管理局于2002年3月18日通过了《中药材生产质量管理规范（试行）》（GAP），并于2002年6月1日起施行。

（2）中药饮片生产　中药饮片既是中药处方中直接入药的药品，又是中成药生产的基本原料，其质量好坏，直接影响中医的临床疗效。中药饮片的生产标准，包括《中国药典》、《全国中药材炮制规范》，还有各省药品监督管理部门制定的《炮制规范》。由于缺乏规范统一的炮制标准和有效的质量控制指标及健全的中药饮片经营管理法，目前我国中药饮片的生产和流通还不同程度上存在一些问题。这不仅制约了整个中药饮片行业的发展，还影响到中医药的发展和广大群众的用药安全。为此，原国家食品药品监督管理局于2004年下发了《关于推进中药饮片等类别药品监督实施GMP工作的通知》，决定于2005年1月1日起对中药饮片的生产全面推行GMP认证，并要求自2008年1月1日起，所有中药饮片生产企业必须在符合GMP的条件下生产，截至2007年底，共有343家饮片生产企业通过了中药饮片GMP认证。为实现这一目标，原国家食品药品监督管理局于2008年2月又下发了《关于加强中药饮片生产监督管理的通知》，通知要求自2008年1月1日起，未获得《药品GMP证书》的中药饮片生产企业一律不得从事中药饮片的生产经营活动。中药饮片经营企业、使用单位（药品生产企业、医疗机构）必须从具有《药品GMP证书》的中药饮片生产企业或具有中药饮片经营资质（批发）的药品经营企业购进饮片。

（3）中成药工业生产　中成药必须由依法取得《药品生产许可证》的企业生产，生产的每一个品种都必须经国家药品监督管理部门批准，发给药品生产批准文号，有法定的生产工艺，其质量符合国家药品标准。

中药以其毒副作用小、价格低、作用肯定而越来越受到世界医药学界的重视。特别是在中国加入了 WTO 的新形势下，中成药已经成为医药行业中具有广阔发展市场的重要领域，中药产业将会成为我国医药工业的重要支柱。但也必须看到，我国中成药企业数量多，总体水平不高，中医药研究基础很薄弱，中药产品技术含量不高，在国际医药市场竞争实力不足。这些问题都有待国家政策的指导和依托科技创新，实施 GAP、GMP 认证，以提高产品质量。

知识链接

中成药生产历史悠久，中成药工业是在公私合营时前店后场的基础上发展起来的，从手工操作逐步走向机械化，至今已具有相当的工业规模。目前，全国中药生产企业 1070 余家，生产中成药品种达 8000 种，其剂型除了传统剂型外，还可以生产包括滴丸、气雾剂、注射剂在内的现代中药剂型 40 余种。

活动 3　了解中药产业现代化及国家中医药事业发展"十二五"规划

1. 中药现代化的含义

中药现代化就是将传统中医药的优势、特色与现代科学技术相结合，以适应当代社会发展需求的过程。

2. 中药现代化的目标和措施

为了促进我国中药现代化的进程，2002 年 11 月国务院办公厅批转科技部等八部门共同制定的国家第一部中药现代化发展的纲领性文件《中药现代化发展纲要》（2002～2010 年）发布，这是我国中药管理上的重要里程碑。该纲要标志着我国中药产业将依靠科技进步与技术创新，走上一条健康有序的发展轨道。主要内容如下。

（1）新世纪中药现代化发展的指导思想　继承和发扬中医药学理论，运用科学理论和先进技术，推动中药现代化发展；立足国内市场，积极开拓国际市场。

（2）中药现代化发展的基本原则　主要为：①继承和创新结合；②资源可持续利用和产业可持续发展；③政府引导和企业为主共同推进；④总体布局与区域发展相结合；⑤与中医现代化协同发展。

（3）中药现代化发展的战略目标　主要包括四个方面：①构筑国家现代化中药创新体系；②制定和完善现代中药标准和规范；③开发出一批疗效确切的中药新产品；④形成具有市场竞争优势的现代中药产业，重点扶持一批拥有自主知识产权，具有国际竞争力的大型企业或跨国集团。每个方面的目标都提出了到 2010 年所实现的具体目标。

（4）中药现代化的重要任务及采取的措施　主要包括四个方面：①重视中医药基础理论的研究与创新；②建立科学完善的中药质量标准和管理体系；③加强中药产品研制、开发；④中药资源保护和可持续利用。

知识链接

我国中药现代化自主创新能力正在逐步增强，初步建立了中药产品创新技术平台。2007 年 3 月 21 日，科技部、卫生部、国家中医药管理局、原国家食品药品监督管理局等 16 个部门联合发布了《中医药创新发展规划纲要（2006～2020 年）》，明确了中医药创新发展的指导思想，提出了中医药创新发展的阶段性的总体目标。

2007年7月4日，第一个由中国政府倡议制定的国际大科学工程研究计划——"中医药国际科技合作计划"正式启动。

2008年1月8日，原国家食品药品监督管理局发布施行《中药注册管理补充规定》。该规定注重继承，鼓励创新，对中药改剂型和仿制品种的科学性及合理性提出了更高的要求，引导和鼓励企业开展新药研发，以促进中药新药研制的发展。

2011年12月28日，国家中医药管理局发布《中医药事业"十二五"规划》（以下简称《规划》），该《规划》主要阐明"十二五"期间国家中医药事业发展的总体思路，明确中医药工作重点，是未来五年我国中医药事业发展的纲领性文件，是政府履行制度、规划、筹资、服务、监管等方面职责的重要依据。其中，《规划》提出"十二五"在中药发展方面的主要任务，到2015年，完成第四次全国中药资源普查，初步建成中药资源动态监测与预警网络体系。（全国中药资源普查此前曾开展三次，第三次全国中药普查于1983年开始，至1987年结束。通过普查，确认我国有中药资源12000多种，野生药材总蕴藏量为850万吨，家种药材年产量达30多万吨）。

活动4　复习《药品管理法》及《实施条例》对中药管理的相关规定（内容略）

任务二　GAP及中药材生产质量管理

任务目标

- 了解中药材及其质量管理和GAP的主要规定及其认证。
- 熟知野生药材资源保护和利用。

活动1　中药材及其质量管理

●议一议●

实际观看中药材或利用多媒体观看中药材图片及录像，分组讨论并回答以下问题。

1. 你所观看的这些中药材中，在实际生活中是否见过或听说过？你对这些中药材都有哪些了解？

2. 你还了解哪些中药材？

中药材一方面属于农副产品，一方面又是药品。中药材质量的优劣直接影响着中药饮片和中成药的质量。近年来，城乡集贸市场的繁荣和人们对中药认识的加深使中药材的品种和数量在市场上逐年增加，医药市场因此得以丰富，人民用药也更加方便。然而，唯利是图之人也随之产生，他们置《药品管理法》于不顾，以次充好、以假充真，甚至违法销售禁止交易的中药材品种，严重破坏了中药材资源，扰乱了市场。为此，在国务院的直接领导下，各有关部、委、办、局相继制定了对中药材的管理法规，加强了对中药材的保护、合理开发和生产质量的管理。中药材的生产包括野生药材资源保护和利用及人工种、养。

活动2　野生药材资源的保护和利用

为保护和合理利用我国野生药材资源，国务院制定并于1987年10月30日发布了《野生药材资源保护管理条例》，自1987年12月1日起施行。该条例适用于在我国境内采猎、经营野生药材的任何单位和个人，除国家另有规定外，都必须遵守本规定。

1. 野生药材物种的分级及品种名录

（1）分级　国家重点保护的野生药材物种分三级管理。

一级：濒临灭绝状态的稀有珍贵野生药材物种。有虎、豹、羚羊、梅花鹿。

二级：分布区域缩小、资源处于衰竭状态的重要野生药材物种。如马鹿、林麝、黄连、杜仲、人参等。

三级：资源严重减少的主要常用野生药材物种。如川贝母、肉苁蓉、黄芩等。

（2）名录　国家重点保护的野生药材资源物种名录共收载了野生药材物种 76 种，包括 42 种中药材。其中一级保护的野生药材物种有 4 种，中药材 4 种；二级保护的野生药材物种有 27 种，中药材 17 种；三级保护的野生药材物种有 45 种，中药材 22 种。

2. 对野生药材物种的管理规定

（1）《野生药材资源保护条例》中规定：①一级保护的野生药材物种属于自然淘汰的，其药用部分由各级药材公司负责经营管理，但不得出口。任何单位和个人禁止采猎。②对采猎、收购二级、三级保护野生药材物种的必须按照批准的计划执行。采猎者还必须持有采伐证或狩猎证。二级、三级保护野生药材物种由中国药材公司统一经营管理，其药用部分，除国家另有规定外，实行限量出口。③其余品种由产地县药材公司或其委托单位按计划收购。④对进入野生药材资源保护区从事科研、教学、旅游等活动也做了相应的规定。

（2）1993 年 5 月国务院颁发了《关于禁止犀牛角和虎骨贸易的通知》，禁止了犀牛角和虎骨的一切贸易活动。取消犀牛角和虎骨药用标准，规定今后不得再用犀牛角和虎骨制药。

（3）1993 年 11 月卫生部颁发了《关于对原处方含犀牛角和虎骨的中成药改变成分和更改名称等有关问题的通知》，对处方中有犀牛角和虎骨成分的中成药做了替代或取消等规定。

（4）1995 年 4 月国家中医药管理局、国家医药管理局、卫生部、国家工商行政管理局联合印发了《整顿中药材专业市场的标准》，对整顿和规范现有的中药材专业市场及禁销野生药材做了具体规定。

活动3 《中药材生产质量管理规范（试行）》（GAP）的主要规定及其认证

进入 20 世纪以来，随着人口数量的增加和以中药材为原料的保健品的开发，中药野生资源破坏严重，其数量和质量急剧下降，而中药材的栽培则趁势兴起，并逐渐成为一项朝阳产业。据 2004 年有关统计，目前我国药用植物 1 万余种，药用动物 1500 余种，药用矿物 80 余种，人工成功栽培的药用植物 400 多种。在常用的植物类药材中约有 70％来自人工培植。但是，由于中药材生产规模未能得到有效的控制等诸多原因，我国中药材生产还存在许多问题，如种质不清或退化、种植加工粗放、规格标准不规范、农药残留和重金属超标等，都严重影响了药材的产量和质量。药材质量低劣，难以达到药典的要求。据 2004 年四季度原 SFDA 抽样结果表明，我国中药材的不合格率高达 17.3％以上。这不仅影响了我国中药质量和中医临床疗效，而且制约了我国中药走向世界。为彻底扭转这一局面，规范中药材生产，保证中药材质量，培育出"真实、优质、稳定、可控"的中药材，推进中药标准化、现代化进程，原国家药品监督管理局于 2002 年 4 月 17 日颁布了《中药材生产质量管理规范（试行）》，自 2002 年 6 月 1 日起施行。该规范是中药材生产和质量管理的基本准则，适用于中药材生产企业（以下简称生产企业）生产中药材（含植物、动物药）的全过程。生产企业应运用规范化管理和质量监控手段，保护野生药材资源和生态环境，坚持"最大持续产量"原则，实现资源的可持续利用。

1. 药用植物栽培管理

（1）产地生态环境　中药材的生产产地环境应符合国家相应标准：空气应符合大气环境

质量二级标准；土壤应符合土壤质量二级标准；灌溉水应符合农田灌溉水质量标准；药用动物饮用水应符合生活饮用水质量标准，药用动物养殖企业应满足动物种群对生态因子的需求及与生活、繁殖等相适应的条件。

（2）药用植物栽培管理　由于植物中的化学成分受其生长环境、季节及地理位置等因素的影响，所以要根据药用植物生长发育要求，确定栽培适宜区域，并制定相应的种植规程，包括种质和繁殖材料，施肥种类、时间和数量，适时、合理灌溉和排水，田间管理，合理采用农药等。

（3）药用动物养殖管理　根据药用动物生存环境、食性、行为特点及对环境的适应能力等，确定相应的养殖方式和方法，制定相应的养殖规程和管理制度。

2. 采收与初加工

野生或半野生药用动植物的采集应坚持"最大持续产量"原则，应有计划地进行野生抚育、轮采与封育，以利生物的繁衍与资源的更新。根据产品质量及植物单位面积产量或动物养殖数量，并参考传统采收经验等因素确定适宜的采收时间（包括采收期、采收年限）和方法。

3. 包装、运输与贮藏

（1）包装　包装前应检查并清除劣质品及异物。包装应按标准操作规程操作，并有批包装记录。包装上附有质量合格的标志，所使用的包装材料符合药材质量要求。

（2）运输　药材批量运输时，不应与其他有毒、有害、易串味的物质混装。运载容器应具有较好的通气性，以保持干燥，并应有防潮措施。

（3）贮藏　药材仓库应通风、干燥、避光，必要时安装空调及除湿设备，并具有防鼠、虫、禽畜的措施。地面应整洁、无缝隙、易清洁。药材应存放在货架上，与墙壁保持足够距离，并定期检查。在应用传统贮藏方法的同时，应注意选用现代贮藏保管新技术、新设备。

4. 质量管理

生产企业应设质量管理部门，负责中药材生产全过程的监督管理和质量监控。药材包装前，质量检验部门应对每批药材，按中药材国家标准或经审核批准的中药材标准进行检验，不合格的中药材不得出场和销售。

5. 人员和设备

（1）人员　生产企业的技术负责人应有药学或农学、畜牧学等相关专业大专以上学历，并有药材生产实践经验。对从事中药材生产的有关人员应定期培训与考核。

（2）设备　生产企业生产和检验用的仪器、仪表、量具、衡器等其适用范围和精密度应符合生产和检验的要求，有明显的状态标志，并定期校验。

6. 文件管理

生产企业应有生产管理、质量管理等标准操作规程。每种中药材的生产全过程均应详细记录，必要时可附照片或图像。所有原始记录、生产计划及执行情况、合同及协议书等均应存档，至少保存5年。档案资料应有专人保管。

知识链接

2003年9月，原国家食品药品监督管理局颁布了《中药材生产质量管理规范认证管理办法》和《中药材GAP认证检查评定标准（试行）》，并于2003年11月正式启动了GAP试点认证工作，2004年3月16日原SFDA颁布了第1号中药材GAP检查公告，首批通过认证的有天士力药业、吉林西洋参集团、北京同仁堂等8家企业。中药材GAP认证从2004年至2012年5月7日，发布了16个公告，共有70余家企业（不计重复）、95个基地、60多个中药材品种通过中药材GAP认证。

任务目标

- 了解我国知识产权保护的现状及医药知识产权保护。
- 了解 WTO 关于医药知识产权保护。
- 掌握《中药品种保护条例》的主要规定。

活动1　我国知识产权保护的现状及医药知识产权保护

案例7-2　桂发祥公司捍卫知识产权案

桂发祥公司生产的麻花是天津的特色糕点，桂发祥十八街的字号已经有了上百年的历史，是我国著名的老字号。2003年，桂发祥公司偶然发现一家公司在加拿大注册了"桂发祥十八街"这个商标。令人惊讶的是，注册这个商标的公司名字就叫"中华老字号公司"。

"中华老字号公司"是一家加拿大企业，他们的主营业务居然就是明目张胆地在加拿大抢注中华老字号，面对这种行为，桂发祥公司向加拿大商标注册局提出了异议。2003年10月，加拿大商标局组织了一场答辩，但是中华老字号公司没有参加，加拿大商标局视为弃权，在这种情况下，桂发祥公司赢回了本就属于自己的商标。（资料来源：www.cctv.com 2007-05-08）

● **想一想** ●

商标属于知识产权吗？该案例中的桂发祥公司是通过什么手段赢回了自己的商标？

1. 知识产权的概念及特征

知识产权是对包括著作权、专利权、商标权、发明权、发现权、商业秘密、商业标记、地理标记等科学技术成果权在内的一类民事权利的统称。知识产权通常被称为无形资产，与动产、不动产并称为人类财产的三大形态。知识产权具有无形性、法定性、专有性、地域和时间的有限性、可复制性（公开性）等特征。

资料卡

目前世界各国知识产权保护制度主要有三大体系，即专利制度、版权制度和商标制度。

2. 药品的知识产权保护

药品知识产权，是人们对在医药领域中所创造的一切智力劳动成果依法享有的权利的统称。从知识产权的范围划分，医药知识产权包括专利和技术秘密、商标和商业秘密、版权三大类。

（1）医药专利保护

知识链接

实施药品专利保护是国际上对药品进行知识产权保护的主要手段，目前世界上已有90多个国家和地区实行了药品专利保护。我国药品专利保护起步较晚，1985年开始实施《专利法》，1993 年才开始有实质性的药品专利保护。而真正实施医药专利保护的标志是 2002 年 12 月 1 日起《药品注册管理办法（试行）》的施行，它意味药品行政保护全面让位于专利保护。现行《药品注册管理办法》自 2007 年 10 月 1 日起施行。

① 专利的概念。专利是指由政府机关根据发明人的申请，认为其发明符合法律规定的条件而授予发明人的一种独占的权利。

② 医药专利的类型。医药领域与其他技术领域一样，专利也分发明、实用新型及外观设计三类。

a. 医药发明专利。医药领域可授予专利权的发明也分为产品发明和方法发明，主要有合成药及合成方法发明，药物制剂及制备工艺、配方发明，生化药及生物技术发明，天然药物及提取方法发明等，及医疗器械、设备发明等。

b. 实用新型。医药领域中的实用新型专利，主要有：某些与功能有关的药物剂型、形状、结构的改变，如新的药物剂型，尤以避孕药及药具居多；诊断用药的试剂盒与功能有关的形状、结构；生产药品的专用设备；某些药品的包装容器的形状、结构；某些医疗器械的新构造等。

制剂方面的实用新型，指某些与功能相关的药物剂型、形状、结构的改变，某些医疗器械的新构造等。

c. 外观设计。医药外观设计可授予专利权的主要是药品外观或包装容器外观等，包括有形药品的新造型或其与图案、色彩的搭配与组合；新的盛放容器，如药瓶、药袋、药品瓶盖等；富有美感和特色的说明书、容器等；包装盒等。

案例 7-3 "999 皮炎平" 引发特有名称包装装潢纠纷

2007 年 9 月，北京市海淀区人民法院受理了三九企业集团、三九医药股份有限公司状告北京京卫元华医药科技有限公司第四京卫大药房（被告一）、北京京卫元华医药科技有限公司（被告二）、沈阳药大药业有限责任公司（被告三）仿冒知名商品特有名称包装装潢一案。

原告诉称，原告三九企业集团（深圳南方制药厂）早在 1987 年上市了命名为 "999 皮炎平" 的复方醋酸地塞米松乳膏药品，该药品一面世便使用了自己的包装装潢。因原告产品质量好、销量多、宣传力度大，该包装装潢深得消费者的喜欢。原告三九医药股份有限公司依法注册并上市以后，原告三九企业集团将 "999 皮炎平" 复方醋酸地塞米松乳膏药品的生产销售交由三九医药股份有限公司承担，"999 皮炎平" 复方醋酸地塞米松乳膏药品因持续大量的销售并保持一贯特有的包装装潢风格行销国内外，曾经取得数亿元年销售额的业绩。

2005 年以来，原告陆续通过销售渠道和客户的反馈发现，被告三未经原告的许可在其生产销售的复方醋酸地塞米松乳膏药品上使用与原告的知名商品 "999 皮炎平" 复方醋酸地塞米松乳膏药品极其近似的包装装潢，并且未经原告一许可生产销售的 "复方醋酸地塞米松乳膏" 药品已经行销全国，造成严重的市场混乱，导致原告正宗商品 "999 皮炎平" 复方醋酸地塞米松乳膏药品销售量的减少、商品声誉下降，造成极大的经济损失。遂将三被告告上了法院。（资料来源：肖宁，中国医药报，2007-09-06）

　　③ 专利权人的权利

　　a. 禁止他人未经专利权人许可实施其专利的权利；b. 进口权的规定；c. 许可他人实施其专利权的权利；d. 转让其专利权的权利；e. 注明标记的权利。

　　④ 专利权人的义务。专利权人在享有权利的同时，负有实施其专利发明创造的义务和缴纳年费的义务。

　　⑤ 专利权的期限。《专利法》规定：医药发明专利权的期限为 20 年，实用新型专利权和外观设计专利权的期限为 10 年，均自申请之日起计算。

　　（2）药品的商标保护　我国《商标法》第五条规定：国家规定必须使用注册商标的商品，必须申请商标注册，未经核准注册的，不得在市场销售。《商标法实施细则》规定：国家规定并由国家工商行政管理局公布的人用药品和烟草制品，必须使用注册商标。由此可见，对药品实行商标保护，是我国法律强制性的规定。

　　① 商标的概念。商标是商品生产者或经营者为了使自己销售的商品，在市场上同其他商品生产者或经营者的商品相区别，而使用的一种标记。这种标记通常用文字、图形或文字、图形的组合构成。

　　② 商标权。商标权是商标所有人依法对自己注册的商标享有的专用权，又称商标专用权。商标专用权包括：独占使用权、禁止权、转让权、许可使用权。

　　③ 商标注册的原则。《商标法》对规定商标注册的原则包括：在先申请原则、自愿注册与强制注册相结合原则、集中注册原则。

　　④ 商标权的保护期。我国《商标法》规定，注册商标的有效期为十年，自核准注册之日起计算。注册商标有效期满，需要继续使用的，应当在期满前六个月内申请续展注册；在此期间未能提出申请的，可以给六个月的宽展期。宽展期满仍未提出申请的，注销其注册商标。每次续展注册的有效期为十年。

　　⑤ 药品商品名称的商标化。国务院有关部门颁发的《药品命名原则》规定：药品可另有专用的商品名，但药品商品名（包括外文名和中文名）一律不得用作药品通用名。药品的通用名及其专用词干的英文及译名均也不得作为商品名或用以组成商品名，用于商标注册。由于药品的商品名称是企业为自己的产品命名的专有名称，因此可以用于商标注册。

　　（3）药品的行政保护　包括涉外药品行政保护、中药品种的行政保护和新药保护。

知识链接

　　涉外药品行政保护，是指依据 1993 年国务院批转原国家医药管理局发布的《药品行政保护条例》及《药品行政保护条例实施细则》，采取行政手段，对符合一定条件的外国专利药品及其制备方法，给予的一种特殊的药品知识产权保护。根据条例的规定，从 1993 年 1 月 1 日起，我国对符合一定条件的国外药品予以行政保护。保护期为 7 年零 6 个月，自药品行政保护证书颁发之日起生效。《药品行政保护条例》及其实施细则的产生及作用具有一定的历史性，逐渐被医药专利保护所取代。

　　2002 年颁布的《药品管理法实施条例》第 34 条规定，为了保护公众的健康，对批准生产的新药设立监测期，在监测期内的新药，国务院药品监督管理部门不批准其他企业生产和进口。这对我国生产上市的新药实际上是一种保护。

活动2   WTO 关于医药知识产权保护

1985 年，以美国、瑞士为代表的 20 个国家提出将"知识产权与贸易"、"服务贸易"、"投资保护"作为三个新议题列入原贸易总协定（GATT）多边谈判范围，引发 1986 年开始的乌拉圭回合谈判。1991 年发达国家与有关发展中国家最终就知识产权问题达成协议，签订了"与贸易有关的知识产权协议"（TRIPS），从而把知识产权与贸易相联系，使货物贸易、服务贸易与贸易有关的知识产权一起成为 WTO 的三大支柱，促成了 WTO 于 1995 年 1月 1 日正式成立，取代了原关贸总协定。WTO 是世界各国、地区间管理贸易政策的国际机构，在商品、服务以及知识产权等的国际贸易、交流与协作方面发挥着经济联合国的作用，是 20 世纪以来新的世界性多边贸易体制的典型体现。

与贸易有关的知识产权协议（TRIPS）的目标和宗旨是：减少对国际贸易的扭曲和阻塞，促进对知识产权国际范围内更充分、有效的保护，确保知识产权的实施及程序不会对合法贸易构成壁垒。其特点是：内容涉及广（几乎涉及知识产权的各个领域），保护水平高，把履行协议保护产权与贸易制裁紧密结合在一起，已成为知识产权国际保护体系的核心。

与贸易有关的知识产权协议（TRIPS）对制药生产企业影响最大，TRIPS 协定几乎涵盖了制药业在全球所有类型的知识产权保护的最低标准，包括基本准则、技术标准、专利使用、强制性执行、争端的解决等。

活动3   《中药品种保护条例》的主要规定

案例 7-4

日本在六神丸的基础上开发出救心丸，年销售额达几亿美元；韩国的牛黄清心液，源自于我国的牛黄清心丸；日本 TeikokuSeiyaku 公司向美国申请了治疗溃疡性结肠炎的专利，明确对以芍药为活性成分的加味逍遥散、当归芍药汤、芍药甘草汤、桂枝茯苓丸 4 个复方进行保护，并且获得了专利授权。一些发达国家利用自己的技术、资金等优势，在不遗余力地研究中药，甚至把研究所搬到了我国。（资料来源：杨卫青等，中国医药报，2007-04-28）

●想一想●
中药知识产权的大量流失，使得我国的中药业面临危机，如何保护中药知识产权？

实施中药品种保护，是我国药品管理史上的一大突破，也是保护知识产权、振兴中医药事业的重大举措。随着我国加入 WTO，中药的重要性和对其品种进行保护的重要性更为突出，为了加强对中药知识产权的保护，保护中药生产企业的合法权益，提高中药品种质量，促进中药事业的发展，国务院于 1992 年颁布了《中药品种保护条例》（以下简称《条例》），1993 年 1 月 1 日起实施。《条例》的主要内容如下。

1.《条例》的适用范围

本条例适用于中国境内生产制造的中药品种，包括中成药、天然药物的提取物及其制剂和中药人工制成品。

申请专利的中药品种，依照专利法的规定办理，不适用本《条例》。

2. 中药保护品种的范围和等级划分

（1）保护范围   必须是列入国家药品标准的品种。

（2）等级划分及保护期   受保护的中药品种分为一级、二级。一级保护品种的保护期限分别为 30 年、20 年、10 年；二级保护品种的保护期限为 7 年。保护期满需要延长保护期的，由生产企业在该品种保护期满前六个月依照《条例》规定的程序申报，由国家药品监管部门确定延长的保护期限，不得超过第一次批准的保护期限。

①申请一级保护的品种应具备的条件。符合下列条件之一的中药品种，可以申请一级保护：a. 对特定疾病有特殊疗效的；b. 相当于国家一级保护野生药材物种的人工制成品；c. 用于预防和治疗特殊疾病的。

②申请二级保护的品种应具备的条件。符合下列条件之一的中药品种，可以申请二级保护：a. 符合本《条例》第六条规定的品种或者已经解除一级保护的品种；b. 对特定疾病有显著疗效的；c. 从天然药物中提取的有效物质及特殊制剂。

3. 中药保护品种的保护措施

①中药一级保护品种的处方组成、工艺制法，在保护期限内由获得《中药保护品种证书》的生产企业和有关的药品监督管理部门、单位和个人负责保密，不得公开。负有保密责任的有关部门、企业和单位应当按照国家有关规定，建立必要的保密制度。向国外转让中药一级保护品种的处方组成、工艺制法的，应当按照国家有关保密的规定办理。

②除临床用药紧缺的中药保护品种另有规定外，被批准保护的中药品种，在保护期内仅限于由获得《中药保护品种证书》的企业生产。

③对已批准保护的中药品种如果在批准前是由多家企业生产的、其中未申请《中药保护品种证书》的企业应当自公告发布之日起六个月内向国家药品监督管理部门申报，并按本《条例》的规定提供有关资料，经指定药品检验机构对该申报品种进行质量检验。对达到国家药品标准的，由国家药品监督管理部门批准后，补发《中药保护品种证书》。对未达到国家药品标准的，依照药品管理的法律、行政法规的规定撤销该中药品种的批准文号。

④中药保护品种在保护期内向国外申请注册的，须经国家药品监督管理部门批准。

知识链接

中药品种保护制度推动了中药整体质量水平的提高和科技进步，提高了中药生产的集约化水平，截至 2007 年底，我国先后公布 2469 个国家中药保护品种（资料来源：国务院新闻办公室，《中国的药品安全监管状况》白皮书）。根据药监局网站的数据，截止 2011 年 10 月，我国中药保护品种共有 4453 种。

思考题

1. 什么是中药、中药材、中药饮片、中成药？
2. 中药由哪几部分组成？其产业是如何划分的？
3. 中药产业发展的基础是什么？它对中成药生产有什么影响？
4. GAP 有什么作用？适用于什么范围？它从中药材生产的哪些环节做了规范性的规定？
5. 简述中药保护品种的范围及申请保护的条件。
6. 简述国家重点保护野生药材物种的分级情况和一级保护药材的名称。
7. 知识产权有哪些特征？药品知识产权分哪几大类？
8. 授予专利权应符合哪些条件？药品专利分为几类？
9. 药品专利保护和商标保护的保护期各是多长时间？从何时开始计算？

（刘晓竹）

第二部分　选讲内容

项目八

学习各级药事管理组织及其职能

项目说明

药事管理组织是药事管理活动中的重要组成部分，通过对本项目的学习使学生能够对我国药品监督管理机构有全面的认识。本项目分为四个任务：任务一使学生认识我国药品监督管理组织；任务二了解我国药学社团组织；任务三使学生了解国外药品管理机构；任务四通过案例分析使同学们熟悉我国执业药师制度。

任务一　学习各级药品监督管理行政机构和技术机构及其职能

任务目标

- 了解我国药事管理组织体系构成。
- 熟知国家和省药品监督管理部门机构设置和职能。
- 了解各级药品检验机构的性质和职责。

活动1　了解药品监督管理组织

案例 8-1　行业专家：如何从根子上灭掉"铬超标胶囊"

2012 年 4 月，针对"铬超标胶囊"事件，各路专家纷纷高调亮相，通过媒体不断发布权威信息，让公众及时了解"铬超标胶囊"事件的有关真实情况，在很大程度上消除了公众的恐慌心理，起到了安抚民心的作用。能否从根子上灭掉"铬超标胶囊"？中国医药包装协会副会长、空心胶囊专业委员会主任张世德先生认为：从根子上彻底铲除"铬超标胶囊"是可行的。具体建议是，化危为机。通过政府监管部门的严厉整顿，对小、散、乱的无证企业彻底关停并转，推动一批诚信度高、产品质量可靠的企业扩大再生产，做大规模，降低能耗，减少污染。提高行业的集中度也易于监管，从顶层设计上灭掉"铬超标胶囊"。建立全民监管的联动机制，约束胶囊生产厂家，确保胶囊产品的安全和质量。对于违规企业，主动检举，清理门户，通过媒体曝光、监管部门严厉打击的方式，让不法之徒倾家荡产，彻底出局。（资料来源：傅立波，人民网，2012-4-24）

我国现行的药品监督管理组织，包括药品监督管理行政机构、药品检验机构、国家食品药品监督管理总局直属机构。食品药品监督管理组织体系见图 8-1。

活动2　熟知药品监督管理行政机构设置及职责

1. 国家食品药品监督管理总局

1998 年，在政府机构改革中，国务院为了加强对药品监督管理工作的领导，组建直属国务院领导的机构——国家药品监督管理局（简称 SDA）。2003 年 3 月，在国家药品监督管

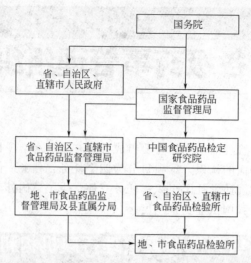

图 8-1　我国现行食品药品监督管理组织体系图

理局基础上组建国家食品药品监督管理局（简称 SFDA），为国务院的直属局。2008 年 3 月，国家食品药品监督管理局（副部级）改由卫生部管理的国家局。2013 年 3 月，组建国家食品药品监督管理总局（简称 CFDA），直属国务院。

（1）主要职责

① 制定药品、医疗器械、化妆品和消费环节食品安全监督管理的政策、规划并监督实施，参与起草相关法律法规和部门规章草案。

② 负责消费环节食品卫生许可和食品安全监督管理。

③ 制定消费环节食品安全管理规范并监督实施，开展消费环节食品安全状况调查和监测工作，发布与消费环节食品安全监管有关的信息。

④ 负责化妆品卫生许可、卫生监督管理和有关化妆品的审批工作。

⑤ 负责药品、医疗器械行政监督和技术监督，负责制定药品和医疗器械研制、生产、流通、使用方面的质量管理规范并监督实施。

⑥ 负责药品、医疗器械注册和监督管理，拟订国家药品、医疗器械标准并监督实施，组织开展药品不良反应和医疗器械不良事件监测，负责药品、医疗器械再评价和淘汰，参与制定国家基本药物目录，配合有关部门实施国家基本药物制度，组织实施处方药和非处方药分类管理制度。

⑦ 负责制定中药、民族药监督管理规范并组织实施，拟订中药、民族药质量标准，组织制定中药材生产质量管理规范、中药饮片炮制规范并监督实施，组织实施中药品种保护制度。

⑧ 监督管理药品、医疗器械质量安全，监督管理放射性药品、麻醉药品、毒性药品及精神药品，发布药品、医疗器械质量安全信息。

⑨ 组织查处消费环节食品安全和药品、医疗器械、化妆品等的研制、生产、流通、使用方面的违法行为。

⑩ 指导地方食品药品有关方面的监督管理、应急、稽查和信息化建设工作。

⑪ 拟订并完善执业药师资格准入制度，指导监督执业药师注册工作。

⑫ 开展与食品药品监督管理有关的国际交流与合作。

⑬ 承办国务院及卫生部交办的其他事项。

（2）内设机构　根据上述职责，国家食品药品监督管理总局设 12 个内设机构：①办公室（规划财务司）；②政策法规司；③保健食品化妆品监管司；④食品安全监管司；⑤药品注册司（中药民族药监管司）；⑥医疗器械监管司；⑦药品安全监管司；⑧稽查局；⑨人事司；⑩国际合作司（港澳台办公室）；⑪直属机关党委；⑫驻局纪检组监察司；⑬离退休干部局。

2. 省级及市、县级食品药品监督管理局

省、自治区直辖市食品药品监督局（以下简称省食品药品监督管理局），为同级人民政府的工作部门，对省以下药品监督管理系统实行垂直管理，履行法定的药品监督管理职能。

地（州、盟）、地级市根据工作需要，设置药品监督管理局，为省药品监督管理局的直属机构。直辖市及较大城市所设的区，根据工作需要，可设药品监督管理分局，为上一级药品监督管理机构的派出机构。主要职责是在上一级药品监督管理机构的领导下，负责本行政区域内药品监督管理工作，领导下属机构开展药品监督管理业务。

药品监督管理任务重的县（市），根据工作需要设置药品监督管理分局，并加挂药品检验机构牌子，为上一级药品监督管理机构的派出机构。主要职责是在上一级药品监督管理机构的领导下，负责本行政区域内药品监督管理工作。

活动3 了解药品检验机构和 CFDA 的直属技术机构

1. 药品检验机构

我国药品检验机构设置为四级，即中国食品药品检定研究院、各省（自治区、直辖市）级药品检验所、市（州、盟）级药品检验所和县级药品检验所。药品检验机构为同级药品监督管理机构的直属事业单位。

（1）中国食品药品检定研究院（医疗器械标准管理中心）（http://www.nicpbp.org.cn） 中国食品药品检定研究院（简称中检院，原名中国药品生物制品检定所），是国家检验药品生物制品质量的法定机构和最高技术仲裁机构。其主要职责是依照《药品管理法》及有关法规承担实施药品、生物制品、医疗器械、食品、保健食品、化妆品、实验动物、包装材料等多领域产品的审批注册检验、进口检验、监督检验、安全评价及生物制品批签发，负责国家药品、医疗器械标准物质和生产检定用菌毒种的研究、分发和管理，开展相关技术研究工作。承担全国食品药品监管系统检验检测机构的业务指导、规划工作，承担保健食品、化妆品审批所需的检验检测工作，负责进口药品注册检验及其质量标准复核工作。

（2）省、自治区、直辖市食品药品检验所　省、自治区、直辖市食品药品检验所是省级人民政府药品监督管理部门设置的药品技术监督机构，其主要职责是依照《药品管理法》及有关法规负责本辖区的药品生产、经营、使用单位的药品检验和技术仲裁等。

2. CFDA 的主要直属技术机构

（1）国家药典委员会（http://www.chp.org.cn）　国家药典委员会（原名称为卫生部药典委员会）成立于 1950 年，根据《药品管理法》的规定，负责组织编纂《中华人民共和国药典》及制定、修订国家药品标准，是法定的国家药品标准工作专业技术机构。1998 年 9 月，更名为国家药典委员会。

国家药典委员会由全国著名的中西医药专家组成，每 5 年换届一次。药典委员会的常设办事机构，实行秘书长负责制。

（2）药品审评中心（http://www.cde.org.cn）　国家食品药品监督管理总局药品审评中心是国家食品药品监督管理总局药品注册技术审评机构，负责对药品注册申请进行技术审评。

（3）国家中药品种保护审评委员会办公室（保健食品审评中心）（http://www.zybh.gov.cn/）承担国家中药品种保护、保健食品、化妆品行政审批的技术审评工作。

（4）药品评价中心（国家药品不良反应监测中心）（http://www.cdr.gov.cn）　承担全国药品不良反应、医疗器械不良事件监测与评价的技术工作及其相关业务组织工作，对省、自治区、直辖市药品不良反应、医疗器械不良事件监测与评价机构进行技术指导和不良反应的发布。

（5）药品认证管理中心（http://www.ccd.org.cn）　参与制定、修订《药物非临床研究质量管理规范》（GLP）、《药物临床试验质量管理规范》（GCP）、《药品生产质量管理规范》（GMP）、《中药材生产质量管理规范》（GAP）和《医疗器械生产质量管理规范》（医疗器械 GMP）及其相应的实施办法；对依法向国家食品药品监督管理总局申请 GMP 认证的药品、医疗器械生产企业、GAP 认证的企业（单位）和 GCP 认定的医疗机构实施现场检查等相关工作，对药品研究机构组织实施 GLP 现场检查等相关工作；对有关取得认证证书的单位实施跟踪检查和监督抽查；负责对省（自治区、直辖市）食品药品监督管理局药品认证机构的技术指导。

（6）医疗器械技术审评中心（http://www.cmde.org.cn）　负责对申请注册的境内医疗器械第三类产品和进口医疗器械产品进行技术审评。

（7）其他直属单位　执业药师资格认证中心、中国药学会、高级研修学院、南方医药经济研究所、投诉举报中心、中国医药报社等。

任务二　了解我国药学社团组织

任务目标

• 了解药学社会团体。

1. 中国药学会（http://www.cpa.org.cn）

中国药学会成立于 1907 年，是我国成立较早的学术性社会团体之一。中国药学会是依法成立的由全国药学科学技术工作者组成的具有学术性、公益性、非营利性的社会团体，是民政部批准登记的法人社会团体，是中国科学技术协会的组成部分，是党和政府联系药学科学技术工作者的桥梁和纽带，是推动中国药学科学技术事业发展的重要社会力量。

2. 药学协会

我国的药学协会主要包括中国医药企业管理协会、中国非处方药物协会、中国化学制药工业协会、中国医药商业协会、中国医药教育协会和中国执业药师协会等。

① 中国医药企业管理协会（http://www.cpema.org） 中国医药企业管理协会成立于1985年7月，中国医药企业家协会成立于1988年11月。中国医药企业管理协会与中国医药企业家协会合署办公（即两块牌子一套班子），简称为中国医药企协。两个协会都是全国性的、非营利性的社会团体法人组织。

② 中国非处方药物协会（http://www.cnma.org.cn） 中国非处方药物协会（简称OTC协会），成立于1988年5月，由非处方药（OTC）相关领域的生产企业、分销企业、研究、教育机构及媒体等单位组成。协会宗旨是面向医药行业，为会员服务，努力促进和提高我国非处方药物生产和经营管理水平。

③ 中国化学制药工业协会（http://www.cpia.org.cn） 中国化学制药工业协会（简称"CPIA"）成立于1988年9月，主要由从事（化学）药品生产的多种经济类型的骨干企业（集团）、地区性医药行业协会、医药研究及设计单位和大中专院校等组成。

④ 中国医药商业协会（http://www.capc.org.cn） 成立于1989年，是医药商业相关企事业单位自愿结成的行业性、全国性、非营利性社会组织，协会的宗旨是为政府、行业和企业服务，促进医药经济和医药产业健康、稳定、可持续发展。

⑤ 中国医药教育协会（http://www.cmea.org.cn） 中国医药教育协会是经中华人民共和国民政部批准的国家一级协会，成立于1992年，是全国性医药教育学术性社团组织。其宗旨是：全面贯彻国家医药教育、药品监管、医药卫生工作方针和政策、法规，坚持以人为本的科学发展观，组织会员单位不断创新，共同发展医药教育事业，提高医药从业人员的素质，为实现医药现代化服务。

⑥ 中国执业药师协会（http://www.clponline.cn） 中国执业药师协会（英文缩写：CLPA），经民政部批准于2003年2月22日正式成立。接受国家药品监督管理部门的业务指导和国务院民政部门的监督管理。中国执业药师协会是由与执业药师相关的个人及从事药品生产、经营、使用、教育、科研的企事业单位及相关团体自愿结成的专业性、全国性、非营利性的社会组织。其宗旨是：遵守宪法、法律、法规和国家政策，遵守社会道德风尚；自律、维权、协调、服务。致力于加强执业药师队伍建设与管理，维护执业药师的合法权益；增强执业药师的法律、道德和专业素质，提高执业药师的执业能力；保证药品质量和药学服务质量，保证公众合理用药；为我国人民的健康服务。

任务三　了解国外药事管理机构

任务目标

- 了解美国、日本药品监督管理机构。
- 了解世界卫生组织。

药事管理体制中药品质量监督管理体制是核心，对药品生产、流通和药学教育、科技管理体制的影响很大。国外药品质量监督管理体制与卫生事业管理体制密切相关，药品质量监督管理机构均设置在卫生行政部门。本任务主要介绍美国和日本的药品监督管理体制及机构，以及世界卫生组织。

活动1　美国药品监督管理机构和日本药品监督管理机构

1. 美国

美国卫生与公共服务部（简称HHS）下设的食品和药品管理局（简称FDA），负责全国食品、人用药品、兽用药品、医疗器械用品、食品添加剂、化妆品等的监督管理。

2. 日本

根据日本《药事法》，药品和药事监督管理层次分为中央级、都道府县级和市町村级三级。权力集中于中央政府厚生省药务局，地方政府为贯彻执行权。

活动2　世界卫生组织

世界卫生组织（WHO）是联合国专门机构，1948年成立，总部设立在日内瓦，下设三个主要机构：世界卫生大会、执行委员会及秘书处。WHO的宗旨是"使全世界人民获得可能的最高水平的健康"。

WHO总部秘书处设有总干事办公室，有总干事和5名助理总干事，每位助理总干事分管若干处。有关药品方面由"诊断、治疗和康复技术处"管理。

任务四　学习我国执业药师资格制度

任务目标

- 了解执业药师资格制度的概念。
- 熟知我国执业药师资格制度。

活动1　案例分析

案例8-2　没有执业药师就没有全民用药安全

随着药品分类管理制度的不断推进，以及"大病进医院，小病去药店"的理念逐渐被人们认同，去药店购药正成为人们防病、治病、自我保健的快捷途径。但药品毕竟具有特殊性，"是药三分毒"，要确保广大群众用药安全、有效，最大限度地减少不良反应的发生，执业药师不可或缺。正如国家食品药品监督管理总局相关负责人指出的："没有执业药师就没有全民用药安全。"

一位女青年服用药店店员推荐的化痔片后，月经阻断，当问及当初向她荐药的店员，该店员张口结舌，无言以对，很多店员并不知晓这些药学知识，因此荐错药的事时有发生。

公务员张某，因患尿路感染，持处方到药店购买头孢氨苄胶囊，接待她的审方药师是未通过执业药师资格考试的普通药师。患者买完药后，该药师竟然又叮嘱她说，抗生素都反胃，最好饭后服用。岂不知头孢氨苄胶囊饭后服影响吸收，会使治疗效果降低，空腹服用才能达到疗效。

退休职工刘某胃胀冷痛，泛吐清水，听朋友说，吃阴虚胃痛颗粒效果不错，便到药店询问店员。也许该店员不知道"阴虚则热，阳虚则寒"的理论，竟"照单卖药"，可实际上，该药并不对症。

从上面三个案例不难看出，与执业药师相比，普通药师的药学知识仍然有一定差距；而营业员更是缺乏基本的药学知识，难以正确荐药。因此药店必须配备具有审方和药学服务能力的执业药师，并赋予其相应的权利。（资料来源：中国医药报，赵成林，2006年5月15日）

●**想一想**●

执业药师在药店经营中所起的作用是什么？

活动2 熟知我国执业药师资格制度

1. 我国执业药师的概念

我国《执业药师资格制度暂行规定》（1999年修订）第三条规定：执业药师是经全国统一考试合格，取得《执业药师资格证书》并经注册登记，在药品生产、经营、使用单位中执业的药学技术人员。由上可见，不同的国家对药师法律规定的不同，形成了不同的执业药师概念，但对药师管理的核心是一样的，即：通过考试，取得执照，经过注册。与美国、日本等国家不同的是，我国执业药师的规定不仅限于调剂和分发药品，而是普及到药品的生产、经营、使用等关系药品质量的各个领域。另外，为发扬我国中医药传统，我国的执业药师按专业分为药学和中药学两类。

2. 我国执业药师资格制度的性质

资料卡

（1）职业资格 是对从事某一职业所必需的学识、技术、能力的基本要求。职业资格包括：从业资格和执业资格。

（2）从业资格是指从事某一专业（工种）资格的起点标准。

（3）执业资格指政府对某些责任较大、社会通用性强、关系公共利益的行业实行准入控制，是依法独立开业或从事某一特定专业学识、技术、能力的必备标准。

执业药师资格制度是国家对药学这一关系到人们身体健康、社会公共利益的职业和从事这一职业的技术人员实行的一种职业准入控制。执业药师资格制度是我国实施职业资格制度的重要内容。《执业药师资格制度暂行规定》指出，国家实行执业药师资格制度，纳入全国专业技术人员执业资格制度统一规划的范围，并规定，凡从事药品生产、经营、使用的单位均应配备相应的执业药师，并以此作为开办药品生产、经营、使用单位的必备条件之一。

资料卡

1. GMP（2010年版）规定：（1）生产管理负责人应当至少具有药学或相关专业本科学历（或中级专业技术职称或执业药师资格），具有至少三年从事药品生产和质量管理的实践经验，其中至少有一年的药品生产管理经验，接受过与所生产产品相关的专业知识培训。（2）质量管理负责人应当至少具有药学或相关专业本科学历（或中级专业技术职称或执业药师资格），具有至少五年从事药品生产和质量管理的实践经验，其中至少一年的药品质量管理经验，接受过与所生产产品相关的专业知识培训。

2. GSP（2013年版）规定：药品批发企业的质量负责人应当具有大学本科以上学历、执业药师资格和3年以上药品经营质量管理工作经历，在质量管理工作中具备正确判断和保障实施的能力。企业质量管理部门负责人应当具有执业药师资格和3年以上药品经营质量管理工作经历，能独立解决经营过程中的质量问题。

药品零售企业负责人是药品质量的主要责任人。企业法定代表人或者企业负责人，应当具备执业药师资格。企业应当按照国家有关规定配备执业药师，负责处方审核，指导合理用药。

　　3. 国家药品安全"十二五"规划：完善执业药师制度。加大执业药师配备使用力度，自2012年开始，新开办的零售药店必须配备执业药师；到"十二五"末，所有零售药店法人或主要管理者必须具备执业药师资格，所有零售药店和医院药房营业时有执业药师指导合理用药，逾期达不到要求的，取消售药资格。

　　执业药师资格考试由国家人事部、国家食品药品监督管理总局共同负责执业药师资格考试工作。国家食品药品监督管理总局负责组织拟订考试科目和考试大纲，编写培训教材，建立试题库及考试命题工作。按照培训与考试分开的原则，统一规划并组织考前培训。人事部负责组织审定考试科目、考试大纲和试题。会同国家食品药品监督管理总局对考试工作进行监督、指导并确定合格标准。由国家食品药品监督管理总局与国家人事部共同组织。执业药师资格考试属于职业准入性考试，凡经过本考试并成绩合格者，国家发给执业药师资格证书，表明其具备执业药师的学识、技术和能力。本资格在全国范围内有效。

　　3. 申请参加执业药师资格考试的资格

　　(1) 取得药学、中药学或相关专业中专学历，从事药学或中药学专业工作满七年。

　　(2) 取得药学、中药学或相关专业大专学历，从事药学或中药学专业工作满五年。

　　(3) 取得药学、中药学或相关专业大学本科学历，从事药学或中药学专业工作满三年。

　　(4) 取得药学、中药学或相关专业第二学士学位、研究生班毕业或取得硕士学位，从事药学或中药学专业工作满一年。

　　(5) 取得药学、中药学或相关专业博士学位。

　　4. 执业药师的职责

　　(1) 执业药师必须遵守职业道德，忠于职守，以对药品质量负责、保证人民用药安全有效为基本准则。

　　(2) 执业药师必须严格执行《药品管理法》及国家有关药品研究、生产、经营、使用的各项法规及政策。执业药师对违反《药品管理法》及有关法规的行为或决定，有责任提出劝告、制止、拒绝执行并向上级报告。

　　(3) 执业药师在执业范围内负责对药品质量的监督和管理，参与制定、实施药品全面质量管理及对本单位违反规定的处理。

　　(4) 执业药师负责处方的审核及监督调配，提供用药咨询与信息，指导合理用药，开展治疗药物的监测及药品疗效的评价等临床药学工作。

　　5. 执业药师职业道德准则

　　2006年10月，中国执业药师协会正式发布了《中国执业药师职业道德准则》（于2009年修订）。为便于贯彻实施《中国执业药师职业道德准则》，规范执业药师的执业行为，随后发布了《中国执业药师职业道德准则适用指导》。

　　(1) 救死扶伤，不辱使命　执业药师应当将患者及公众的身体健康和生命安全放在首位，以我们的专业知识、技能和良知，尽心尽职尽责为患者及公众提供药品和药学服务。

　　(2) 尊重患者，平等相待　执业药师应当尊重患者或者消费者的价值观、知情权、自主权、隐私权，对待患者或者消费者应不分年龄、性别、民族、信仰、职业、地位、贫富，一视同仁。

　　(3) 依法执业，质量第一　执业药师应当遵守药品管理法律、法规，恪守职业道德，依法独立执业，确保药品质量和药学服务质量，科学指导用药，保证公众用药安全、有效、经济、适当。

（4）进德修业，珍视声誉　执业药师应当不断学习新知识、新技术，加强道德修养，提高专业水平和执业能力；知荣明耻，正直清廉，自觉抵制不道德行为和违法行为，努力维护职业声誉。

（5）尊重同仁，密切协作　执业药师应当与同仁和医护人员相互理解，相互信任，以诚相待，密切配合，建立和谐的工作关系，共同为药学事业的发展和人类的健康奉献力量。

思考题

1. 国家食品药品监督管理总局主要职责有哪些？

2. 中国药品检验机构有哪些？

3. 负责美国、日本药事管理的机构是什么？

4. 我国执业药师制度的概念、内容及执业药师职业道德准则是什么？

（丁冬梅）

学习药品注册管理的有关法规

项目说明

本项目共完成 4 个任务：任务一通过案例，使学生感受到药品注册管理作为药品市场准入的前置性管理的必要性，并了解药品注册的有关概念和我国药品注册管理概况；任务二至任务四使学生掌握新药生产的申报与审批的相关规定、申请生产仿制药的企业应具备的条件；熟知新药监测期的管理、仿制药的要求、仿制药的申请与审批、进口药品的条件和注册规定；了解进口备案的规定。

任务一　了解药品注册的有关概念及我国药品注册管理概况

任务目标

- 了解药品注册的有关概念。
- 了解我国药品注册管理概况。

活动1　案例回放

案例 9-1　氨基比林与白细胞减少症

氨基比林是 1893 年合成的一种解热镇痛药，1897 年开始在欧洲上市，约 1909 年进入美国市场。1922 年以后，德国、英国、丹麦、瑞士、比利时和美国等国家逐渐发现，许多服过此药的人出现口腔炎、发热、咽喉痛等症状，临床检验结果为白细胞减少症、粒细胞减少症，调查证明二者有因果关系。最终证实，氨基比林可导致粒细胞缺乏。从 1931～1934 年，仅美国一个国家死于氨基比林引起白细胞减少症的就有 1981 人，欧洲死亡 200 余人。

1938 年，美国决定把氨基比林从合法药品目录中取消，1940 年以后，该国白细胞减少症病人迅速减少。在丹麦，从 20 世纪 30 年代起就完全禁用该药，1951～1957 年调查时，没有再发生由氨基比林引起的粒细胞减少症和白细胞减少症。1982 年，我国卫生部也以（82）卫药字 21 号文公布淘汰氨基比林针剂、氨基比林片剂、复方氨基比林（含乌拉坦）针剂和复方氨基比林片剂（凡拉蒙）。

案例 9-2　反应停事件

见案例 1-2

● 想一想 ●

如果药品不实行注册管理，用药的安全如何得到保障？

1. 药品注册

药品注册是指国家食品药品监督管理总局根据药品注册申请人的申请,依照法定程序,对拟上市销售的药品的安全性、有效性、质量可控性等进行系统评价,并决定是否同意其申请的审批过程。

2. 药品注册申请人

药品注册申请人是指提出药品注册申请并承担相应法律责任的机构。

境内申请人应当是在中国境内合法登记并能独立承担民事责任的机构,境外申请人应当是境外合法制药厂商。境外申请人办理进口药品注册,应当由其驻中国境内的办事机构或者由其委托的中国境内代理机构办理。

3. 药品注册申请

药品注册申请包括新药申请、仿制药申请、进口药品申请及其补充申请和再注册申请。

（1）新药申请 是指未曾在中国境内上市销售的药品的注册申请。对已上市药品改变剂型、改变给药途径、增加新适应证的药品注册按照新药申请的程序申报。

（2）仿制药申请 是指生产国家食品药品监督管理总局已批准上市的已有国家标准的药品的注册申请;但是生物制品按照新药申请的程序申报。

（3）进口药品申请 是指境外生产的药品在中国境内上市销售的注册申请。

知识链接

对已上市药品改变剂型但不改变给药途径的注册申请,应当采用新技术以提高药品的质量和安全性,且与原剂型比较有明显的临床应用优势。

除靶向制剂、缓释控释制剂等特殊剂型外的其他改变剂型但不改变给药途径,以及增加新适应证的注册虽然按新药申请的程序申报,但批准后该药品不发给新药证书。

活动3 我国药品注册管理概况

新中国成立以来我国一直努力致力于建立健全药品注册管理制度,期间经历了几次大的药品质量监督管理体制的改革。

1963年由卫生部、化工部、商业部颁发《关于药政管理的若干规定》,要求对药品实施审批制度。

1978年国务院《药政管理条例》规定,新药由省、自治区、直辖市卫生厅(局)和医药管理局组织鉴定后审批;1982年全国以省、自治区、直辖市为单位,统一实施药品生产批准文号管理制度,对过去批准生产的药品重新换发批准文号。

1984年,全国六届人大七次会议审议通过《药品管理法》,使得我国的药品注册管理制度第一次用法律的形式固定下来。

1985年7月卫生部颁布并实施了《新药审批办法》,规定了新药审批的程序、审评的内容,组建了药品审评中心,具体实施新药审评工作。

1998年,国家药品监督管理局成立,修订了一系列药品注册管理规章。2002年,国家药品监督管理局颁布了《药品注册管理办法》,构筑了我国药品注册管理的基本法律框架。2005年、2007年又分别进行了修订。

知识链接

备受社会各界关注的《药品注册管理办法》修订工作已经完成,并于2007年10月1日起施行。此次修订对章节的框架作了部分调整，由原来的 16 章 211 条变为现在的 15 章 177 条，修订的重点内容主要有以下 3 个方面。

1. 强化药品的安全性要求，严把药品上市关

本次修订着重加强了真实性核查，从制度上保证申报资料和样品的真实性、科学性和规范性，严厉打击药品研制和申报注册中的造假行为，从源头上确保药品的安全性。

2. 整合监管资源，明确职责，强化权力制约机制

一是合理配置监管资源，将部分国家局职能明确委托给省局行使。二是明确分工，各司其职，形成多部门参与，各部门之间相互协调，相互制约的工作格局。三是明确信息公开、责任追究等制度，健全药品注册责任体系。

3. 提高审评审批标准，鼓励创新、限制低水平重复

为保护技术创新，遏制低水平重复，采取了几项措施：一是对创新药物改"快速审批"为"特殊审批"，根据创新程度设置不同的通道，进一步提高审批效率。二是理清新药证书的发放范围，进一步体现创新药物的含金量。三是提高了对简单改剂型申请的技术要求，更加关注其技术合理性和研制必要性，进一步引导企业有序申报。四是提高了仿制药品的技术要求，强调仿制药应与被仿药在安全性、有效性及质量上保持一致，进一步引导仿制药的研发与申报。

任务二　学习新药注册规定

任务目标

- 了解新药的定义及命名。
- 熟知新药的研究规定。
- 掌握新药的申报与审批。
- 熟知新药监测期的管理。

活动 1　新药的定义及命名

●议一议●

为什么要对新药命名制定统一原则？

1. 定义

新药是指未曾在中国境内上市销售的药品。

2. 新药命名的意义

药品名称是药品标准的重要内容，药品的命名也是药品管理工作标准化中的一项基础工作。随着医药科技的进步，医药工业的发展，大批新药上市，为防病治病提供了更多、更高效、更安全的治疗手段。与此同时，众多的药物品种，纷繁的药品名称也给医药卫生工作带来困扰。同物异名、异物同名，或者药名与治疗作用相互关联引起误导。不规范的药物名称给医学教育、临床工作及药品的生产、管理和使用等带来极大不便，造成不必要的混乱。我国政府十分重视药品命名工作，中国国家药典委员会专门设立了药品名称小组，制定了药品命名原则，同时在新药审批和药品整顿工作中均将药品名称作为重要内容。

3. 中国药品通用名称命名原则

① 药品名称应科学、明确、简短；词干已确定的译名应尽量采用，使同类药品能体现

144 药事法规与管理

系统性。

② 药品的命名应避免采用可能给患者以暗示的有关药理学、解剖学、生理学、病理学或治疗学的药品名称，并不得用代号命名。

③ 药品的英文名应尽量采用世界卫生组织编订的国际非专利药名。

④ 药品的商品名不得用作药品通用名。药品的通用名及其专用词干的英文及中文译名均不得作为商品名或用以组成商品名，用于商标注册。

活动 2 学习新药的研究规定

1. 药物的临床前研究

为申请药品注册而进行的药物临床前研究内容包括药物的合成工艺、提取方法、理化性质及纯度、剂型选择、处方筛选、制备工艺、检验方法、质量指标、稳定性，药理、毒理、药代动力学等。中药制剂还包括原药材的来源、加工及炮制等；生物制品还包括菌毒种、细胞株、生物组织等起始材料的质量标准、保存条件、遗传稳定性及免疫学的研究等。

2. 药物的临床研究

申请新药注册，应当进行临床试验或者生物等效性试验。

（1）新药的临床试验 新药的临床试验分为Ⅰ、Ⅱ、Ⅲ、Ⅳ期。申请新药注册应当进行Ⅰ、Ⅱ、Ⅲ期临床试验，有些情况下可仅进行Ⅱ期和Ⅲ期，或者Ⅲ期临床试验。

Ⅰ期临床试验：初步的临床药理学及人体安全性评价试验。观察人体对于新药的耐受程度和药代动力学，为制订给药方案提供依据。

Ⅱ期临床试验：治疗作用初步评价阶段。其目的是初步评价药物对目标适应证患者的治疗作用和安全性，也包括为Ⅲ期临床试验研究设计和给药剂量方案的确定提供依据。此阶段的研究设计可以根据具体的研究目的，采用多种形式，包括随机盲法对照临床试验。

Ⅲ期临床试验：治疗作用确证阶段。其目的是进一步验证药物对目标适应证患者的治疗作用和安全性，评价利益与风险关系，最终为药物注册申请获得批准提供充分的依据。试验一般应为具有足够样本量的随机盲法对照试验。

Ⅳ期临床试验：新药上市后由申请人自主进行的应用研究阶段。其目的是考察在广泛使用条件下的药物疗效和不良反应；评价在普通或者特殊人群中使用的利益与风险关系；改进给药剂量等。

（2）生物等效性试验 生物等效性是评价同一药物不同剂型临床药效的方法。同一药物，不同厂家的两种药物制剂产品，如果生物利用度相等，称生物等效，可认为这两种药物制剂将产生相似的治疗效果。否则，生物利用度不等，即生物不等效，其产生治疗效果也就不同。

知识链接

药物临床前研究应当执行有关管理规定，其中安全性评价研究必须执行《药物非临床研究质量管理规范》（简称 GLP）。现行 GLP 是 2003 年 6 月 4 日颁布，2003 年 9 月 1 日起实施的。

知识链接

药物临床研究必须经国家食品药品监督管理总局批准后实施，执行《药物临床试验质量管理规范》（简称 GCP）。现行 GCP 是 2003 年 6 月 4 日颁布，2003 年 9 月 1 日起实施的。GCP 对临床实验的场所、实验条件、受试者的权益保障等方面都做了具体规定。

各期临床实验的病例数：Ⅰ期 20～30 例；Ⅱ期 100 例；Ⅲ期 300 例；Ⅳ期 2000 例。

1. 新药审批的有关规定

(1) 特殊审批的情形　国家食品药品监督管理总局对下列申请可以实行特殊审批：

① 未在国内上市销售的从植物、动物、矿物等物质中提取的有效成分及其制剂，新发现的药材及其制剂；

② 未在国内外获准上市的化学原料药及其制剂、生物制品；

③ 治疗艾滋病、恶性肿瘤、罕见病等疾病且具有明显临床治疗优势的新药；

④ 治疗尚无有效治疗手段的疾病的新药。

符合前款规定的药品，申请人在药品注册过程中可以提出特殊审批的申请，由国家食品药品监督管理总局药品审评中心组织专家会议讨论确定是否实行特殊审批。

(2) 对多个单位联合研制的新药的规定　多个单位联合研制的新药，应当由其中的一个单位申请注册，其他单位不得重复申请；需要联合申请的，应当共同署名作为该新药的申请人。新药申请获得批准后每个品种，包括同一品种的不同规格，只能由一个单位生产。

(3) 新药的注册分类和技术要求　在新药审批期间，新药的注册分类和技术要求不因相同活性成分的制剂在国外获准上市而发生变化，不因国内药品生产企业申报的相同活性成分的制剂在我国获准上市而发生变化。

(4) 补充资料的规定　药品注册申报资料应当一次性提交，药品注册申请受理后不得自行补充新的技术资料；进入特殊审批程序的注册申请或者涉及药品安全性的新发现，以及按要求补充资料的除外。申请人认为必须补充新的技术资料的，应当撤回其药品注册申请。申请人重新申报的，应当符合本办法有关规定且尚无同品种进入新药监测期。

2. 新药临床试验审批程序

① 申请人完成临床前研究后填写《药品注册申请表》，向所在地省、自治区、直辖市药品监督管理部门报送有关资料。

② 省、自治区、直辖市药品监督管理部门对申报资料进行形式审查，符合要求的，出具药品注册申请受理通知书，并在规定时间内组织对药物研制情况及原始资料进行现场核查，对申报资料进行初步审查，提出审查意见。之后将审查意见、核查报告以及申报资料送交国家食品药品监督管理总局药品审评中心，并通知申请人。申请注册的药品属于生物制品的，需抽取3个生产批号的检验用样品，并向药品检验所发出注册检验通知。申请注册除生物制品外的其他新药，无需由药检所进行注册检验。

③ 接到注册检验通知的药品检验所应当按申请人申报的药品标准对样品进行检验，对申报的药品标准进行复核，并在规定的时间内将药品注册检验报告送交国家食品药品监督管理总局药品审评中心，并抄送申请人。

④ 国家食品药品监督管理总局药品审评中心收到申报资料后组织药学、医学及其他技术人员对申报资料进行技术审评。完成技术审评后，提出技术审评意见，连同有关资料报送国家食品药品监督管理总局。国家食品药品监督管理总局依据技术审评意见作出审批决定。符合规定的，发给《药物临床试验批件》。

新药临床试验的审批流程如图9-1所示。

3. 新药生产审批

① 申请人完成药物临床试验后，填写《药品注册申请表》，向所在地省、自治区、直辖市药品监督管理部门报送申请生产的申报资料，同时向中国食品药品检定研究院报送制备标准品的原材料及有关标准物质的研究资料。

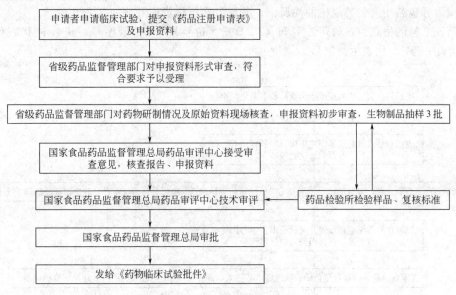

图 9-1　新药临床试验审批流程

② 省、自治区、直辖市药品监督管理部门对申报资料进行形式审查，符合要求的，出具药品注册申请受理通知书，并组织对临床试验情况及有关原始资料进行现场核查，对申报资料进行初步审查，提出审查意见。除生物制品外的其他药品，还需抽取 3 批样品，向药品检验所发出标准复核的通知。省级药品监督管理部门在规定的时限内将审查意见、核查报告及申报资料送交国家食品药品监督管理总局药品审评中心，并通知申请人。

③ 药品检验所对申报的药品标准进行复核，并在规定的时间内将复核意见送交国家食品药品监督管理总局药品审评中心，同时抄送通知其复核的省级药品监督管理部门和申请人。

④ 国家食品药品监督管理总局药品审评中心收到申报资料后组织药学、医学及其他技术人员对申报资料进行审评。经审评符合规定的，国家食品药品监督管理总局药品审评中心通知申请人申请生产现场检查，并告知国家食品药品监督管理总局药品认证管理中心。

⑤ 国家食品药品监督管理总局药品认证管理中心在收到申请人的生产现场检查申请后组织对样品批量生产过程等进行现场检查，确认核定的生产工艺的可行性，同时抽取 1 批样品（生物制品抽取 3 批样品），送进行该药品标准复核的药品检验所检验，并在完成现场检查后将生产现场检查报告送交国家食品药品监督管理总局药品审评中心。

⑥ 国家食品药品监督管理总局药品审评中心依据技术审评意见、样品生产现场检查报告和样品检验结果，形成综合意见，连同有关资料报送国家食品药品监督管理总局。

⑦ 国家食品药品监督管理总局依据综合意见，作出审批决定。符合规定的，发给新药证书，申请人已持有《药品生产许可证》并具备生产条件的，同时发给药品批准文号。

新药生产的审批流程见图 9-2 所示。

资料卡

药品批准文号的格式为：国药准字 H（Z、S、J）＋4 位年号＋4 位顺序号，其中 H 代表化学药品，Z 代表中药，S 代表生物制品，J 代表进口药品分包装。

《进口药品注册证》证号的格式为：H（Z、S）＋4 位年号＋4 位顺序号。

《医药产品注册证》（香港、澳门、台湾）证号的格式为：H（Z、S）C＋4 位年号＋4 位顺序号，其中 H 代表化学药品，Z 代表中药，S 代表生物制品。

对境内分包装用大包装规格的注册证，其证号在原注册证号前加字母 B。

新药证书号的格式为：国药证字 H（Z、S）＋4 位年号＋4 位顺序号，其中 H 代表化学药品，Z 代表中药，S 代表生物制品。

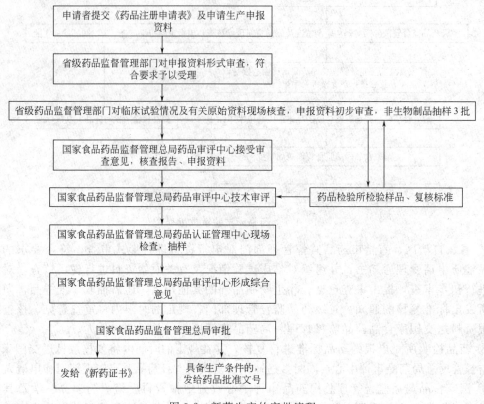

图 9-2　新药生产的审批流程

活动 4　熟知新药监测期的管理

1. 案例回放

案例 9-3　拜斯亭事件

2001 年 8 月 8 日，拜耳公司宣布：即日起从全球市场（除日本外）主动撤出其降低胆固醇药物拜斯亭（西立伐他汀）。拜耳公司做出这一决定的主要原因是有越来越多的报告证实，拜斯亭单用及与吉非罗齐联合使用时，导致肌肉无力和致死性横纹肌溶解的副反应。横纹肌溶解是一种罕见的潜在威胁生命的不良反应，开始的症状为肌肉无力、疼痛，严重的可能引起肾脏损害。

拜斯亭于 1997 年上市，1999 年进入中国市场。自拜斯亭推入市场后，全世界 80 多个国家有超过 600 万患者使用该药，美国 FDA 收到 31 例因拜斯亭引起横纹肌溶解导致死亡的报告，其中在 12 例报告中患者联合使用了吉非罗齐。全球共有 52 例因服用拜斯亭产生横纹肌溶解所致的死亡报告。据 FDA 资料记录，拜斯亭引起致死性横纹肌溶解反应显著多于已经上市的其他同类产品，且多发生在大剂量及与吉非罗齐等其他降脂药物的联合使用中。

请同学结合以上案例讨论一下新药上市后为什么还要进行监测？

2. 新药监测期的管理规定

（1）新药监测期的设定　国家食品药品监督管理总局根据保护公众健康的要求，可以对批准生产的新药品种设立监测期。监测期自新药批准生产之日起计算，最长不得超过 5 年。监测期内的新药，国家食品药品监督管理总局不批准其他企业生产、改变剂型和进口。

（2）监测期内新药的管理

① 新药进入监测期之日起，不再受理其他申请人的同品种注册申请。已经受理但尚未批准进行药物临床试验的其他申请人同品种申请予以退回。

② 药品生产企业应当考察处于监测期内的新药的生产工艺、质量、稳定性、疗效及不良反应等情况，并每年向所在地省、自治区、直辖市药品监督管理部门报告。

③ 设立监测期的新药从获准生产之日起 2 年内没有生产的，国家食品药品监督管理总局可以批准其他药品生产企业提出的生产该新药的申请，并重新对该新药进行监测。

任务三　学习仿制药的注册规定

任务目标

- 掌握申请生产仿制药的企业应具备的资格。
- 熟知仿制药的申请与审批。
- 了解仿制药的要求。

活动 1　申请生产仿制药的企业应具备的资格

新颁布的《药品注册管理办法》规定，仿制药申请人应当是药品生产企业，其申请的药品应当与《药品生产许可证》载明的生产范围一致。该药品生产企业除具有《药品生产许可证》外，还应持有《药品生产质量管理规范》认证证书。

活动 2　仿制药的要求

仿制药应当与被仿制药具有同样的活性成分、给药途径、剂型、规格和相同的治疗作用。已有多家企业生产的品种，应当参照有关技术指导原则选择被仿制药进行对照研究。

知识链接

仿制药是指原研药（又叫专利药）专利到期后上市的仿制品，又被称为非专利药。仿制药是一项巨大的社会公共财富，与原研药相比价格较低，具有提升医疗服务水平、降低医疗支出、维护更广大公众健康等良好的经济效益和社会效益。无论欧美制药发达国家，还是亚洲的一些新兴市场国家，仿制药均是药品消费的主流。

目前，我国批准 4000 多家生产企业持有药品批准文号 18.7 万个。其中，化学药品批准文号 12.1 万，绝大多数为仿制药。2010 年医药工业总产值达到 1.2 万亿，化学原料药出口和制剂生产能力居世界第一。我国仿制药的长足发展，有效解决了人民群众缺医少药的突出问题，为维护公众健康发挥了重要作用。

《国家药品安全"十二五"规划》指标明确提出，2007 年修订的《药品注册管理办法》施行前批准生产的仿制药中，国家基本药物和临床常用药品质量达到国际先进水平。国家食品药品监督管理总局将在"十二五"期间，对以基本药物、医保目录品种为主的临床常用的化学药品仿制药与原研药进行质量一致性研究和评价，初步估计涉及几百到上千个品种。经过企业的研究和提高，通过专家评估和比对，对达到要求的品种，国家在定价、医保、招标等方面给予一定的政策扶持；对达不到要求的品种，坚决予以淘汰，确保基本药物和临床常用药品的质量。这项工作将和新版药品 GMP 实施、新版药典实施等相结合，与"十二五"规划其他工作形成合力，促进医药产业结构调整，优化产品结构，进一步提高药品质量，确保公众用药安全。

活动 3　仿制药的申请与审批程序

仿制药的申请与审批与新药有所不同，主要有以下几方面：

① 申请仿制药一般不需做临床试验。

② 仿制药的生产工艺和质量标准的现场检查均由省级药品监督管理部门组织完成。

③ 经审评符合要求的，国家食品药品监督管理总局发给药品批准文号或《药物临床试验批件》。申请人完成临床试验后，向国家食品药品监督管理总局报送临床试验资料，经审评符合要求的，由国家食品药品监督管理总局发给药品批准文号。

仿制药申报与审批流程见图 9-3 所示。

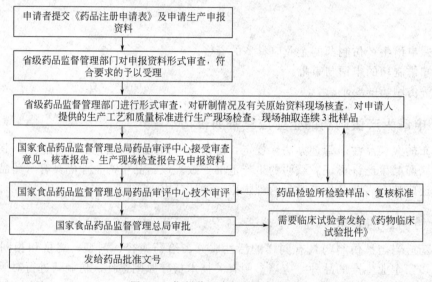

图 9-3　仿制药品申报与审批流程

任务四　学习进口药品注册规定

任务目标

- 熟知进口药品的条件。
- 熟知进口药品的注册申报与审批。
- 了解进口备案的规定。

活动 1　熟知申请进口药品的条件

① 申请进口的药品，必须获得境外制药厂商所在生产国家或者地区的上市许可；未在

生产国家或者地区获得上市许可，经国家食品药品监督管理总局确认该药品安全、有效而且临床需要的，可以批准进口。

②申请进口的药品应当符合所在国家或者地区《药品生产质量管理规范》及中国《药品生产质量管理规范》的要求。

③申请进口药品制剂，必须提供直接接触药品的包装材料和容器合法来源的证明文件、用于生产该制剂的原料药和辅料合法来源的证明文件。原料药和辅料尚未取得国家食品药品监督管理总局批准的，应当报送有关生产工艺、质量指标和检验方法等规范的研究资料。

活动2　学习讨论进口药品的注册申报与审批

案例 9-4　网店卖主涉嫌非法经营罪被提起公诉

上海市某区检察院审查起诉了一起通过网络销售日本进口眼药水的案件，并以非法经营罪对网店卖主提起公诉。检察机关查明，卖主严某从2009年起正式在网络上从事药品、化妆品等买卖。据其到案后交代，网店主要经营日本品牌的眼药水、便秘丸、美白丸等，按照进价加价5~10元予以销售。进货渠道有两种，一是从另一家网店收购货品再转手卖出，二是从其妻子的日本朋友处邮购取货，赚取差价。夫妻俩雇佣了3名员工，承租了3间办公室，用以存货和打包。警方在其仓储窝点当场查扣了38种药品共计600余件。根据交易明细显示，尚不计算仓储积压，该网店已销售16余万元金额的药品。

检察官点评：在严某经营售卖的货品中，有34种应认定为《药品管理法》所定义的药品。根据该法律规定，必须批准而未经批准进口的，要划归为"假药"类别。经过原国家食品药品监督管理局基础数据库查证，该网店所售34种产品均未取得我国进口药品注册证书，严某的"皮包"公司自然成为"售假"窝点，被工商部门取缔。与以往不同的是，《刑法修正案八》明确规定，只要存在销售假药的行为，就构成定罪主客观要件，而不需产生致人伤亡的不良后果。因此，严某的行为完全符合销售假药罪的认定。（资料来源：记者郭剑烽、俞都都，新民晚报，2012-08-02）

●议一议●

进口眼药水的质量是合格的，为什么被判定为假药？

①申请进口药品注册，应当填写《药品注册申请表》，并将有关资料和样品报送国家食品药品监督管理总局。

②国家食品药品监督管理总局对申报资料进行形式审查，符合要求的出具药品注册申请受理通知书，并通知中国食品药品检定研究院组织对3个批号的样品进行注册检验。国家食品药品监督管理总局可以组织对其研制和生产情况进行现场检查，并抽取样品。

③中国食品药品检定研究院完成进口药品注册检验后，应当将复核的药品标准、药品注册检验报告和复核意见送交国家食品药品监督管理总局药品审评中心，并抄送申请人。

④国家食品药品监督管理总局药品审评中心在规定的时间内组织药学、医学及其他技术人员依据技术审评意见和样品检验结果等，形成综合意见，连同相关资料报送国家食品药品监督管理总局，由国家食品药品监督管理总局做出审批决定。符合规定的，发给《药物临床试验批件》。

⑤临床试验获得批准后，申请人按照有关要求进行试验。临床试验结束后，申请人填写《药品注册申请表》，按照规定报送临床试验资料及其他变更和补充的资料，并详细说明

依据和理由，提供相关证明文件。

⑥ 国家食品药品监督管理总局药品审评中心对报送的临床试验等资料进行全面审评。国家食品药品监督管理总局依据综合意见，做出审批决定。符合规定的，发给《进口药品注册证》。中国香港、澳门和台湾地区的制药厂商申请注册的药品，参照进口药品注册申请的程序办理，符合要求的，发给《医药产品注册证》。

进口药品申报与审批流程见图9-4所示。

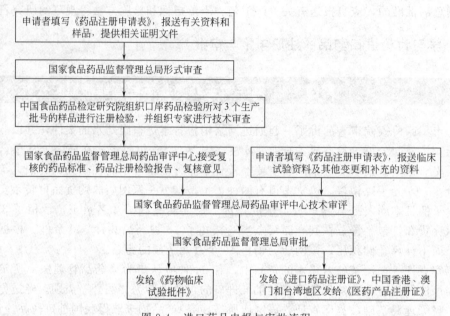

图 9-4　进口药品申报与审批流程

活动3　了解进口备案的规定

1. 基本概念

(1) 进口备案　是指进口单位向允许药品进口的口岸所在地药品监督管理部门（以下称口岸药品监督管理局）申请办理《进口药品通关单》的过程。

(2) 口岸检验　是指国家食品药品监督管理总局确定的药品检验机构（以下称口岸药品检验所）对抵达口岸的进口药品依法实施的检验工作。

2. 进口备案的程序

口岸药品监督管理局负责药品的进口备案工作。

办理进口备案，报验单位应当填写《进口药品报验单》，持《进口药品注册证》（或者《医药产品注册证》）（正本或者副本）原件，进口麻醉药品、精神药品还应当持麻醉药品、精神药品《进口准许证》原件，向所在地口岸药品监督管理局报送所进口品种的有关资料。

口岸药品监督管理局接到《进口药品报验单》及相关资料后，按照下列程序的要求予以审查：

① 逐项核查所报资料是否完整、真实；

② 查验《进口药品注册证》（或者《医药产品注册证》）（正本或者副本）原件，或者麻醉药品、精神药品的《进口准许证》原件真实性；

③ 口岸药品监督管理局审查全部资料无误后，向负责检验的口岸药品检验所发出《进口药品口岸检验通知书》，同时向海关发出《进口药品抽样通知书》。

口岸药品检验所按照《进口药品口岸检验通知书》规定的抽样地点，抽取检验样品，进行质量检验，对检验符合标准规定的进口药品，口岸药品检验所应当将《进口药品检验报告书》送交所在地口岸药品监督管理局和进口单位。由口岸药品监督管理局发出《进口药品通关单》。

知识链接

获得药品进口资格的18个口岸是：北京市、天津市、上海市、大连市、青岛市、西安市、成都市、武汉市、重庆市、南京市、杭州市、宁波市、福州市、厦门市、广州市、深圳市、珠海市和海口市。

对于国家食品药品监督管理总局规定的生物制品、首次在中国境内销售的药品以及国务院规定的其他药品，其到岸地只能为北京、上海、广州三个城市所辖口岸。

思考题

1. 什么是药品注册？
2. 什么是新药？
3. 简述新药临床前研究的主要内容。
4. 新药临床研究包括哪两个方面？什么是生物等效性试验？
5. 申请生产仿制药的企业应具备怎样的资格？
6. 申请进口药品的条件是什么？

（梁　艳）

学习药品的使用管理及 GPP

项目说明

本项目共完成 4 个任务：任务一使学生了解医疗机构药事管理的内容及组织机构；任务二使学生熟知医院调剂流程；掌握《处方管理办法》的主要规定；任务三使学生熟知医疗机构配制制剂的管理规定；任务四使学生了解临床药学。

案例导入

案例 10-1　医院处方将 "g" 误写成 "8"，患者获赔 500 元

由于医院处方单将 "g" 误写成 "8"，致使药房将剂量是 0.1g 的 "阿奇霉素" 错看成了 0.18，婴儿因此出现呕吐、腹泻等不良症状。医务人员的马虎也付出了代价，医院为此赔偿当事人 500 元。

2006 年 11 月 3 日，韩女士向新闻媒体反映，10 月 31 日，20 个月大的女儿患有支气管炎，她抱着女儿到市内某医院就诊，医生开的一种 "阿奇霉素" 剂量是 0.1g，药房的人却错看成了 0.18g，结果当天晚上她女儿就发生呕吐、腹泻。无奈韩女士第二天再次打的到该医院，院方认识到失误后，给小孩做了身体检查，可院方只同意赔偿 60 元的营养费和交通费。经家人多次协商，医院才赔偿了 500 元，并开具了情况说明。（资料来源：中国宁波网，记者张斌，实习生傅晓颖，2006 年 11 月 05 日）

●想一想●

在这个案例中，大家可以看出处方对正确调配、发放药品和指导消费者合理用药的重要性。那么什么是医疗机构药事管理？什么是调剂管理和处方管理？通过本项目的学习，大家可以解决这些疑问。

任务一　学习医疗机构药事管理的内容及组织机构

任务目标

- 掌握医疗机构药事管理的定义。
- 熟知医疗机构药事管理的特点。
- 熟知医疗机构药事管理的主要内容。
- 了解医疗机构药事管理的主要组织机构。

活动 1　学习医疗机构药事管理的定义、特点和主要内容

1. 医疗机构药事管理的定义

医疗机构的药事管理又称医院药事管理，它是药事管理活动的重要组成部分，是通过制

医疗机构，是指按照《医疗机构管理条例》批准登记的从事疾病诊断、治疗活动的医院、社区卫生服务中心（站）、妇幼保健院、卫生院、疗养院、门诊部、诊所、卫生室（所）、急救中心（站）、专科疾病防治院（所、站）以及护理院（站）等医疗机构。

定科学、规范的管理法规、制度，保证药品质量、保障人民用药安全、维护人民身体健康的必要环节；是对药品研究管理、生产管理和经营管理成果的检验。广义的医疗机构药事管理是对医疗机构药学实践进行计划、组织、人员配备、领导和控制，并以合理的人力、财力、物力的投入取得最佳的工作效率、药物治疗效果和经济效益。侠义的医疗机构药事管理是指医疗机构以病人为中心，以临床药学为基础，对临床用药全过程进行有效的组织实施与管理，促进临床科学、合理用药的药学技术服务和相关的药品管理工作。

2. 医疗机构药事管理的特点

医疗机构药事管理的特点具有专业性、实践性和服务性。专业性是指医疗机构药事管理不同于一般的行政管理工作，具有明显的药学专业特征。实践性是指医疗机构药事管理是各种管理职能和方法在医疗机构药事活动中的实际运用。服务性突出了医疗机构药事管理的目的，即保障医疗机构药学服务工作的正常运转和不断发展，围绕医疗机构的总目标，高质高效地向病人和社会提供医疗卫生保健的综合服务。

3. 医疗机构药事管理的主要内容

医疗机构药事管理由部门管理与专业管理组成。其主要内容有：组织管理、人力资源管理、业务管理、技术管理、物资设备管理、经济管理、质量管理、信息管理和政策、法规管理等。

活动 2 了解医疗机构药事管理的主要组织机构

医疗机构药事工作是医疗工作的重要组成部分。医疗机构根据实际工作需要，应设立药事管理组织和药学部门。

1. 医疗机构药事管理委员会（组）

卫生部制定的《医疗机构药事管理规定》明确规定："二级以上的医院应成立药事管理委员会，其他医疗机构（诊所、中医诊所、民族医诊所、卫生所、医务室、卫生保健所、卫生站除外）可成立药事管理组。药事管理委员会（组）监督、指导本机构科学管理药品和合理用药。"

（1）药事管理委员会（组）的组成　药事管理委员会（组）由5～7人组成。其中设主任委员1名，副主任委员1名，委员若干名。医院主管负责人任主任委员，药学部门负责人任副主任委员，委员由有关医学和药学专家组成。药事管理委员会（组）的日常工作由药学部门负责。

（2）药事管理委员会（组）的职责

① 认真贯彻执行《药品管理法》，按照《药品管理法》等有关法律、法规和规章制定本机构有关药事管理工作的规章制度。

② 确定本机构用药目录和处方手册。

③ 审核本机构拟购入药品或配制新制剂及新药上市后临床观察的申请。

④ 制定本机构新药引进规则，建立新药引进评审专家库，随机抽取组成评委，负责对新药引进的评审工作。

⑤ 定期分析本机构药物使用情况，组织评价本机构所用药物的临床疗效与安全性，提

出淘汰药品品种意见。

⑥ 组织检查毒、麻、精神及放射性等药品的使用和管理情况，发现问题及时纠正。

⑦ 组织药学教育、培训和监督、指导本机构临床各科室合理用药。

2. 医疗机构药学部门

（1）医疗机构药学部门的组织机构　医疗机构药学部门是主要为治疗服务的医技部门，是医疗机构组织机构中的二级直线职权机构，在医疗机构负责人领导下，负责本机构药事管理，按照《药品管理法》及相关法律、法规监督、管理本机构临床用药和各项药学业务。我国综合性医疗机构药学部门的组织机构设置见图 10-1 所示。

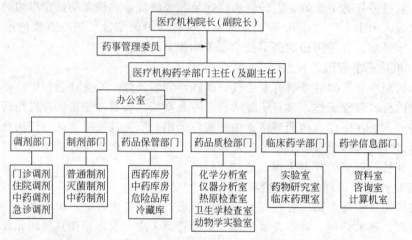

图 10-1　我国综合性医疗机构药学部门的组织机构设置

（2）医疗机构药学部门的工作性质　从药学部门在医疗机构中所处的地位和作用分析，药学部门工作具有业务监督性、专业技术性、经济管理性和咨询指导性 4 个方面的性质。

（3）医疗机构药学部门的任务　由于医疗机构的规模和性质不同，医疗机构药学部门的任务也不完全一致。其基本任务是：①根据本医疗机构医疗和科研需要，按照《基本用药目录》采购药品，按时供应。②及时准确地调配处方，按临床需要制备制剂及加工炮制中药材。③加强药品质量管理，建立健全药品质量监督和检验制度，以保证临床用药安全有效。④做好用药咨询，结合临床搞好合理用药、新药试验和药品疗效评价工作，收集药品不良反应，及时汇报并提出需要改进和淘汰品种的意见。⑤根据临床需要积极研究中、西药品的新制剂，运用新技术创制新制剂。⑥承担医药院校学生实习、药学人员进修。

任务二　熟知医院调剂流程，掌握《处方管理办法》的主要规定

任务目标

- 熟知医疗机构调剂工作。
- 掌握《处方管理办法》的主要规定。

活动 1　熟知调剂工作及调剂业务管理

药品调剂工作是药学技术业务的重要组成部分。门诊药房实行大窗口或柜台式发药，住院药房实行药学专业技术人员单剂量配发药品。医疗机构的药学专业技术人员必须严格执行

操作规程和处方管理制度，认真审查和核对，确保发出药品的准确、无误。为保证患者用药安全，药品一经发出，除医方责任外，不得退换。根据临床需要，可建立全肠道外营养和肿瘤化疗药物等静脉液体配制中心（室），实行集中配制和供应。

案例 10-2　人民医院将乙肝疫苗当免疫球蛋白注射孕妇

赵女士怀孕后在省人民医院做了两次孕期常规检查，发现肝功有问题。为了确保不传染给胎儿。2006 年 10 月 14 日上午，赵女士在母亲陪同下到省人民医院便民门诊就医，按照医生所开处方，在门诊药房取药注射后，她无意中发现给她注射的并非乙肝免疫球蛋白，而是乙肝疫苗。

省人民医院门诊药房主任解释，门诊医生所开的处方没有出错，问题出在赵女士取药时，负责划价的工作人员粗心，没有仔细看处方，误将乙肝免疫球蛋白当成乙肝疫苗进行划价，并录入电脑。门诊药房人员在发药时，也因疏忽，没有认真审核，就将乙肝疫苗发给赵女士，并给患者注射了。几个环节出现失误，是医院的责任，为此医院要负全责。

专家认为，注射乙肝疫苗对于孕妇本身来说没有什么影响，但是对于胎儿来说，是不是无害就很难说了。专家说，因为疫苗抗原成分会不会进入胎盘，进入后是朝着好的方面发展，还是朝不良方面发展难以预料。（资料来源：华商报，实习记者张波，2006 年 10 月 15 日）

●想一想●

讨论该案例中调剂错误对患者可能带来的危害，是否要认真按照调剂的流程与步骤进行调剂工作？药师调剂处方时必须做到"四查十对"的内容是什么？

1. 调剂工作概述

调剂，意指配药、配方、发药，因多为照方发药，故称为调配处方。调剂工作质量的好坏，直接影响医疗质量。

2. 调剂的流程与步骤

（1）调剂是一个过程，其活动流程如图 10-2 所示。

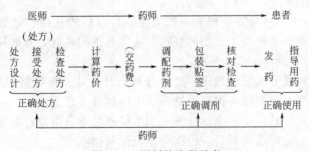

图 10-2　调剂的流程示意

（2）调剂工作的步骤

① 准备工作：包括准备包装材料、清查药品存量和按照一次处方分量分装药品。

② 收处方：指从患者处接受处方或从医护人员处接受请领单、处方。

③ 审查处方：应重点审查药品名称、用量、用法、药物配伍作用等。

知识链接

药师调剂处方时必须做到"四查十对"：查处方，对科别、姓名、年龄；查药品，对药名、剂型、规格、数量；查配伍禁忌，对药品性状、用法用量；查用药合理性，对临床诊断。

④ 配方：指调配药剂或取出药品。

⑤ 检查核对：主要核对药名、含量、用法、用量、患者姓名、年龄等。

⑥ 发药：发药时核对患者全名并详细交代服药方法、注意事项等。

⑦ 指导用药。

活动2　掌握《处方管理办法》的主要规定

为规范处方管理，提高处方质量，促进合理用药，保障医疗安全，根据有关法律、法规的规定，卫生部和国家中医药管理局制定了《处方管理办法》，于2007年2月14日发布，自2007年5月1日起施行。

1. 处方的定义及组成

（1）处方的定义　是指由注册的执业医师和执业助理医师（以下简称医师）在诊疗活动中为患者开具的、由取得药学专业技术职务任职资格的药学专业技术人员（以下简称药师）审核、调配、核对，并作为患者用药凭证的医疗文书。处方包括医疗机构病区用药医嘱单。

（2）处方标准

① 处方内容。前记：包括医疗机构名称、费别、患者姓名、性别、年龄、门诊或住院病历号、科别或病区和床位号、临床诊断、开具日期等。可添列特殊要求的项目。

麻醉药品和第一类精神药品处方还应当包括患者身份证明编号，代办人姓名、身份证明编号。

正文：以Rp或R（拉丁文Recipe"请取"的缩写）标示，分列药品名称、剂型、规格、数量、用法用量。

后记：医师签名或者加盖专用签章，药品金额以及审核、调配、核对、发药药师签名或者加盖专用签章。

② 处方的类别与颜色。普通处方的印刷用纸为白色；急诊处方印刷用纸为淡黄色，右上角标注"急诊"；儿科处方印刷用纸为淡绿色，右上角标注"儿科"；麻醉药品和第一类精神药品处方印刷用纸为淡红色，右上角标注"麻、精一"；第二类精神药品处方印刷用纸为白色，右上角标注"精二"。

2. 处方的管理制度

《处方管理办法》中，对处方管理的一般规定、处方权的获得、处方的开具、处方的调剂、监督管理、法律责任等都做了详细的规定。这里着重阐述处方有效期、处方限量和处方保管等方面的规定。

（1）处方有效期和处方限量的规定　处方开具当日有效。特殊情况下需延长有效期的，由开具处方的医师注明有效期限，但有效期最长不得超过3天。

处方一般不得超过7日用量；急诊处方一般不得超过3日用量；对于某些慢性病、老年病或特殊情况，处方用量可适当延长，但医师应当注明理由。

医疗用毒性药品、放射性药品的处方用量应当严格按照国家有关规定执行。

医师应当按照卫生部制定的麻醉药品和精神药品临床应用指导原则，开具麻醉药品、第一类精神药品处方。

门（急）诊癌症疼痛患者和中、重度慢性疼痛患者需长期使用麻醉药品和第一类精神药品的，首诊医师应当亲自诊查患者，建立相应的病历，要求其签署《知情同意书》。

除需长期使用麻醉药品和第一类精神药品的门（急）诊癌症疼痛患者和中、重度慢性疼痛患者外，麻醉药品注射剂仅限于医疗机构内使用。

为门（急）诊患者开具的麻醉药品注射剂，每张处方为一次常用量；控缓释制剂，每张处方不得超过 7 日常用量；其他剂型，每张处方不得超过 3 日常用量。

第一类精神药品注射剂，每张处方为一次常用量；控缓释制剂，每张处方不得超过 7 日常用量；其他剂型，每张处方不得超过 3 日常用量。哌醋甲酯用于治疗儿童多动症时，每张处方不得超过 15 日常用量。

第二类精神药品一般每张处方不得超过 7 日常用量；对于慢性病或某些特殊情况的患者，处方用量可以适当延长，医师应当注明理由。

为门（急）诊癌症疼痛患者和中、重度慢性疼痛患者开具的麻醉药品、第一类精神药品注射剂，每张处方不得超过 3 日常用量；控缓释制剂，每张处方不得超过 15 日常用量；其他剂型，每张处方不得超过 7 日常用量。

为住院患者开具的麻醉药品和第一类精神药品处方应当逐日开具，每张处方为 1 日常用量。

（2）处方保管的规定　处方由调剂处方药品的医疗机构妥善保存。普通处方、急诊处方、儿科处方保存期限为 1 年，医疗用毒性药品、第二类精神药品处方保存期限为 2 年，麻醉药品和第一类精神药品处方保存期限为 3 年。

处方保存期满后，经医疗机构主要负责人批准、登记备案，方可销毁。

医疗机构应当根据麻醉药品和精神药品处方开具情况，按照麻醉药品和精神药品品种、规格对其消耗量进行专册登记，登记内容包括发药日期、患者姓名、用药数量。专册保存期限为 3 年。

案例 10-3　联合用药不合理案例

诊断：间质性肺炎。

处方：头孢他啶 2.0g 一日一次；阿奇霉素 0.5g 一日一次。

分析：头孢他啶为第三代头孢菌素，对大肠埃希菌、肺炎杆菌等有高度抗菌活性。对细菌产生的大多数 β-内酰胺酶高度稳定，故其对革兰阴性菌中多重耐药菌株仍具有抗菌活性。阿奇霉素通过阻碍细菌转肽过程，从而抑制细菌最初的蛋白质合成，有很强的抑菌作用，使用于敏感细菌所引起的感染。头孢他啶为繁殖期杀菌药物，而阿奇霉素为抑菌药物，这两种药物同时使用，能降低前者的疗效。若必须同时使用，可先用杀菌剂，间隔一段时间，再用抑菌剂。（资料来源：辽宁医学院附属第一医院 2007 年 8—9 月抗生素处方点评公示）

●想一想●

在该案例中，药学技术人员应如何调配该处方？加强处方管理有何重要性，处方管理制度的主要内容是什么？

任务三　熟知医疗机构配制制剂的管理规定

任务目标

- 熟知医疗机构配制制剂的许可制度（许可证及制剂批准文号）。
- 熟知《医疗机构制剂配制质量管理规范》。

活动 1　熟知医疗机构配制制剂的许可制度（许可证及制剂批准文号）

《药品管理法》及《实施条例》中明确规定了医疗机构配制制剂的审批程序，《医疗机构制剂许可证》的管理以及医疗机构配制制剂的批准文号管理，详见项目二。

活动 2　熟知《医疗机构制剂配制质量管理规范》

现行《医疗机构制剂配制质量管理规范（试行）》是原国家药品监督管理局于 2001 年 3 月 13 日以局令第 27 号发布的，自发布之日起施行。

《医疗机构制剂配制质量管理规范（试行）》，简称 GPP，共十一章 68 条，以下简称《规范》。《规范》主要内容有许可准入控制规定，药品监督管理部门对医疗机构制剂配制的质量监督，明确《规范》是医疗机构制剂配制和质量管理的基本准则，适用于制剂配制全过程。《规范》明确了医疗机构的组织机构设置，人员，房屋与设施、设备，物料，卫生，制剂室，制剂配制管理，制剂配制质量管理的文件，配制管理、质量管理与自检方面的基本规定及附则中对《规范》使用术语的解释等。《规范》内容与《药品生产质量管理规范》内容基本一致，它是国家药品监督管理部门针对医疗机构制剂配制和质量管理而制定的一部重要的质量管理规章。其目的是要求医疗机构建立制剂配制的质量管理体系，以规范制剂配制管理，确保制剂质量。《药品生产质量管理规范》内容详见项目四。

资料卡

《药品管理法实施条例》第八十三条中定义："医疗机构制剂，是指医疗机构根据本单位临床需要经批准而配制、自用的固定处方制剂。"

医院制剂必须是本单位需要，市场上无供应，作为药品生产企业有益补充的品种，为临床医疗和科研提供服务；必须经省级药品监督管理部门审批并取得制剂批准文号。所配制剂应坚持本单位自用原则，只能使用于本医疗机构的门诊病人和住院病人。

1. 什么是 GPP

GPP 就是"优良制剂规范"的英文 Good Preparation Practice 的缩写。它可以说是适合医院制剂特点的 GMP，是 GMP 的一种特殊体现。

重视医院制剂管理是十分必要的且值得医院药学人员和药政管理部门共同关心和探讨，要提高医院制剂质量，就必须制定和推行符合我国国情的适合医院制剂特点的 GPP。

2. GPP 模式

GPP 从总体上，可分为软件和硬件部分，主要针对所有可能影响制剂质量的因素而制定，应包括制剂生产的全过程及使用后的信息反馈。大致内容如下。

（1）准予制剂生产的权限、性质及范围

① 准予进行制剂生产的批准，准予配制品种的批准。

② 制剂的处方、工艺、质量标准等的确定和审批。

③ 协定处方、临时处方等特殊制剂的审批程序。

④ 处方、工艺、质量标准等更改的审批程序。

⑤ 自制制剂的使用范围。

（2）人员

① 制剂管理人员的基本条件（或素质要求）。

② 质量检验人员的基本条件（或素质要求）。

③ 一般工作人员的基本条件（或素质要求）

④ 各级人员的技术教育、培训和考核确认。

（3）条件与环境

① 环境要求。

② 基本面积和必不可少的工作间数要求。

③ 布局合理性要求。含明确净化区、控制区、缓冲区、一般生产区的区分和基本条件；人流物流的区分；合理工艺衔接。

④ 空调净化条件要求。

⑤ 照明、通风、给排水等辅助设施要求。

⑥ 建筑质量基本要求。含建材选用基本要求；工程质量要求；建筑特殊要求等。

（4）设备

① 设备性能、质量的基本要求。

② 设备使用的验证方法。

③ 设备选用、维护制度及建立档案。

④ 确定制剂生产的必不可少的基本设备。

⑤ 规定质量检验的必不可少的仪器。

（5）卫生

① 基本卫生要求，订立卫生制度，专人负责执行。

② 确定足够良好的卫生设施的位置、基本条件等。

③ 房间、设备定期清洁、消毒，严格执行卫生清扫制度。配制、灌装等工作间定期做细菌培养，并确定方法和判别标准。

④ 工作衣、帽、鞋等根据工作需要确定质量规格和洗涤消毒周期、方法。

⑤ 各类工作人员的个人卫生要求，有良好的卫生习惯。

⑥ 各类工作人员的健康状况要求，定期体检，建立档案。

⑦ 强化各类人员的制剂生产的卫生知识，进行卫生教育培训。

（6）原材料

① 原材料管理应有完善的制度。

② 对各类制剂选用的原材料质量标准应有明确规定。

③ 建立原材料进货验收制度。

④ 建立原材料领发制度。

⑤ 确定仓储基本条件。

（7）制剂工艺

① 应有完善的制剂操作技术规程，并确定其主要内容。

② 工作人员应具有独立工作能力，定员定位，职责分明，能严格按规程和工作指令操作。

③ 生产操作前房间清洁消毒；工作衣帽选择使用；人员清洁消毒等要求。

④ 生产操作前检查全部机器、容器和设备的清洁灭菌状态；工作后应彻底清洁，并做好记录报告。

⑤ 生产中所使用的所有容器、存在的中间体、半成品须有醒目标记，注明内容物名称、批次等情况。

⑥ 有关注射用水制备等关键岗位的特殊要求。

⑦ 涉及变更操作规程或工作职责指令的程序。

⑧ 要求每批制剂有确能反应生产各环节的完整的原始记录。

（8）包装贴签、成品储存

① 符合质量标准方可贴签和包装。

② 标签管理制度。

③ 标签内容要求。

④ 使用期限要求。

⑤ 成品储存要求。

（9）质量检测部门

① 药检室为质量检测部门，明确其任务和权限。

② 药检室应设工作间要求，含仪器室、卫生学检测室、化学测定室、留样观察室、动物实验室等。

③ 检测项目、程序。

④ 留样观察方法。

⑤ 完整的检查记录和报告。

⑥ 质量标准的制定和修订程序。

（10）生产管理和质量管理文件

① 生产管理和质量管理文件的目的，制定和修订的程序。

② 确定必不可少的基本制度项目。

③ 统一制剂生产的各项基本记录表格式样。

（11）使用意见处理

① 认真收集使用单位意见，做好记录，认真调查。

② 出现产品质量问题的调查、分析程序。

③ 根据核实结果提出处理意见，存档备查，并向上级卫生行政部门报告。

以上仅为粗线条勾画出的 GPP 整体模型，还有待于仔细斟酌其详细内容，在实践中探索，以求完善。

3. 医院制剂实行 GPP 的优点

医院制剂实行 GPP，能有力地提高其管理的现代化水平，成为产品质量的重要保障，具有以下优点。

（1）法制化 GPP 同 GMP 一样，在行业内部，相当于一个法律性文件，它的实施使管理的法制化水平大大提高。法律具有强制性，可提高管理效率，和行政手段、经济手段一样，为一重要的、必不可少的管理办法。

（2）规范化 GPP 条文较引用 GMP 的原则精神，更为详细、明确。能做到有据可查，有章可循，便于各单位遵照执行和检查评判。

（3）稳定性 GPP 作为一个法制性文件推行修订较为慎重。可使各单位在制剂管理上保持相对稳定，便于制定长、短期发展规划，使大家心中有数、目标明确。

（4）统一性 推行 GPP，范围涉及全国各个地区和各级单位，标准一致，可平衡比较各单位的医院制剂水平，促进落后向先进努力，促进医院制剂向 GMP 标准发展，提高全国医院制剂的水平。

（5）适应性 因 GPP 是参照 GMP 的原则，结合医院制剂的特点所制定的，所以对医院的制剂生产有更强的适用性，便于理解、掌握和推行。

任务四 学习临床药学

任务目标

• 熟知临床药学的概念。

• 了解临床药学的主要任务。

活动 1　熟知临床药学的概念

临床药学是随着现代药剂学、临床药理学和治疗学等新理论、新技术的发展而形成的一门综合性药学分支学科。它是以生物药剂学和药物动力学为理论基础，以病人为研究对象，以合理用药为研究的核心内容，通过药师深入临床、参与临床，探讨药物应用规律，保证临床病人用药安全、有效、合理，提高药物治疗水平，促进病人健康的科学。

知识链接

药学保健

1. 定义

美国药剂师协会对药学保健的定义是：药师的任务是提供药学保健。药学保健是直接、负责地提供与药物治疗相关的服务，其目的是达到改善病人生命质量的确切效果。

2. 药学保健的职能及方法

（1）收集和整理病人的相关信息。

（2）确定存在的药物治疗问题。

（3）概括病人的卫生保健需要，在确定与药物治疗相关的保健要素时，应考虑病人总体上的需要和期望的结果，以及其他卫生人员的评估、目标和治疗计划，以期改善或阻止病人健康的恶化。

（4）明确药物治疗目标。

（5）设计药物治疗方案。

（6）设计药物治疗方案的监测计划。

（7）制订药物治疗方案及相应的监测计划。

（8）开始实施药物治疗方案。

（9）监测药物治疗方案的结果。

（10）修订药物治疗方案和监测计划。

活动 2　了解临床药学的主要任务

临床药学运用了现代医学和药学的科学知识，它的核心问题是"合理用药"，是为了不断提高临床药物的治疗水平。

临床药学工作应面向患者，在临床诊疗活动中实行医药结合。临床药学专业技术人员应参与临床药物治疗方案设计；建立重点患者药历，实施治疗药物监测，开展合理用药研究；收集药物安全性和疗效等信息，建立药学信息系统，提供用药咨询业务。逐步建立临床药师制。

临床药师应由具有药学专业本科以上学历并按《预防医学、全科医学、药学、护理、其他卫生技术等专业技术资格考试暂行规定》和《临床医学、预防医学、全科医学、药学、护理、其他卫生技术等专业技术资格考试实施办法》（卫人发［2001］164 号）有关规定取得中级以上药学专业技术资格的人员担任。

知识链接

临床药师的主要职责如下。

（1）深入临床了解药物应用情况，对药物临床应用提出改进意见。

（2）参与查房和会诊，参加危重病人的救治和病案讨论，对药物治疗提出建议。

（3）进行治疗药物监测，设计个体化给药方案。

（4）指导护士做好药品请领、保管和正确使用工作。

（5）协助临床医师做好新药上市后临床观察，收集、整理、分析、反馈药物安全信息。

（6）提供有关药物咨询服务，宣传合理用药知识。

（7）结合临床用药，开展药物评价和药物利用研究。

思考题

1. 何谓医疗机构药事管理？简述医疗机构药事管理的特点和主要内容。

2. 何谓调剂？简述调剂的流程与步骤。

3. 何谓处方？处方由哪几部分组成？

4. 处方的类别有几种，它们的颜色有什么区别？

5. 处方管理制度的主要内容是什么？

6. 药师调剂处方时必须做到"四查十对"的内容是什么？

7. 何谓医疗机构制剂？简述《医疗机构制剂配制质量管理规范（试行）》的主要内容。

8. 何谓临床药学？临床药学的主要任务有哪些？

（张晓媛）

项目十一

学习医疗器械的管理规定

项目说明

本项目共完成 2 个任务：任务一使学生了解我国医疗器械的基本知识；任务二通过播放案例、讲解和讨论使学生掌握医疗器械监督管理的有关规定，并使同学认识医疗器械证书号的有关知识。

任务一　医疗器械概述

任务目标

- 了解医疗器械的概念及基本特性。

活动1　案例回放

案例 11-1　OK 镜伤人事件

来自湖南的一名高三女学生，为治疗近视花 2600 元配戴了一副 OK 镜，戴后不久即多次出现眼红、流泪、畏光等症状。一直到 2000 年 1 月，患者家属从医生的眼神中看到了问题的严重性，赶到北京同仁医院一查，已患上了严重的棘阿米巴性角膜溃疡，眼角膜几乎穿孔。在同仁医院治疗了两个多月才脱离危险期，但右眼视力为零，仅有点光感。为了治疗眼睛，患者不得不休学，并进行了几次手术，移植了眼角膜。（资料来源：www.cctv.com，记者李秀玲，2001-5-28）

活动2　医疗器械的概念

医疗器械，是指单独或者组合使用于人体的仪器、设备、器具、材料或者其他物品，包括所需要的软件；其用于人体体表及体内的作用不是用药理学、免疫学或者代谢的手段获得，但是可能有这些手段参与并起一定的辅助作用；其使用旨在达到下列预期目的：

① 对疾病的预防、诊断、治疗、监护、缓解；

② 对损伤或者残疾的诊断、治疗、监护、缓解、补偿；

③ 对解剖或者生理过程的研究、替代、调节；

④ 妊娠控制。

医疗器械的定义，为我们界定医疗器械的范围提供了原则和依据。这里特别要注意区分医疗器械与药物，药物与器械的区别一般可通过产品的预期目的和主要的预期作用与方法来界定。特别是产品的预期作用与方法是最重要的，这些信息可从生产企业提供的产品标签、说明书所记载的内容，以及产品的作用机制等资料进行分析。

活动3　医疗器械的基本质量特性

根据《产品质量法》的解释，产品质量是指产品满足需要的有效性、安全性、适用性、可靠性、维修性、经济性和环境等所具有的特征和特性的总和。不同产品的质量特性，其侧重点也不相同。医疗器械是关系到人民生命健康的特殊产品，它的基本质量特性就是安全性和有效性。

（1）医疗器械的安全性　医疗器械是使用于人体的特殊商品，医疗器械的安全性直接关系到人体的生命安全。因此对于医疗器械来说，安全性是极其重要的。

医疗器械的具体产品门类繁多，涉及范围很广。这些不同的产品，对安全性要求的内涵虽有区别，但最基本的有以下两点。

① 使用电源（交流电或直流电）驱动的医疗器械我们通常称之为医用电气设备，例如心电图机、心电监护仪等。这类设备的安全性主要是电气安全，其中包括防电击危险和防机械危险等，由专门的医用电气设备安全标准加以规定。

② 无电源驱动的医疗器械包括植入人体的医疗器械和一次性医疗用品等。它们主要考虑的是细菌感染和生物相容性的安全要求。当然，有的医用电气设备用于人体的部分也存在无菌和生物相容性的问题，也需要考虑这类安全性。

（2）医疗器械的有效性　任何商品都有其相应的使用性能，医疗器械作为使用于人体的特殊商品更是如此。医疗器械的使用性能也就是临床上使用的有效性。其有效性的核心是：它是否真正能达到使用说明书所示的有效的诊治、防病之目的。

任务二　掌握医疗器械监督管理规定

任务目标

- 掌握医疗器械的分类。
- 了解医疗器械生产、经营应具备的条件。
- 了解医疗器械注册证书号。

活动1　《医疗器械监督管理条例》的有关规定

为了加强对医疗器械的监督管理，保证医疗器械的安全、有效，保障人体健康和生命安全。2000年1月4日，国务院以第276号令，发布了《医疗器械监督管理条例》（以下简称《条例》），自2000年4月1日起施行。《条例》共六章48条。适用于中华人民共和国境内从事医疗器械的研制、生产、经营、使用、监督管理的单位或者个人。

1. 医疗器械监督管理部门

和药品的监督管理一样，国务院药品监督管理部门负责全国的医疗器械监督管理工作。县级以上地方人民政府药品监督管理部门负责本行政区域内的医疗器械监督管理工作。

2. 国家对医疗器械实行分类管理

医疗器械产品的门类与品种繁多，单从大类上划分就达30多个门类，而其品种则超过3000种，规格在10000种以上。为了有效地监督管理医疗器械产品，国家对这些产品实行一、二、三类的分类管理。

（1）第一类　为通过常规管理足以保证其安全性、有效性的医疗器械。

（2）第二类　为对其安全性、有效性应当加以控制的医疗器械。

（3）第三类　用于植入人体或支持维持生命，对人体具有潜在危险，对其安全性、有效性必须严格控制的医疗器械。

　　第一类　如大部分手术器械、听诊器、医用 X 线胶片、医用 X 线防护装置、全自动电泳仪、医用离心机、切片机、牙科椅、煮沸消毒器、纱布绷带、弹力绷带、橡皮膏、创可贴、拔罐器、手术衣、手术帽、口罩、集尿袋等。

　　第二类　如体温计、血压计、助听器、制氧机、避孕套、针灸针、心电诊断仪器、无创监护仪器、光学内窥镜、便携式超声诊断仪、全自动生化分析仪、恒温培养箱、牙科综合治疗仪、医用脱脂棉、医用脱脂纱布等。

　　第三类　如植入式心脏起搏器、体外震波碎石机、病人有创监护系统、人工晶体、有创内窥镜、超声手术刀、彩色超声成像设备、激光手术设备、高频电刀、微波治疗仪、医用核磁共振成像设备、X 线治疗设备、200 毫安以上 X 线机、医用高能设备、人工心肺机、内固定器材、人工心脏瓣膜、人工肾、呼吸麻醉设备、一次性使用无菌注射器、一次性使用输液器和输血器、CT 设备等。

　　3. 国家对医疗器械实行产品生产注册制度

　　(1) 注册机构为三级　生产第一类医疗器械，由设区的市级人民政府药品监督管理部门审查批准，并发给产品生产注册证书。生产第二类医疗器械，由省、自治区、直辖市人民政府药品监督管理部门审查批准，并发给产品生产注册证书。生产第三类医疗器械，由国务院药品监督管理部门审查批准，并发给产品生产注册证书。

　　(2) 医疗器械产品注册证书有效期为四年。持证单位应当在产品注册证书有效期届满前 6 个月内，申请重新注册。连续停产 2 年以上的，产品生产注册证书自行失效。

　　4. 生产第二类、第三类医疗器械应当通过临床验证

　　临床验证机构为两级：省、自治区、直辖市人民政府药品监督管理部门负责审批本行政区域内的第二类医疗器械的临床试用或者临床验证。国务院药品监督管理部门负责审批第三类医疗器械的临床试用或者临床验证。

　　5. 进口医疗器械的规定

　　首次进口的医疗器械，进口单位应当提供该医疗器械的有关资料和样品以及出口国（地区）批准生产、销售的证明文件，经国务院药品监督管理部门审批注册，发给进口注册证书后，方可向海关申请办理进口手续。

　　6. 医疗器械标准的规定

　　生产医疗器械，应当符合医疗器械国家标准；没有国家标准的，应当符合医疗器械行业标准。标准的制定部门是，国家标准由国务院标准化行政主管部门会同国务院药品监督管理部门制定；行业标准由国务院药品监督管理部门制定。

知识链接

　　生产不符合医疗器械国家标准或者行业标准医疗器械的，由县级以上药品监管部门予以警告，责令停止生产，没收违法生产的产品和违法所得，并处罚款；情节严重的，由原发证部门吊销产品生产注册证书；构成犯罪的，依法追究刑事责任。

活动 2　医疗器械生产、经营应具备的条件

　　1. 医疗器械生产企业应当符合下列条件

　　① 具有与其生产的医疗器械相适应的专业技术人员。

　　② 具有与其生产的医疗器械相适应的生产场地及环境。

　　③ 具有与其生产的医疗器械相适应的生产设备。

　　④ 具有对其生产的医疗器械产品进行质量检验的机构或者人员及检验设备。

2. 开办医疗器械生产企业的审批程序

① 开办第一类医疗器械生产企业，应当向省、自治区、直辖市人民政府药品监督管理部门备案。不须办理许可证。

② 开办第二类、第三类医疗器械生产企业，应当经省、自治区、直辖市人民政府药品监督管理部门审查批准，并发给《医疗器械生产企业许可证》。无《医疗器械生产企业许可证》的，工商行政管理部门不得发给营业执照。医疗器械生产企业在取得医疗器械产品生产注册证书后，方可生产医疗器械。

《医疗器械生产企业许可证》有效期为 5 年，有效期届满应当重新审查发证。

案例 11-2

2007 年 5 月，某县食品药品监督管理局执法人员对某医院皮肤泌尿科所使用的药品、医疗器械进行监督检查时，检查到一台新购进的微波治疗仪（三类医疗器械），当事人无法提供购进该台微波治疗仪的有效证据，如供货方的销售清单、运输凭证、购销合同、付款凭证、供货单位收款凭证等，故认定为系从无《医疗器械生产企业许可证》、《医疗器械经营企业许可证》的企业购进，食品药品监督管理局对该医院给予了行政处罚。（资料来源：林建章，中国医药报，2007-05-26）

● 议一议 ●

在该案例中某医院违反了法规的哪些规定？药品监管部门应给予什么处罚？

3. 医疗器械经营企业应当符合下列条件

① 具有与其经营的医疗器械相适应的经营场地及环境。

② 具有与其经营的医疗器械相适应的质量检验人员。

③ 具有与其经营的医疗器械产品相适应的技术培训、维修等售后服务能力。

4. 开办医疗器械经营企业的审批程序

① 开办第一类医疗器械经营企业，应当向省、自治区、直辖市人民政府药品监督管理部门备案。不须办理许可证。

② 开办第二类、第三类医疗器械经营企业，应当经省、自治区、直辖市人民政府药品监督管理部门审查批准，并发给《医疗器械经营企业许可证》。无《医疗器械经营企业许可证》的，工商行政管理部门不得发给营业执照。

《医疗器械经营企业许可证》有效期为 5 年，有效期届满应当重新审查发证。

活动 3 医疗器械使用和广告管理

1. 医疗器械使用的管理

① 医疗机构不得使用未经注册、无合格证明、过期、失效或者淘汰的医疗器械。

② 对一次性使用的医疗器械使用的规定：医疗机构对一次性使用的医疗器械不得重复使用；使用过的，应当按照国家有关规定销毁，并做记录。

知识链接

法律责任：①医疗机构使用无产品注册证书、无合格证明、过期、失效、淘汰的医疗器械的，或者从无证企业购进医疗器械的，由县级以上药品监管部门责令改正，给予警告，没收违法使用的产品和违法所得，并处罚款；对主管人员和其他直接责任人员依法给予纪律处分；构成犯罪的，依法追究刑事责任。②医疗机构重复使用一次性使用的医疗器械的，或者对应当销毁未进行销毁的，由县级以上药品监管部门责令改正，给予警告，可以并处罚款；对主管人员和其他直接责任人员依法给予纪律处分；构成犯罪的，依法追究刑事责任。

案例 11-3

A市食品药品监督管理局接到举报称，患者李某在A市医院做手术时，该院使用的医用自粘性术后敷料是过期医疗器械。经执法人员调查，A市医院将超过灭菌有效期的自粘性术后敷料（标示为一类医疗器械）返给医疗器械经销商，经销商委托某消毒站进行了二次灭菌后，将该批医疗器械返给该医院，该院又将其销售给患者。（资料来源：解志勇等，中国医药报，2007-05-26）

● 议一议 ●

在该案例中某医院违反了法规的哪些规定？药品监管部门应给予什么处罚？

2. 对不能保证安全、有效的医疗器械的处理

《条例》对不能保证安全、有效的医疗器械产品注册证书的撤销即被撤销产品注册证书的医疗器械的处理部门做了明确规定。产品注册证书撤销的部门是省级以上人民政府药品监督管理部门。被撤销产品注册证书的医疗器械不得生产、销售和使用，已经生产或者进口的，由县级以上地方人民政府药品监督管理部门负责监督处理。

3. 医疗器械广告宣传的规定

《条例》规定，医疗器械广告的审查部门是省级以上人民政府药品监督管理部门；未经批准的，不得刊登、播放、散发和张贴。对医疗器械广告的内容要求，应以药品监督管理部门批准的使用说明书为准。

活动 4 了解医疗器械注册证书号

为规范医疗器械的注册管理，保证医疗器械的安全、有效，根据《医疗器械监督管理条例》，制定《医疗器械注册管理办法》，该办法自2004年8月9日起施行。

1. 医疗器械注册

医疗器械注册是指依照法定程序，对拟上市销售、使用的医疗器械的安全性、有效性进行系统评价，以决定是否同意其销售、使用的过程。

2. 国家对医疗器械实行分类注册管理

① 境内第一类医疗器械由设区的市级（食品）药品监督管理机构审查，批准后发给医疗器械注册证书。

② 境内第二类医疗器械由省、自治区、直辖市（食品）药品监督管理部门审查，批准后发给医疗器械注册证书。

③ 境内第三类医疗器械由国家食品药品监督管理总局审查，批准后发给医疗器械注册证书。

④ 境外医疗器械由国家食品药品监督管理总局审查，批准后发给医疗器械注册证书。

⑤ 我国台湾、香港、澳门地区医疗器械的注册，除本办法另有规定外，参照境外医疗器械办理。

⑥ 医疗器械注册证书有效期为 4 年。

3. 医疗器械注册证书号

由国家食品药品监督管理总局统一印制，相应内容由审批注册的（食品）药品监督管理部门填写。

注册号的编排方式（见图 11-1）为：×（×）1（食）药监械（×2）字×××3 第×4××5××××6 号。

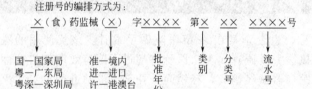

注册证号

注册号的编排方式为：

有创压力传感器：国食药监械(准)字2009第3210490号
导尿支架：粤食药监械(准)字2008第2660068号
电缆导联线：粤深食药监械(准)字2009第1210055号

图 11-1 医疗器械注册证书号的编排方式

① ×1 为注册审批部门所在地的简称：

境内第三类医疗器械、境外医疗器械以及我国台湾、香港、澳门地区的医疗器械为"国"字；境内第二类医疗器械为注册审批部门所在的省、自治区、直辖市简称；境内第一类医疗器械为注册审批部门所在的省、自治区、直辖市简称加所在设区的市级行政区域的简称，为××1（无相应设区的市级行政区域时，仅为省、自治区、直辖市的简称）。

② ×2 为注册形式（准、进、许）："准"字适用于境内医疗器械；"进"字适用于境外医疗器械；"许"字适用于我国台湾、香港、澳门地区的医疗器械。

③ ×××3 为批准注册年份。

④ ×4 为产品管理类别。

⑤ ××5 为产品品种编码。

⑥ ××××6 为注册流水号。

思考题

1. 何谓医疗器械？

2. 何谓第一类、第二类、第三类医疗器械？

3. 医疗器械生产厂家生产第一类医疗器械必须取得哪些证件？生产第二类、第三类医疗器械必须取得哪些证件？

4. 我国对医疗器械的生产、经营、使用管理有何规定？

5. 医疗器械注册证书号的编排方式是什么？

（侯　沧）

第三部分 附录——法规原文

附录 1 中华人民共和国药品管理法

（1984 年 9 月 20 日第六届全国人民代表大会常务委员会第七次会议通过，
2001 年 2 月 28 日第九届全国人民代表大会常务委员会第二十次会议修订，
自 2001 年 12 月 1 日起施行。）

第一章 总 则

第一条 为加强药品监督管理，保证药品质量，保障人体用药安全，维护人民身体健康和用药的合法权益，特制定本法。

第二条 在中华人民共和国境内从事药品的研制、生产、经营、使用和监督管理的单位或者个人，必须遵守本法。

第三条 国家发展现代药和传统药，充分发挥其在预防、医疗和保健中的作用。

国家保护野生药材资源，鼓励培育中药材。

第四条 国家鼓励研究和创制新药，保护公民、法人和其他组织研究、开发新药的合法权益。

第五条 国务院药品监督管理部门主管全国药品监督管理工作。国务院有关部门在各自的职责范围内负责与药品有关的监督管理工作。

省、自治区、直辖市人民政府药品监督管理部门负责本行政区域内的药品监督管理工作。省、自治区、直辖市人民政府有关部门在各自的职责范围内负责与药品有关的监督管理工作。

国务院药品监督管理部门应当配合国务院经济综合主管部门，执行国家制定的药品行业发展规划和产业政策。

第六条 药品监督管理部门设置或者确定的药品检验机构，承担依法实施药品审批和药品质量监督检查所需的药品检验工作。

第二章 药品生产企业管理

第七条 开办药品生产企业，须经企业所在地省、自治区、直辖市人民政府药品监督管理部门批准并发给《药品生产许可证》，凭《药品生产许可证》到工商行政管理部门办理登记注册。无《药品生产许可证》的，不得生产药品。

《药品生产许可证》应当标明有效期和生产范围，到期重新审查发证。

药品监督管理部门批准开办药品生产企业，除依据本法第八条规定的条件外，还应当符合国家制定的药品行业发展规划和产业政策，防止重复建设。

第八条 开办药品生产企业，必须具备以下条件：

（一）具有依法经过资格认定的药学技术人员、工程技术人员及相应的技术工人；

（二）具有与其药品生产相适应的厂房、设施和卫生环境；

（三）具有能对所生产药品进行质量管理和质量检验的机构、人员以及必要的仪器设备；

（四）具有保证药品质量的规章制度。

第九条 药品生产企业必须按照国务院药品监督管理部门依据本法制定的《药品生产质量管理规范》组织生产。药品监督管理部门按照规定对药品生产企业是否符合《药品生产质量管理规范》的要求进行认证；对认证合格的，发给认证证书。

《药品生产质量管理规范》的具体实施办法、实施步骤由国务院药品监督管理部门规定。

第十条 除中药饮片的炮制外，药品必须按照国家药品标准和国务院药品监督管理部门批准的生产工艺进行生产，生产记录必须完整准确。药品生产企业改变影响药品质量的生产工艺的，必须报原批准部门审核批准。

中药饮片必须按照国家药品标准炮制；国家药品标准没有规定的，必须按照省、自治区、直辖市人民政府药品监督管理部门制定的炮制规范炮制。省、自治区、直辖市人民政府药品监督管理部门制定的炮制规范应当报国务院药品监督管理部门备案。

第十一条 生产药品所需的原料、辅料，必须符合药用要求。

第十二条 药品生产企业必须对其生产的药品进行质量检验；不符合国家药品标准或者不按照省、自治区、直辖市人民政府药品监督管理部门制定的中药饮片炮制规范炮制的，不得出厂。

第十三条　经国务院药品监督管理部门或者国务院药品监督管理部门授权的省、自治区、直辖市人民政府药品监督管理部门批准，药品生产企业可以接受委托生产药品。

第三章　药品经营企业管理

第十四条　开办药品批发企业，须经企业所在地省、自治区、直辖市人民政府药品监督管理部门批准并发给《药品经营许可证》；开办药品零售企业，须经企业所在地县级以上地方药品监督管理部门批准并发给《药品经营许可证》，凭《药品经营许可证》到工商行政管理部门办理登记注册。无《药品经营许可证》的，不得经营药品。

《药品经营许可证》应当标明有效期和经营范围，到期重新审查发证。

药品监督管理部门批准开办药品经营企业，除依据本法第十五条规定的条件外，还应当遵循合理布局和方便群众购药的原则。

第十五条　开办药品经营企业必须具备以下条件：

（一）具有依法经过资格认定的药学技术人员；

（二）具有与所经营药品相适应的营业场所、设备、仓储设施、卫生环境；

（三）具有与所经营药品相适应的质量管理机构或者人员；

（四）具有保证所经营药品质量的规章制度。

第十六条　药品经营企业必须按照国务院药品监督管理部门依据本法制定的《药品经营质量管理规范》经营药品。药品监督管理部门按照规定对药品经营企业是否符合《药品经营质量管理规范》的要求进行认证；对认证合格的，发给认证证书。

《药品经营质量管理规范》的具体实施办法、实施步骤由国务院药品监督管理部门规定。

第十七条　药品经营企业购进药品，必须建立并执行进货检查验收制度，验明药品合格证明和其他标识；不符合规定要求的，不得购进。

第十八条　药品经营企业购销药品，必须有真实完整的购销记录。购销记录必须注明药品的通用名称、剂型、规格、批号、有效期、生产厂商、购（销）货单位、购（销）货数量、购销价格、购（销）货日期及国务院药品监督管理部门规定的其他内容。

第十九条　药品经营企业销售药品必须准确无误，并正确说明用法、用量和注意事项；调配处方必须经过核对，对处方所列药品不得擅自更改或者代用。对有配伍禁忌或者超剂量的处方，应当拒绝调配；必要时，经处方医师更正或者重新签字，方可调配。

药品经营企业销售中药材，必须标明产地。

第二十条　药品经营企业必须制定和执行药品保管制度，采取必要的冷藏、防冻、防潮、防虫、防鼠等措施，保证药品质量。

药品入库和出库必须执行检查制度。

第二十一条　城乡集市贸易市场可以出售中药材，国务院另有规定的除外。

城乡集市贸易市场不得出售中药材以外的药品，但持有《药品经营许可证》的药品零售企业在规定的范围内可以在城乡集市贸易市场设点出售中药材以外的药品。具体办法由国务院规定。

第四章　医疗机构的药剂管理

第二十二条　医疗机构必须配备依法经过资格认定的药学技术人员。非药学技术人员不得直接从事药剂技术工作。

第二十三条　医疗机构配制制剂，须经所在地省、自治区、直辖市人民政府卫生行政部门审核同意，由省、自治区、直辖市人民政府药品监督管理部门批准，发给《医疗机构制剂许可证》。无《医疗机构制剂许可证》的，不得配制制剂。

《医疗机构制剂许可证》应当标明有效期，到期重新审查发证。

第二十四条　医疗机构配制制剂，必须具有能够保证制剂质量的设施、管理制度、检验仪器和卫生条件。

第二十五条　医疗机构配制的制剂，应当是本单位临床需要而市场上没有供应的品种，并须经所在地省、自治区、直辖市人民政府药品监督管理部门批准后方可配制。配制的制剂必须按照规定进行质量检验；合格的，凭医师处方在本医疗机构使用。特殊情况下，经国务院或者省、自治区、直辖市人民政府的药品监督管理部门批准，医疗机构配制的制剂可以在指定的医疗机构之间调剂使用。

医疗机构配制的制剂，不得在市场销售。

第二十六条　医疗机构购进药品，必须建立并执行进货检查验收制度，验明药品合格证明和其他标识；不符合规定要求的，不得购进和使用。

第二十七条　医疗机构的药剂人员调配处方，必须经过核对，对处方所列药品不得擅自更改或者代用。对有配伍禁忌或者超剂量的处方，应当拒绝调配；必要时，经处方医师更正或者重新签字，方可调配。

第二十八条　医疗机构必须制定和执行药品保管制度，采取必要的冷藏、防冻、防潮、防虫、防鼠等措施，保证药品质量。

第五章　药品管理

第二十九条　研制新药，必须按照国务院药品监督管理部门的规定如实报送研制方法、质量指标、药理及毒理试验结果等有关资料和样品，经国务院药品监督管理部门批准后，方可进行临床试验。药物临床试验机构资格的认定办法，由国务院药品监督管理部门、国务院卫生行政部门共同制定。

完成临床试验并通过审批的新药，由国务院药品监督管理部门批准，发给新药证书。

第三十条　药物的非临床安全性评价研究机构和临床试验机构必须分别执行药物非临床研究质量管理规范、药物临床试验质量管理规范。

药物非临床研究质量管理规范、药物临床试验质量管理规范由国务院确定的部门制定。

第三十一条　生产新药或者已有国家标准的药品的，须经国务院药品监督管理部门批准，并发给药品批准文号；但是，生产没有实施批准文号管理的中药材和中药饮片除外。实施批准文号管理的中药材、中药饮片品种目录由国务院药品监督管理部门会同国务院中医药管理部门制定。

药品生产企业在取得药品批准文号后，方可生产该药品。

第三十二条　药品必须符合国家药品标准。中药饮片依照本法第十条第二款的规定执行。

国务院药品监督管理部门颁布的《中华人民共和国药典》和药品标准为国家药品标准。

国务院药品监督管理部门组织药典委员会，负责国家药品标准的制定和修订。

国务院药品监督管理部门的药品检验机构负责标定国家药品标准品、对照品。

第三十三条　国务院药品监督管理部门组织药学、医学和其他技术人员，对新药进行审评，对已经批准生产的药品进行再评价。

第三十四条　药品生产企业、药品经营企业、医疗机构必须从具有药品生产、经营资格的企业购进药品；但是，购进没有实施批准文号管理的中药材除外。

第三十五条　国家对麻醉药品、精神药品、医疗用毒性药品、放射性药品，实行特殊管理。管理办法由国务院制定。

第三十六条　国家实行中药品种保护制度。具体办法由国务院制定。

第三十七条　国家对药品实行处方药与非处方药分类管理制度。具体办法由国务院制定。

第三十八条　禁止进口疗效不确、不良反应大或者其他原因危害人体健康的药品。

第三十九条　药品进口，须经国务院药品监督管理部门组织审查，经审查确认符合质量标准、安全有效的，方可批准进口，并发给进口药品注册证书。

医疗单位临床急需或者个人自用进口的少量药品，按照国家有关规定办理进口手续。

第四十条　药品必须从允许药品进口的口岸进口，并由进口药品的企业向口岸所在地药品监督管理部门登记备案。海关凭药品监督管理部门出具的《进口药品通关单》放行。无《进口药品通关单》的，海关不得放行。

口岸所在地药品监督管理部门应当通知药品检验机构按照国务院药品监督管理部门的规定对进口药品进行抽查检验，并依照本法第四十一条第二款的规定收取检验费。

允许药品进口的口岸由国务院药品监督管理部门会同海关总署提出，报国务院批准。

第四十一条　国务院药品监督管理部门对下列药品在销售前或者进口时，指定药品检验机构进行检验；检验不合格的，不得销售或者进口：

（一）国务院药品监督管理部门规定的生物制品；

（二）首次在中国销售的药品；

（三）国务院规定的其他药品。

前款所列药品的检验费项目和收费标准由国务院财政部门会同国务院价格主管部门核定并公告。检验费收缴办法由国务院财政部门会同国务院药品监督管理部门制定。

第四十二条　国务院药品监督管理部门对已经批准生产或者进口的药品，应当组织调查；对疗效不确、不良反应大或者其他原因危害人体健康的药品，应当撤销批准文号或者进口药品注册证书。

已被撤销批准文号或者进口药品注册证书的药品，不得生产或者进口、销售和使用；已经生产或者进口的，由当地药品监督管理部门监督销毁或者处理。

第四十三条　国家实行药品储备制度。

国内发生重大灾情、疫情及其他突发事件时，国务院规定的部门可以紧急调用企业药品。

第四十四条　对国内供应不足的药品，国务院有权限制或者禁止出口。

第四十五条　进口、出口麻醉药品和国家规定范围内的精神药品，必须持有国务院药品监督管理部门发给的《进口准许证》、《出口准许证》。

第四十六条　新发现和从国外引种的药材，经国务院药品监督管理部门审核批准后，方可销售。

第四十七条　地区性民间习用药材的管理办法，由国务院药品监督管理部门会同国务院中医药管理部门制定。

第四十八条　禁止生产（包括配制，下同）、销售假药。

有下列情形之一的，为假药：

（一）药品所含成分与国家药品标准规定的成分不符的；

（二）以非药品冒充药品或者以他种药品冒充此种药品的。

有下列情形之一的药品，按假药论处：

（一）国务院药品监督管理部门规定禁止使用的；

（二）依照本法必须批准而未经批准生产、进口，或者依照本法必须检验而未经检验即销售的；

（三）变质的；

（四）被污染的；

（五）使用依照本法必须取得批准文号而未取得批准文号的原料药生产的；

（六）所标明的适应证或者功能主治超出规定范围的。

第四十九条　禁止生产、销售劣药。

药品成分的含量不符合国家药品标准的，为劣药。

有下列情形之一的药品，按劣药论处：

（一）未标明有效期或者更改有效期的；

（二）不注明或者更改生产批号的；

（三）超过有效期的；

（四）直接接触药品的包装材料和容器未经批准的；

（五）擅自添加着色剂、防腐剂、香料、矫味剂及辅料的；

（六）其他不符合药品标准规定的。

第五十条　列入国家药品标准的药品名称为药品通用名称。已经作为药品通用名称的，该名称不得作为药品商标使用。

第五十一条　药品生产企业、药品经营企业和医疗机构直接接触药品的工作人员，必须每年进行健康检查。患有传染病或者其他可能污染药品的疾病的，不得从事直接接触药品的工作。

第六章　药品包装的管理

第五十二条　直接接触药品的包装材料和容器，必须符合药用要求，符合保障人体健康、安全的标准，并由药品监督管理部门在审批药品时一并审批。

药品生产企业不得使用未经批准的直接接触药品的包装材料和容器。

对不合格的直接接触药品的包装材料和容器，由药品监督管理部门责令停止使用。

第五十三条　药品包装必须适合药品质量的要求，方便储存、运输和医疗使用。

发运中药材必须有包装。在每件包装上，必须注明品名、产地、日期、调出单位，并附有质量合格的标志。

第五十四条　药品包装必须按照规定印有或者贴有标签并附有说明书。

标签或者说明书上必须注明药品的通用名称、成分、规格、生产企业、批准文号、产品批号、生产日期、有效期、适应证或者功能主治、用法、用量、禁忌、不良反应和注意事项。

麻醉药品、精神药品、医疗用毒性药品、放射性药品、外用药品和非处方药的标签，必须印有规定的标志。

第七章　药品价格和广告的管理

第五十五条　依法实行政府定价、政府指导价的药品，政府价格主管部门应当依照《中华人民共和国价格法》规定的定价原则，依据社会平均成本、市场供求状况和社会承受能力合理制定和调整价格，做到质价相符，消除虚高价格，保护用药者的正当利益。

药品的生产企业、经营企业和医疗机构必须执行政府定价、政府指导价，不得以任何形式擅自提高价格。

药品生产企业应当依法向政府价格主管部门如实提供药品的生产经营成本，不得拒报、虚报、瞒报。

第五十六条　依法实行市场调节价的药品，药品的生产企业、经营企业和医疗机构应当按照公平、合理和诚实信用、质价相符的原则制定价格，为用药者提供价格合理的药品。

药品的生产企业、经营企业和医疗机构应当遵守国务院价格主管部门关于药价管理的规定，制定和标明药品零售价格，禁止暴利和损害用药者利益的价格欺诈行为。

第五十七条　药品的生产企业、经营企业、医疗机构应当依法向政府价格主管部门提供其药品的实际购销价格和购销数量等资料。

第五十八条　医疗机构应当向患者提供所用药品的价格清单；医疗保险定点医疗机构还应当按照规定的办法如实公布其常用药品的价格，加强合理用药的管理。具体办法由国务院卫生行政部门规定。

第五十九条　禁止药品的生产企业、经营企业和医疗机构在药品购销中账外暗中给予、收受回扣或者其他利益。

禁止药品的生产企业、经营企业或者其代理人以任何名义给予使用其药品的医疗机构的负责人、药品采购人员、医师等有关人员以财物或者其他利益。禁止医疗机构的负责人、药品采购人员、医师等有关人员以任何名义收受药品的生产企业、经营企业或者其代理人给予的财物或者其他利益。

第六十条　药品广告须经企业所在地省、自治区、直辖市人民政府药品监督管理部门批准，并发给药品广告批准文号；未取得药品广告批准文号的，不得发布。

处方药可以在国务院卫生行政部门和国务院药品监督管理部门共同指定的医学、药学专业刊物上介绍，但不得在大众传播媒介发布广告或者以其他方式进行以公众为对象的广告宣传。

第六十一条　药品广告的内容必须真实、合法，以国务院药品监督管理部门批准的说明书为准，不得含有虚假的内容。

药品广告不得含有不科学的表示功效的断言或者保证；不得利用国家机关、医药科研单位、学术机构或者专家、学者、医师、患者的名义和形象作证明。

非药品广告不得有涉及药品的宣传。

第六十二条　省、自治区、直辖市人民政府药品监督管理部门应当对其批准的药品广告进行检查，对于违反本法和《中华人民共和国广告法》的广告，应当向广告监督管理机关通报并提出处理建议，广告监督管理机关应当依法作出处理。

第六十三条　药品价格和广告，本法未规定的，适用《中华人民共和国价格法》、《中华人民共和国广告法》的规定。

第八章　药品监督

第六十四条　药品监督管理部门有权按照法律、行政法规的规定对报经其审批的药品研制和药品的生产、经营以及医疗机构使用药品的事项进行监督检查，有关单位和个人不得拒绝和隐瞒。

药品监督管理部门进行监督检查时，必须出示证明文件，对监督检查中知悉的被检查人的技术秘密和业务秘密应当保密。

第六十五条　药品监督管理部门根据监督检查的需要，可以对药品质量进行抽查检验。抽查检验应当按照规定抽样，并不得收取任何费用。所需费用按照国务院规定列支。

药品监督管理部门对有证据证明可能危害人体健康的药品及其有关材料可以采取查封、扣押的行政强制措施，并在七日内作出行政处理决定；药品需要检验的，必须自检验报告书发出之日起十五日内作出行政处理决定。

第六十六条　国务院和省、自治区、直辖市人民政府的药品监督管理部门应当定期公告药品质量抽查检验的结果；公告不当的，必须在原公告范围内予以更正。

第六十七条　当事人对药品检验机构的检验结果有异议的，可以自收到药品检验结果之日起七日内向原药品检验机构或者上一级药品监督管理部门设置或者确定的药品检验机构申请复验，也可以直接向国务院药品监督管理部门设置或者确定的药品检验机构申请复验。受理复验的药品检验机构必须在国务院药品监督管理部门规定的时间内作出复验结论。

第六十八条　药品监督管理部门应当按照规定，依据《药品生产质量管理规范》、《药品经营质量管理规范》，对经其认证合格的药品生产企业、药品经营企业进行认证后的跟踪检查。

第六十九条　地方人民政府和药品监督管理部门不得以要求实施药品检验、审批等手段限制或者排斥非本地区药品生产企业依照本法规定生产的药品进入本地区。

第七十条　药品监督管理部门及其设置的药品检验机构和确定的专业从事药品检验的机构不得参与药品生产经营活动，不得以其名义推荐或者监制、监销药品。

药品监督管理部门及其设置的药品检验机构和确定的专业从事药品检验的机构的工作人员不得参与药品生产经营活动。

第七十一条　国家实行药品不良反应报告制度。药品生产企业、药品经营企业和医疗机构必须经常考察本单位所生产、经营、使用的药品质量、疗效和反应。发现可能与用药有关的严重不良反应，必须及时向当地省、自治区、直辖市人民政府药品监督管理部门和卫生行政部门报告。具体办法由国务院药品监督管理部门会同国务院卫生行政部门制定。

对已确认发生严重不良反应的药品，国务院或者省、自治区、直辖市人民政府的药品监督管理部门可以采取停止生产、销售、使用的紧急控制措施，并应当在五日内组织鉴定，自鉴定结论作出之日起十五日内依法作出行政处理决定。

第七十二条　药品生产企业、药品经营企业和医疗机构的药品检验机构或者人员，应当接受当地药品监督管理部门设置的药品检验机构的业务指导。

第九章　法律责任

第七十三条　未取得《药品生产许可证》、《药品经营许可证》或者《医疗机构制剂许可证》生产药品、经营药品的，依法予以取缔，没收违法生产、销售的药品和违法所得，并处违法生产、销售的药品（包括已售出的和未售出的药品，下同）货值金额二倍以上五倍以下的罚款；构成犯罪的，依法追究刑事责任。

第七十四条　生产、销售假药的，没收违法生产、销售的药品和违法所得，并处违法生产、销售药品货值金额二倍以上五倍以下的罚款；有药品批准证明文件的予以撤销，并责令停产、停业整顿；情节严重的，吊销《药品生产许可证》、《药品经营许可证》或者《医疗机构制剂许可证》；构成犯罪的，依法追究刑事责任。

第七十五条　生产、销售劣药的，没收违法生产、销售的药品和违法所得，并处违法生产、销售药品货值金额一倍以上三倍以下的罚款；情节严重的，责令停产、停业整顿或者撤销药品批准证明文件、吊销《药品生产许可证》、《药品经营许可证》或者《医疗机构制剂许可证》；构成犯罪的，依法追究刑事责任。

第七十六条　从事生产、销售假药及生产、销售劣药情节严重的企业或者其他单位，其直接负责的主管人员和其他直接责任人员十年内不得从事药品生产、经营活动。

对生产者专门用于生产假药、劣药的原辅材料、包装材料、生产设备，予以没收。

第七十七条　知道或者应当知道属于假劣药品而为其提供运输、保管、仓储等便利条件的，没收全部运输、保管、仓储的收入，并处违法收入百分之五十以上三倍以下的罚款；构成犯罪的，依法追究刑事责任。

第七十八条　对假药、劣药的处罚通知，必须载明药品检验机构的质量检验结果；但是，本法第七十八条第三款第（一）、（二）、（五）、（六）项和第四十九条第三款规定的情形除外。

第七十九条　药品的生产企业、经营企业、药物非临床安全性评价研究机构、药物临床试验机构未按照规定实施《药品生产质量管理规范》、《药品经营质量管理规范》、药物非临床研究质量管理规范、药物临床试验质量管理规范的，给予警告，责令限期改正；逾期不改正的，责令停产、停业整顿，并处五千元以上二万元以下的罚款；情节严重的，吊销《药品生产许可证》、《药品经营许可证》和药物临床试验机构的资格。

第八十条　药品的生产企业、经营企业或者医疗机构违反本法第三十四条的规定，从无《药品生产许可证》、《药品经营许可证》的企业购进药品的，责令改正，没收违法购进的药品，并处违法购进药品货值金额二倍以上五倍以下的罚款；有违法所得的，没收违法所得；情节严重的，吊销《药品生产许可证》、《药品经营许可证》或者医疗机构执业许可证书。

第八十一条　进口已获得药品进口注册证书的药品，未按照本法规定向允许药品进口的口岸所在地的药品监督管理部门登记备案的，给予警告，责令限期改正；逾期不改正的，撤销进口药品注册证书。

第八十二条　伪造、变造、买卖、出租、出借许可证或者药品批准证明文件的，没收违法所得，并处违法所得一倍以上三倍以下的罚款；没有违法所得的，处二万元以上十万元以下的罚款；情节严重的，并吊销卖方、出租方、出借方的《药品生产许可证》、《药品经营许可证》、《医疗机构制剂许可证》或者撤销药品批准证明文件；构成犯罪的，依法追究刑事责任。

第八十三条　违反本法规定，提供虚假的证明、文件资料样品或者采取其他欺骗手段取得《药品生产许可证》、《药品经营许可证》、《医疗机构制剂许可证》或者药品批准证明文件的，吊销《药品生产许可证》、《药品经营许可证》、《医疗机构制剂许可证》或者撤销药品批准证明文件，五年内不受理其申请，并处一万元以上三万元以下的罚款。

第八十四条　医疗机构将其配制的制剂在市场销售的，责令改正，没收违法销售的制剂，并处违法销售制剂货值金额一倍以上三倍以下的罚款；有违法所得的，没收违法所得。

第八十五条　药品经营企业违反本法第十八条、第十九条规定的，责令改正，给予警告；情节严重的，吊销《药品经营许可证》。

第八十六条　药品标识不符合本法第五十四条规定的，除依法应当按照假药、劣药论处的外，责令改正，给予警告；情节严重的，撤销该药品的批准证明文件。

第八十七条　药品检验机构出具虚假检验报告，构成犯罪的，依法追究刑事责任；不构成犯罪的，责令改正，给予警告，对单位并处三万元以上五万元以下的罚款；对直接负责的主管人员和其他直接责任人员依法给予降级、撤职、开除的处分，并处三万元以下的罚款；有违法所得的，没收违法所得；情节严重的，撤销其检验资格。药品检验机构出具的检验结果不实，造成损失的，应当承担相应的赔偿责任。

第八十八条　本法第七十三条至第八十七条规定的行政处罚，由县级以上药品监督管理部门按照国务院药品监督管理部门规定的职责分工决定；吊销《药品生产许可证》、《药品经营许可证》、《医疗机构制剂许可证》、医疗机构执业许可证书或者撤销药品批准证明文件的，由原发证、批准的部门决定。

第八十九条　违反本法第五十五条、第五十六条、第五十七条关于药品价格管理的规定的，依照《中华人民共和国价格法》的规定处罚。

第九十条　药品的生产企业、经营企业、医疗机构在药品购销中暗中给予、收受回扣或者其他利益的，药品的生产企业、经营企业或者其代理人给予使用其药品的医疗机构的负责人、药品采购人员、医师等有关人员以财物或者其他利益的，由工商行政管理部门处一万元以上二十万元以下的罚款，有违法所得的，予以没收；情节严重的，由工商行政管理部门吊销药品生产企业、药品经营企业的营业执照，并通知药品监督管理部门，由药品监督管理部门吊销其《药品生产许可证》、《药品经营许可证》；构成犯罪的，依法追究刑事责任。

第九十一条　药品的生产企业、经营企业的负责人、采购人员等有关人员在药品购销中收受其他生产企业、经营企业或者其代理人给予的财物或者其他利益的，依法给予处分，没收违法所得；构成犯罪的，依法追究刑事责任。

医疗机构的负责人、药品采购人员、医师等有关人员收受药品生产企业、药品经营企业或者其代理人给予的财物或者其他利益的，由卫生行政部门或者本单位给予处分，没收违法所得；对违法行为情节严重的执业医师，由卫生行政部门吊销其执业证书；构成犯罪的，依法追究刑事责任。

第九十二条　违反本法有关药品广告的管理规定的，依照《中华人民共和国广告法》的规定处罚，并由发给广告批准文号的药品监督管理部门撤销广告批准文号，一年内不受理该品种的广告审批申请；构成犯罪的，依法追究刑事责任。

药品监督管理部门对药品广告不依法履行审查职责，批准发布的广告有虚假或者其他违反法律、行政法规的内容的，对直接负责的主管人员和其他直接责任人员依法给予行政处分；构成犯罪的，依法追究刑事责任。

第九十三条　药品的生产企业、经营企业、医疗机构违反本法规定，给药品使用者造成损害的，依法承担赔偿责任。

第九十四条　药品监督管理部门违反本法规定，有下列行为之一的，由其上级主管机关或者监察机关责令收回违法发给的证书、撤销药品批准证明文件，对直接负责的主管人员和其他直接责任人员依法给予行政处分；构成犯罪的，依法追究刑事责任：

（一）对不符合《药品生产质量管理规范》、《药品经营质量管理规范》的企业发给符合有关规范的认证证书的，或者对取得认证证书的企业未按照规定履行跟踪检查的职责，对不符合认证条件的企业未依法责令其改正或者撤销其认证证书的；

（二）对不符合法定条件的单位发给《药品生产许可证》、《药品经营许可证》或者《医疗机构制剂许可证》的；

（三）对不符合进口条件的药品发给进口药品注册证书的；

（四）对不具备临床试验条件或者生产条件而批准进行临床试验、发给新药证书、发给药品批准文号的。

第九十五条　药品监督管理部门或者其设置的药品检验机构或者其确定的专业从事药品检验的机构参与药品生产经营活动的，由其上级机关或者监察机关责令改正，有违法收入的予以没收；情节严重的，对直接负责的主管人员和其他直接责任人员依法给予行政处分。

药品监督管理部门或者其设置的药品检验机构或者其确定的专业从事药品检验的机构的工作人员参与药品生产经营活动的，依法给予行政处分。

第九十六条　药品监督管理部门或者其设置、确定的药品检验机构在药品监督检验中违法收取检验费用的，由政府有关部门责令退还，对直接负责的主管人员和其他直接责任人员依法给予行政处分。对违法收取检验费用情节严重的药品检验机构，撤销其检验资格。

第九十七条　药品监督管理部门应当依法履行监督检查职责，监督已取得《药品生产许可证》、《药品经营许可证》的企业依照本法规定从事药品生产、经营活动。

已取得《药品生产许可证》、《药品经营许可证》的企业生产、销售假药、劣药的，除依法追究该企业的法律责任外，对有失职、渎职行为的药品监督管理部门直接负责的主管人员和其他直接责任人员依法给予行政处分；构成犯罪的，依法追究刑事责任。

第九十八条　药品监督管理部门对下级药品监督管理部门违反本法的行政行为，责令限期改正；逾期不改正的，有权予以改变或者撤销。

第九十九条　药品监督管理人员滥用职权、徇私舞弊、玩忽职守，构成犯罪的，依法追究刑事责任；尚不构成犯罪的，依法给予行政处分。

第一百条　依照本法被吊销《药品生产许可证》、《药品经营许可证》的，由药品监督管理部门通知工商行政管理部门办理变更或者注销登记。

第一百零一条　本章规定的货值金额以违法生产、销售药品的标价计算；没有标价的，按照同类药品的市场价格计算。

第十章　附　则

第一百零二条　本法下列用语的含义是：

药品，是指用于预防、治疗、诊断人的疾病，有目的地调节人的生理机能并规定有适应证或者功能主治、用法和用量的物质，包括中药材、中药饮片、中成药、化学原料药及其制剂、抗生素、生化药品、放射性药品、血清、疫苗、血液制品和诊断药品等。

辅料，是指生产药品和调配处方时所用的赋形剂和附加剂。

药品生产企业，是指生产药品的专营企业或者兼营企业。

药品经营企业，是指经营药品的专营企业或者兼营企业。

第一百零三条　中药材的种植、采集和饲养的管理办法，由国务院另行制定。

第一百零四条　国家对预防性生物制品的流通实行特殊管理。具体办法由国务院制定。

第一百零五条　中国人民解放军执行本法的具体办法，由国务院、中央军事委员会依据本法制定。

第一百零六条　本法自 2001 年 12 月 1 日起施行。

附录 2　中华人民共和国药品管理法实施条例

（2002 年 8 月 4 日中华人民共和国国务院令第 360 号发布，

自 2002 年 9 月 15 日起施行）

第一章　总　则

第一条　根据《中华人民共和国药品管理法》（以下简称《药品管理法》），制定本条例。

第二条　国务院药品监督管理部门设置国家药品检验机构。

省、自治区、直辖市人民政府药品监督管理部门可以在本行政区域内设置药品检验机构。地方药品检验机构的设置规划由省、自治区、直辖市人民政府药品监督管理部门提出，报省、自治区、直辖市人民政府批准。

国务院和省、自治区、直辖市人民政府的药品监督管理部门可以根据需要，确定符合药品检验条件的检验机构承担药品检验工作。

第二章　药品生产企业管理

第三条　开办药品生产企业，应当按照下列规定办理《药品生产许可证》：

（一）申办人应当向拟办企业所在地省、自治区、直辖市人民政府药品监督管理部门提出申请。省、自治区、直辖市人民政府药品监督管理部门应当自收到申请之日起 30 个工作日内，按照国家发布的药品行业发展规划和产业政策进行审查，并作出是否同意筹建的决定。

（二）申办人完成拟办企业筹建后，应当向原审批部门申请验收。原审批部门应当自收到申请之日起 30 个工作日内，依据《药品管理法》第八条规定的开办条件组织验收；验收合格的，发给《药品生产许可证》。申办人凭《药品生产许可证》到工商行政管理部门依法办理登记注册。

第四条　药品生产企业变更《药品生产许可证》许可事项的，应当在许可事项发生变更 30 日前，向原发证机关申请《药品生产许可证》变更登记；未经批准，不得变更许可事项。原发证机关应当自收到申请之日起 15 个工作日内作出决定。申请人凭变更后的《药品生产许可证》到工商行政管理部门依法办理变更登记手续。

第五条　省级以上人民政府药品监督管理部门应当按照《药品生产质量管理规范》和国务院药品监督管理部门规定的实施办法和实施步骤，组织对药品生产企业的认证工作；符合《药品生产质量管理规范》的，发给认证证书。其中，生产注射剂、放射性药品和国务院药品监督管理部门规定的生物制品的药品生产企业的认证工作，由国务院药品监督管理部门负责。

《药品生产质量管理规范》认证证书的格式由国务院药品监督管理部门统一规定。

第六条　新开办药品生产企业、药品生产企业新建药品生产车间或者新增生产剂型的，应当自取得药品生产证明文件或者经批准正式生产之日起 30 日内，按照规定向药品监督管理部门申请《药品生产质量管理规范》认证。受理申请的药品监督管理部门应当自收到企业申请之日起 6 个月内，组织对申请企业是否符合《药品生产质量管理规范》进行认证；认证合格的，发给认证证书。

第七条　国务院药品监督管理部门应当设立《药品生产质量管理规范》认证检查员库。《药品生产质量管理规范》认证检查员必须符合国务院药品监督管理部门规定的条件。进行《药品生产质量管理规范》认证，必须按照国务院药品监督管理部门的规定，从《药品生产质量管理规范》认证检查员库中随机抽取认证检查员组成认证检查组进行认证检查。

第八条　《药品生产许可证》有效期为 5 年。有效期届满，需要继续生产药品的，持证企业应当在许可证有效期届满前 6 个月，按照国务院药品监督管理部门的规定申请换发《药品生产许可证》。

药品生产企业终止生产药品或者关闭的，《药品生产许可证》由原发证部门缴销。

第九条　药品生产企业生产药品所使用的原料药，必须具有国务院药品监督管理部门核发的药品批准文号或者进口药品注册证书、医药产品注册证书；但是，未实施批准文号管理的中药材、中药饮片除外。

第十条　依据《药品管理法》第十三条规定，接受委托生产药品的，受托方必须是持有与其受托生产的药品相适应的《药品生产质量管理规范》认证证书的药品生产企业。

疫苗、血液制品和国务院药品监督管理部门规定的其他药品，不得委托生产。

第三章　药品经营企业管理

第十一条　开办药品批发企业，申办人应当向拟办企业所在地省、自治区、直辖市人民政府药品监督管理部门提出申请。省、自治区、直辖市人民政府药品监督管理部门应当自收到申请之日起 30 个工作日内，依据国务院药品监督管理部门规定的设置标准作出是否同意筹建的决定。申办人完成拟办企业筹建后，应当向原审批部门申请验收。原审批部门应当自收到申请之日起 30 个工作日内，依据《药品管理法》第十五条规定的开办条件组织验收；符合条件的，发给《药品经营许可证》。申办人凭《药品经营许可证》到工商行政管理部门依法办理登记注册。

第十二条　开办药品零售企业，申办人应当向拟办企业所在地设区的市级药品监督管理机构或者省、自治区、直辖市人民政府药品监督管理部门直接设置的县级药品监督管理机构提出申请。受理申请的药品监督管理机构应当自收到申请之日起 30 个工作日内，依据国务院药品监督管理部门的规定，结合当地常住人口数量、地域、交通状况和实际需要进行审查，作出是否同意筹建的决定。申办人完成拟办企业筹建后，应当向原审批机构申请验收。原审批机构应当自收到申请之日起 15 个工作日内，依据《药品管理法》第十五条规定的开办条件组织验收；符合条件的，发给《药品经营许可证》。申办人凭《药品经营许可证》到工商行政管理部门依法办理登记注册。

第十三条　省、自治区、直辖市人民政府药品监督管理部门负责组织药品经营企业的认证工作。药品经营企业应当按照国务院药品监督管理部门规定的实施办法和实施步骤，通过省、自治区、直辖市人民政府药品监督管理部门组织的《药品经营质量管理规范》的认证，取得认证证书。《药品经营质量管理规范》认证证书的格式由国务院药品监督管理部门统一规定。

新开办药品批发企业和药品零售企业，应当自取得《药品经营许可证》之日起 30 日内，向发给其《药品经营许可证》的药品监督管理部门或者药品监督管理机构申请《药品经营质量管理规范》认证。受理药品零售企业认证申请的药品监督管理机构应当自收到申请之日起 7 个工作日内，将申请移送负责组织药品经营企业认证工作的省、自治区、直辖市人民政府药品监督管理部门。省、自治区、直辖市人民政府药品监督管理部门应当自收到认证申请之日起 3 个月内，按照国务院药品监督管理部门的规定，组织对申请认证的药品批发企业或者药品零售企业是否符合《药品经营质量管理规范》进行认证；认证合格的，发给认证证书。

第十四条　省、自治区、直辖市人民政府药品监督管理部门应当设立《药品经营质量管理规范》认证检查员库。《药品经营质量管理规范》认证检查员必须符合国务院药品监督管理部门规定的条件。进行《药品经营质量管理规范》认证，必须按照国务院药品监督管理部门的规定，从《药品经营质量管理规范》认证检查员库中随机抽取认证检查员组成认证检查组进行认证检查。

第十五条　国家实行处方药和非处方药分类管理制度。国家根据非处方药的安全性，将非处方药分为甲类非处方药和乙类非处方药。

经营处方药、甲类非处方药的药品零售企业，应当配备执业药师或者其他依法经资格认定的药学技术人员。经营乙类非处方药的药品零售企业，应当配备经设区的市级药品监督管理机构或者省、自治区、直辖市人民政府药品监督管理部门直接设置的县级药品监督管理机构组织考核合格的业务人员。

第十六条　药品经营企业变更《药品经营许可证》许可事项的，应当在许可事项发生变更 30 日前，向原发证机关申请《药品经营许可证》变更登记；未经批准，不得变更许可事项。原发证机关应当自收到企业申请之日起 15 个工作日内作出决定。申请人凭变更后的《药品经营许可证》到工商行政管理部门依法办理变更登记手续。

第十七条　《药品经营许可证》有效期为 5 年。有效期届满，需要继续经营药品的，持证企业应当在许可证有效期届满前 6 个月，按照国务院药品监督管理部门的规定申请换发《药品经营许可证》。

药品经营企业终止经营药品或者关闭的，《药品经营许可证》由原发证机关缴销。

第十八条　交通不便的边远地区城乡集市贸易市场没有药品零售企业的，当地药品零售企业经所在地县（市）药品监督管理机构批准并到工商行政管理部门办理登记注册后，可以在该城乡集市贸易市场内设点并在批准经营的药品范围内销售非处方药品。

第十九条　通过互联网进行药品交易的药品生产企业、药品经营企业、医疗机构及其交易的药品，必须符合《药品管理法》和本条例的规定。互联网药品交易服务的管理办法，由国务院药品监督管理部门会同国务院有关部门制定。

第四章　医疗机构的药剂管理

第二十条　医疗机构设立制剂室，应当向所在地省、自治区、直辖市人民政府卫生行政部门提出申请，经审核同意后，报同级人民政府药品监督管理部门审批；省、自治区、直辖市人民政府药品监督管理部门验收合格的，予以批准，发给《医疗机构制剂许可证》。

省、自治区、直辖市人民政府卫生行政部门和药品监督管理部门应当在各自收到申请之日起30个工作日内，作出是否同意或者批准的决定。

第二十一条　医疗机构变更《医疗机构制剂许可证》许可事项的，应当在许可事项发生变更30日前，依照本条例第二十条的规定向原审核、批准机关申请《医疗机构制剂许可证》变更登记；未经批准，不得变更许可事项。原审核、批准机关应当在各自收到申请之日起15个工作日内作出决定。

医疗机构新增配制剂型或者改变配制场所的，应当经所在地省、自治区、直辖市人民政府药品监督管理部门验收合格后，依照前款规定办理《医疗机构制剂许可证》变更登记。

第二十二条　《医疗机构制剂许可证》有效期为5年。有效期届满，需要继续配制制剂的，医疗机构应当在许可证有效期届满前6个月，按照国务院药品监督管理部门的规定申请换发《医疗机构制剂许可证》。

医疗机构终止配制制剂或者关闭的，《医疗机构制剂许可证》由原发证机关缴销。

第二十三条　医疗机构配制制剂，必须按照国务院药品监督管理部门的规定报送有关资料和样品，经所在地省、自治区、直辖市人民政府药品监督管理部门批准，并发给制剂批准文号后，方可配制。

第二十四条　医疗机构配制的制剂不得在市场上销售或者变相销售，不得发布医疗机构制剂广告。

发生灾情、疫情、突发事件或者临床急需而市场没有供应时，经国务院或者省、自治区、直辖市人民政府的药品监督管理部门批准，在规定期限内，医疗机构配制的制剂可以在指定的医疗机构之间调剂使用。

国务院药品监督管理部门规定的特殊制剂的调剂使用以及省、自治区、直辖市之间医疗机构制剂的调剂使用，必须经国务院药品监督管理部门批准。

第二十五条　医疗机构审核和调配处方的药剂人员必须是依法经资格认定的药学技术人员。

第二十六条　医疗机构购进药品，必须有真实、完整的药品购进记录。药品购进记录必须注明药品的通用名称、剂型、规格、批号、有效期、生产厂商、供货单位、购货数量、购进价格、购货日期以及国务院药品监督管理部门规定的其他内容。

第二十七条　医疗机构向患者提供的药品应当与诊疗范围相适应，并凭执业医师或者执业助理医师的处方调配。

计划生育技术服务机构采购和向患者提供药品，其范围应当与经批准的服务范围相一致，并凭执业医师或者执业助理医师的处方调配。

个人设置的门诊部、诊所等医疗机构不得配备常用药品和急救药品以外的其他药品。常用药品和急救药品的范围和品种，由所在地的省、自治区、直辖市人民政府卫生行政部门会同同级人民政府药品监督管理部门规定。

第五章　药品管理

第二十八条　药物非临床安全性评价研究机构必须执行《药物非临床研究质量管理规范》，药物临床试验机构必须执行《药物临床试验质量管理规范》。《药物非临床研究质量管理规范》、《药物临床试验质量管理规范》由国务院药品监督管理部门分别商国务院科学技术行政部门和国务院卫生行政部门制定。

第二十九条　药物临床试验、生产药品和进口药品，应当符合《药品管理法》及本条例的规定，经国务院药品监督管理部门审查批准；国务院药品监督管理部门可以委托省、自治区、直辖市人民政府药品监督管理部门对申报药物的研制情况及条件进行审查，对申报资料进行形式审查，并对试制的样品进行检验。具体办法由国务院药品监督管理部门制定。

第三十条　研制新药，需要进行临床试验的，应当依照《药品管理法》第二十九条的规定，经国务院药品监督管理部门批准。

药物临床试验申请经国务院药品监督管理部门批准后，申报人应当在经依法认定的具有药物临床试验资格的机构中选择承担药物临床试验的机构，并将该临床试验机构报国务院药品监督管理部门和国务院卫生行政部门备案。

药物临床试验机构进行药物临床试验，应当事先告知受试者或者其监护人真实情况，并取得其书面同意。

第三十一条　生产已有国家标准的药品，应当按照国务院药品监督管理部门的规定，向省、自治区、直辖市人民政府药品监督管理部门或者国务院药品监督管理部门提出申请，报送有关技术资料并提供相关证明文件。省、自治区、直辖市人民政府药品监督管理部门应当自受理申请之日起 30 个工作日内进行审查，提出意见后报送国务院药品监督管理部门审核，并同时将审查意见通知申报方。国务院药品监督管理部门经审核符合规定的，发给药品批准文号。

第三十二条　生产有试行期标准的药品，应当按照国务院药品监督管理部门的规定，在试行期满前 3 个月，提出转正申请；国务院药品监督管理部门应当自试行期满之日起 12 个月内对该试行期标准进行审查，对符合国务院药品监督管理部门规定的转正要求的，转为正式标准；对试行标准期满未按照规定提出转正申请或者原试行标准不符合转正要求的，国务院药品监督管理部门应当撤销该试行标准和依据该试行标准生产药品的批准文号。

第三十三条　变更研制新药、生产药品和进口药品已获批准证明文件及其附件中载明事项的，应当向国务院药品监督管理部门提出补充申请；国务院药品监督管理部门经审核符合规定的，应当予以批准。

第三十四条　国务院药品监督管理部门根据保护公众健康的要求，可以对药品生产企业生产的新药品种设立不超过 5 年的监测期；在监测期内，不得批准其他企业生产和进口。

第三十五条　国家对获得生产或者销售含有新型化学成分药品许可的生产者或者销售者提交的自行取得且未披露的试验数据和其他数据实施保护，任何人不得对该未披露的试验数据和其他数据进行不正当的商业利用。

自药品生产者或者销售者获得生产、销售新型化学成分药品的许可证明文件之日起 6 年内，对其他申请人未经已获得许可的申请人同意，使用前款数据申请生产、销售新型化学成分药品许可的，药品监督管理部门不予许可；但是，其他申请人提交自行取得数据的除外。

除下列情形外，药品监督管理部门不得披露本条第一款规定的数据：

（一）公共利益需要；

（二）已采取措施确保该类数据不会被不正当地进行商业利用。

第三十六条　申请进口的药品，应当是在生产国家或者地区获得上市许可的药品；未在生产国家或者地区获得上市许可的，经国务院药品监督管理部门确认该药品品种安全、有效而且临床需要的，可以依照《药品管理法》及本条例的规定批准进口。

进口药品，应当按照国务院药品监督管理部门的规定申请注册。国外企业生产的药品取得《进口药品注册证》，中国香港、澳门和台湾地区企业生产的药品取得《医药产品注册证》后，方可进口。

第三十七条　医疗机构因临床急需进口少量药品的，应当持《医疗机构执业许可证》向国务院药品监督管理部门提出申请；经批准后，方可进口。进口的药品应当在指定医疗机构内用于特定医疗目的。

第三十八条　进口药品到岸后，进口单位应当持《进口药品注册证》或者《医药产品注册证》以及产地证明原件、购货合同副本、装箱单、运单、货运发票、出厂检验报告书、说明书等材料，向口岸所在地药品监督管理部门备案。口岸所在地药品监督管理部门经审查，提交的材料符合要求的，发给《进口药品通关单》。进口单位凭《进口药品通关单》向海关办理报关验放手续。

口岸所在地药品监督管理部门应当通知药品检验机构对进口药品逐批进行抽查检验；但是，有《药品管理法》第四十一条规定情形的除外。

第三十九条　疫苗类制品、血液制品、用于血源筛查的体外诊断试剂以及国务院药品监督管理部门规定的其他生物制品在销售前或者进口时，应当按照国务院药品监督管理部门的规定进行检验或者审核批准；检验不合格或者未获批准的，不得销售或者进口。

第四十条　国家鼓励培育中药材。对集中规模化栽培养殖、质量可以控制并符合国务院药品监督管理部门规定条件的中药材品种，实行批准文号管理。

第四十一条　国务院药品监督管理部门对已批准生产、销售的药品进行再评价，根据药品再评价结果，可以采取责令修改药品说明书，暂停生产、销售和使用的措施；对不良反应大或者其他原因危害人体健康的药品，应当撤销该药品批准证明文件。

第四十二条　国务院药品监督管理部门核发的药品批准文号、《进口药品注册证》、《医药产品注册证》的有效期为5年。有效期届满，需要继续生产或者进口的，应当在有效期届满前6个月申请再注册。药品再注册时，应当按照国务院药品监督管理部门的规定报送相关资料。有效期届满，未申请再注册或者经审查不符合国务院药品监督管理部门关于再注册的规定的，注销其药品批准文号、《进口药品注册证》或者《医药产品注册证》。

第四十三条　非药品不得在其包装、标签、说明书及有关宣传资料上进行含有预防、治疗、诊断人体疾病等有关内容的宣传；但是，法律、行政法规另有规定的除外。

第六章　药品包装的管理

第四十四条　药品生产企业使用的直接接触药品的包装材料和容器，必须符合药用要求和保障人体健康、安全的标准，并经国务院药品监督管理部门批准注册。

直接接触药品的包装材料和容器的管理办法、产品目录和药用要求与标准，由国务院药品监督管理部门组织制定并公布。

第四十五条　生产中药饮片，应当选用与药品性质相适应的包装材料和容器；包装不符合规定的中药饮片，不得销售。中药饮片包装必须印有或者贴有标签。

中药饮片的标签必须注明品名、规格、产地、生产企业、产品批号、生产日期，实施批准文号管理的中药饮片还必须注明药品批准文号。

第四十六条　药品包装、标签、说明书必须依照《药品管理法》第五十四条和国务院药品监督管理部门的规定印制。

药品商品名称应当符合国务院药品监督管理部门的规定。

第四十七条　医疗机构配制制剂所使用的直接接触药品的包装材料和容器、制剂的标签和说明书应当符合《药品管理法》第六章和本条例的有关规定，并经省、自治区、直辖市人民政府药品监督管理部门批准。

第七章　药品价格和广告的管理

第四十八条　国家对药品价格实行政府定价、政府指导价或者市场调节价。

列入国家基本医疗保险药品目录的药品以及国家基本医疗保险药品目录以外具有垄断性生产、经营的药品，实行政府定价或者政府指导价；对其他药品，实行市场调节价。

第四十九条　依法实行政府定价、政府指导价的药品，由政府价格主管部门依照《药品管理法》第五十五条规定的原则，制定和调整价格；其中，制定和调整药品销售价格时，应当体现对药品社会平均销售费用率、销售利润率和流通差率的控制。具体定价办法由国务院价格主管部门依照《中华人民共和国价格法》（以下简称《价格法》）的有关规定制定。

第五十条　依法实行政府定价和政府指导价的药品价格制定后，由政府价格主管部门依照《价格法》第二十四条的规定，在指定的刊物上公布并明确该价格施行的日期。

第五十一条　实行政府定价和政府指导价的药品价格，政府价格主管部门制定和调整药品价格时，应当组织药学、医学、经济学等方面专家进行评审和论证；必要时，应当听取药品生产企业、药品经营企业、医疗机构、公民以及其他有关单位及人员的意见。

第五十二条　政府价格主管部门依照《价格法》第二十八条的规定实行药品价格监测时，为掌握、分析药品价格变动和趋势，可以指定部分药品生产企业、药品经营企业和医疗机构作为价格监测定点单位；定点单位应当给予配合、支持，如实提供有关信息资料。

第五十三条　发布药品广告，应当向药品生产企业所在地省、自治区、直辖市人民政府药品监督管理部门报送有关材料。省、自治区、直辖市人民政府药品监督管理部门应当自收到有关材料之日起10个工作日内作出是否核发药品广告批准文号的决定；核发药品广告批准文号的，应当同时报国务院药品监督管理部门备案。具体办法由国务院药品监督管理部门制定。

发布进口药品广告，应当依照前款规定向进口药品代理机构所在地省、自治区、直辖市人民政府药品监督管理部门申请药品广告批准文号。

在药品生产企业所在地和进口药品代理机构所在地以外的省、自治区、直辖市发布药品广告的，发布广告的企业应当在发布前向发布地省、自治区、直辖市人民政府药品监督管理部门备案。接受备案的省、自治区、直辖市人民政府药品监督管理部门发现药品广告批准内容不符合药品广告管理规定的，应当交由原核发部门处理。

第五十四条　经国务院或者省、自治区、直辖市人民政府的药品监督管理部门决定，责令暂停生产、销售和使用的药品，在暂停期间不得发布该品种药品广告；已经发布广告的，必须立即停止。

第五十五条　未经省、自治区、直辖市人民政府药品监督管理部门批准的药品广告，使用伪造、冒用、失效的药品广告批准文号的广告，或者因其他广告违法活动被撤销药品广告批准文号的广告，发布广告的企业、广告经营者、广告发布者必须立即停止该药品广告的发布。

对违法发布药品广告，情节严重的，省、自治区、直辖市人民政府药品监督管理部门可以予以公告。

第八章　药品监督

第五十六条　药品监督管理部门（含省级人民政府药品监督管理部门依法设立的药品监督管理机构，下同）依法对药品的研制、生产、经营、使用实施监督检查。

第五十七条　药品抽样必须由两名以上药品监督检查人员实施，并按照国务院药品监督管理部门的规定进行抽样；被抽检方应当提供抽检样品，不得拒绝。

药品被抽检单位没有正当理由，拒绝抽查检验的，国务院药品监督管理部门和被抽检单位所在地省、自治区、直辖市人民政府药品监督管理部门可以宣布停止该单位拒绝抽检的药品上市销售和使用。

第五十八条　对有掺杂、掺假嫌疑的药品，在国家药品标准规定的检验方法和检验项目不能检验时，药品检验机构可以补充检验方法和检验项目进行药品检验；经国务院药品监督管理部门批准后，使用补充检验方法和检验项目所得出的检验结果，可以作为药品监督管理部门认定药品质量的依据。

第五十九条　国务院和省、自治区、直辖市人民政府的药品监督管理部门应当根据药品质量抽查检验结果，定期发布药品质量公告。药品质量公告应当包括抽验药品的品名、检品来源、生产企业、生产批号、药品规格、检验机构、检验依据、检验结果、不合格项目等内容。药品质量公告不当的，发布部门应当自确认公告不当之日起5日内，在原公告范围内予以更正。

当事人对药品检验机构的检验结果有异议，申请复验的，应当向负责复验的药品检验机构提交书面申请、原药品检验报告书。复验的样品从原药品检验机构留样中抽取。

第六十条　药品监督管理部门依法对有证据证明可能危害人体健康的药品及其有关证据材料采取查封、扣押的行政强制措施的，应当自采取行政强制措施之日起7日内作出是否立案的决定；需要检验的，应当自检验报告书发出之日起15日内作出是否立案的决定；不符合立案条件的，应当解除行政强制措施；需要暂停销售和使用的，应当由国务院或省、自治区、直辖市人民政府的药品监督管理部门作出决定。

第六十一条　药品抽查检验，不得收取任何费用。

当事人对药品检验结果有异议，申请复验的，应当按照国务院有关部门或者省、自治区、直辖市人民政府有关部门的规定，向复验机构预先支付药品检验费用。复验结论与原检验结论不一致的，复验检验费用由原药品检验机构承担。

第六十二条　依据《药品管理法》和本条例的规定核发证书、进行药品注册、药品认证和实施药品审批检验及其强制性检验，可以收取费用。具体收费标准由国务院财政部门、国务院价格主管部门制定。

第九章　法律责任

第六十三条　药品生产企业、药品经营企业有下列情形之一的，由药品监督管理部门依照《药品管理法》第七十九条的规定给予处罚：

（一）开办药品生产企业、药品生产企业新建药品生产车间、新增生产剂型，在国务院药品监督管理部门规定的时间内未通过《药品生产质量管理规范》认证，仍进行药品生产的；

（二）开办药品经营企业，在国务院药品监督管理部门规定的时间内未通过《药品经营质量管理规范》认证，仍进行药品经营的。

第六十四条　违反《药品管理法》第十三条的规定，擅自委托或者接受委托生产药品的，对委托方和受托方均依照《药品管理法》第七十四条的规定给予处罚。

第六十五条　未经批准，擅自在城乡集市贸易市场设点销售药品或者在城乡集市贸易市场设点销售的药品超出批准经营的药品范围的，依照《药品管理法》第七十三条的规定给予处罚。

第六十六条　未经批准，医疗机构擅自使用其他医疗机构配制的制剂的，依照《药品管理法》第八十条的规定给予处罚。

第六十七条　个人设置的门诊部、诊所等医疗机构向患者提供的药品超出规定的范围和品种的，依照《药品管理法》第七十三条的规定给予处罚。

第六十八条　医疗机构使用假药、劣药的，依照《药品管理法》第七十四条、第七十五条的规定给予处罚。

第六十九条　违反《药品管理法》第二十九条的规定，擅自进行临床试验的，对承担药物临床试验的机构，依照《药品管理法》第七十九条的规定给予处罚。

第七十条　药品申报者在申报临床试验时，报送虚假研制方法、质量标准、药理及毒理试验结果等有关资料和样品的，国务院药品监督管理部门对该申报药品的临床试验不予批准，对药品申报者给予警告；情节严重的，3 年内不受理该药品申报者申报该品种的临床试验申请。

第七十一条　生产没有国家药品标准的中药饮片，不符合省、自治区、直辖市人民政府药品监督管理部门制定的炮制规范的；医疗机构不按照省、自治区、直辖市人民政府药品监督管理部门批准的标准配制制剂的，依照《药品管理法》第七十五条的规定给予处罚。

第七十二条　药品监督管理部门及其工作人员违反规定，泄露生产者、销售者为获得生产、销售含有新型化学成分药品许可而提交的未披露试验数据或者其他数据，造成申请人损失的，由药品监督管理部门依法承担赔偿责任；药品监督管理部门赔偿损失后，应当责令故意或者有重大过失的工作人员承担部分或者全部赔偿费用，并对直接责任人员依法给予行政处分。

第七十三条　药品生产企业、药品经营企业生产、经营的药品及医疗机构配制的制剂，其包装、标签、说明书违反《药品管理法》及本条例规定的，依照《药品管理法》第八十六条的规定给予处罚。

第七十四条　药品生产企业、药品经营企业和医疗机构变更药品生产经营许可事项，应当办理变更登记手续而未办理的，由原发证部门给予警告，责令限期补办变更登记手续；逾期不补办的，宣布其《药品生产许可证》、《药品经营许可证》和《医疗机构制剂许可证》无效；仍从事药品生产经营活动的，依照《药品管理法》第七十三条的规定给予处罚。

第七十五条　违反本条例第四十八条、第四十九条、第五十条、第五十一条、第五十二条关于药品价格管理的规定的，依照《价格法》的有关规定给予处罚。

第七十六条　篡改经批准的药品广告内容的，由药品监督管理部门责令广告主立即停止该药品广告的发布，并由原审批的药品监督管理部门依照《药品管理法》第九十二条的规定给予处罚。

药品监督管理部门撤销药品广告批准文号后，应当自作出行政处理决定之日起 5 个工作日内通知广告监督管理机关。广告监督管理机关应当自收到药品监督管理部门通知之日起 15 个工作日内，依照《中华人民共和国广告法》的有关规定作出行政处理决定。

第七十七条　发布药品广告的企业在药品生产企业所在地或者进口药品代理机构所在地以外的省、自治区、直辖市发布药品广告，未按照规定向发布地省、自治区、直辖市人民政府药品监督管理部门备案的，由发布地的药品监督管理部门责令限期改正；逾期不改正的，停止该药品品种在发布地的广告发布活动。

第七十八条　未经省、自治区、直辖市人民政府药品监督管理部门批准，擅自发布药品广告的，药品监督管理部门发现后，应当通知广告监督管理部门依法查处。

第七十九条　违反《药品管理法》和本条例的规定，有下列行为之一的，由药品监督管理部门在《药品管理法》和本条例规定的处罚幅度内从重处罚：

（一）以麻醉药品、精神药品、医疗用毒性药品、放射性药品冒充其他药品，或者以其他药品冒充上述药品的；

（二）生产、销售以孕产妇、婴幼儿及儿童为主要使用对象的假药、劣药的；

（三）生产、销售的生物制品、血液制品属于假药、劣药的；

（四）生产、销售、使用假药、劣药，造成人员伤害后果的；

（五）生产、销售、使用假药、劣药，经处理后重犯的；

（六）拒绝、逃避监督检查，或者伪造、销毁、隐匿有关证据材料的，或者擅自动用查封、扣押物品的。

第八十条　药品监督管理部门设置的派出机构，有权作出《药品管理法》和本条例规定的警告、罚款、没收违法生产、销售的药品和违法所得的行政处罚。

第八十一条　药品经营企业、医疗机构未违反《药品管理法》和本条例的有关规定，并有充分证据证明其不知道所销售或者使用的药品是假药、劣药的，应当没收其销售或者使用的假药、劣药和违法所得；但是，可以免除其他行政处罚。

第八十二条　依照《药品管理法》和本条例的规定没收的物品，由药品监督管理部门按照规定监督处理。

第十章　附　则

第八十三条　本条例下列用语的含义：

药品合格证明和其他标识，是指药品生产批准证明文件、药品检验报告书、药品的包装、标签和说明书。

新药，是指未曾在中国境内上市销售的药品。

处方药，是指凭执业医师和执业助理医师处方方可购买、调配和使用的药品。

非处方药，是指由国务院药品监督管理部门公布的，不需要凭执业医师和执业助理医师处方，消费者可以自行判断、购买和使用的药品。

医疗机构制剂，是指医疗机构根据本单位临床需要经批准而配制、自用的固定处方制剂。

药品认证，是指药品监督管理部门对药品研制、生产、经营、使用单位实施相应质量管理规范进行检查、评价并决定是否发给相应认证证书的过程。

药品经营方式，是指药品批发和药品零售。

药品经营范围，是指经药品监督管理部门核准经营药品的品种类别。

药品批发企业，是指将购进的药品销售给药品生产企业、药品经营企业、医疗机构的药品经营企业。

药品零售企业，是指将购进的药品直接销售给消费者的药品经营企业。

第八十四条　《药品管理法》第四十一条中"首次在中国销售的药品"，是指国内或者国外药品生产企业第一次在中国销售的药品，包括不同药品生产企业生产的相同品种。

第八十五条　《药品管理法》第五十九条第二款"禁止药品的生产企业、经营企业或者其代理人以任何名义给予使用其药品的医疗机构的负责人、药品采购人员、医师等有关人员以财物或者其他利益"中的"财物或者其他利益"，是指药品的生产企业、经营企业或者其代理人向医疗机构的负责人、药品采购人员、医师等有关人员提供的目的在于影响其药品采购或者药品处方行为的不正当利益。

第八十六条　本条例自 2002 年 9 月 15 日起施行。

附录3　执业药师资格制度暂行规定

（1999 年 4 月 1 日人事部、国家药品监管局发布）

第一章　总　则

第一条　为了加强对药学技术人员的职业准入控制，确保药品质量，保障人民用药的安全有效，根据《中华人民共和国药品管理法》、《中共中央、国务院关于卫生改革与发展的决定》及职业资格制度的有关内容，制定本规定。

第二条　国家实行执业药师资格制度，纳入全国专业技术人员执业资格制度统一规划的范围。

第三条　执业药师是指经全国统一考试合格，取得《执业药师资格证书》并经注册登记，在药品生产、经营、使用单位中执业的药学技术人员。

执业药师英文译为：Licensed Pharmacist。

第四条　凡从事药品生产、经营、使用的单位均应配备相应的执业药师，并以此作为开办药品生产、经营、使用单位的必备条件之一。国家药品监督管理局负责对需由执业药师担任的岗位作出明确规定并进行检查。

第五条　人事部和国家药品监督管理局共同负责全国执业药师资格制度的政策制定、组织协调、资格考试、注册登记和监督管理工作。

第二章　考　试

第六条　执业药师资格实行全国统一大纲、统一命题、统一组织的考试制度。一般每年举行一次。

第七条　国家药品监督管理局负责组织拟定考试科目和考试大纲、编定培训教材、建立试题库及考试命题工作。按照培训与考试分开的原则，统一规划并组织考前培训。

第八条　人事部负责组织审定考试科目、考试大纲和试题，会同国家药品监督管理局对考试工作进行监督、指导并确定合格标准。

第九条　凡中华人民共和国公民和获准在我国境内就业的其他国籍的人员具备以下条件之一者，均可申请参加执业药师资格考试：

（一）取得药学、中药学或相关专业中专学历，从事药学或中药学专业工作满七年。

（二）取得药学、中药学或相关专业大专学历，从事药学或中药学专业工作满五年。

（三）取得药学、中药学或相关专业大学本科学历，从事药学或中药学专业工作满三年。

（四）取得药学、中药学或相关专业第二学士学位、研究生班毕业或取得硕士学位，从事药学或中药学专业工作满一年。

（五）取得药学、中药学或相关专业博士学位。

第十条　执业药师资格考试合格者，由各省、自治区、直辖市人事（职改）部门颁发人事部统一印制的、人事部与国家药品监督管理局用印的中华人民共和国《执业药师资格证书》。该证书在全国范围有效。

第三章　注　册

第十一条　执业药师资格实行注册制度。国家药品监督管理局为全国执业药师资格注册管理机构，各省、自治区、直辖市人事（职改）部门对执业药师注册工作有监督、检查的责任。

第十二条　取得《执业药师资格证书》者，须按规定向所在省（区、市）药品监督管理局申请注册。经注册后，方可按照注册的执业类别、执业范围从事相应的执业活动。未经注册者，不得以执业药师身份执业。

第十三条　申请注册者，必须同时具备下列条件：

（一）取得《执业药师资格证书》。

（二）遵纪守法，遵守药师职业道德。

（三）身体健康，能坚持在执业药师岗位工作。

（四）经所在单位考核同意。

第十四条　经批准注册者，由各省、自治区、直辖市药品监督管理局在《执业药师资格证书》中的注册情况栏内加盖注册专用印章，同时发给国家药品监督管理局统一印制的中华人民共和国《执业药师注册证》，并报国家药品监督管理局备案。

第十五条　执业药师只能在一个省、自治区、直辖市注册。执业药师变更执业地区、执业范围应及时办理变更注册手续。

第十六条　执业药师注册有效期为三年，有效期满前三个月，持证者须到注册机构办理再次注册手续。再次注册者，除须符合第十三条的规定外，还须有参加继续教育的证明。

第十七条　执业药师有下列情形之一的，由所在单位向注册机构办理注销注册手续：

（一）死亡或被宣告失踪的。

（二）受刑事处罚的。

（三）受取消执业资格处分的。

（四）因健康或其他原因不能或不宜从事执业药师业务的。

凡注销注册的，由所在省（区、市）的注册机构向国家药品监督管理局备案，并由国家药品监督管理局定期公告。

第四章　职　责

第十八条　执业药师必须遵守职业道德，忠于职守，以对药品质量负责、保证人民用药安全有效为基本准则。

第十九条　执业药师必须严格执行《药品管理法》及国家有关药品研究、生产、经营、使用的各项法规及政策。执业药师对违反《药品管理法》及有关法规的行为或决定，有责任提出劝告、制止、拒绝执行并向上级报告。

第二十条　执业药师在执业范围内负责对药品质量的监督和管理，参与制定、实施药品全面质量管理及对本单位违反规定的处理。

第二十一条　执业药师负责处方的审核及监督调配，提供用药咨询与信息，指导合理用药，开展治疗药物的监测及药品疗效的评价等临床药学工作。

第五章　继续教育

第二十二条　执业药师需努力钻研业务，不断更新知识，掌握最新医药信息，保持较高的专业水平。

第二十三条　执业药师必须接受继续教育。国家药品监督管理局负责制定执业药师继续教育管理办法，组织拟定、审批继续教育内容。各省、自治区、直辖市药品监督管理局负责本地区执业药师继续教育的实施工作。

第二十四条　国家药品监督管理局批准的执业药师培训机构承担执业药师的继续教育工作。

第二十五条　执业药师实行继续教育登记制度。国家药品监督管理局统一印制《执业药师继续教育登记证书》，执业药师接受继续教育经考核合格后，由培训机构在证书上登记盖章，并以此作为再次注册的依据。

第六章　罚　则

第二十六条　对未按规定配备执业药师的单位，应限期配备，逾期将追究单位负责人的责任。

第二十七条　对已在需由执业药师担任的岗位工作，但尚未通过执业药师资格考试的人员，要进行强化培训，限期达到要求，对经过培训仍不能通过执业药师资格考试者，必须调离岗位。

第二十八条　对涂改、伪造或以虚假和不正当手段获取《执业药师资格证书》或《执业药师注册证》的人员，发证机构应收回证书，取消其执业药师资格，注销注册。并对直接责任者根据有关规定给予行政处分，直至送交有关部门追究法律责任。

第二十九条　对执业药师违反本规定有关条款的，所在单位须如实上报，由药品监督管理部门根据情况给予处分。注册机构对执业药师所受处分，应及时记录在其《执业药师资格证书》中的备注《执业情况纪录》栏内。

第三十条　执业药师在执业期间违反《药品管理法》及其他法律法规构成犯罪的，由司法机关依法追究其刑事责任。

第七章　附　则

第三十一条　对在关键岗位工作且业绩突出的执业药师，应给予表彰和奖励。

第三十二条　通过全国统一考试取得执业药师资格证书的人员，单位根据工作需要可聘任主管药师或主管中药师专业技术职务。

第三十三条　人事部和国家药品监督管理局按职责分工，对本规定进行解释。

附录4　处方药与非处方药分类管理办法（试行）

（1999年6月18日国家药品监管局第10号令发布）

第一条　为保障人民用药安全有效、使用方便，根据《中共中央、国务院关于卫生改革与发展的决定》，制定处方药与非处方药分类管理办法。

第二条　根据药品品种、规格、适应证、剂量及给药途径不同，对药品分别按处方药与非处方药进行管理。

处方药必须凭执业医师或执业助理医师处方才可调配、购买和使用；非处方药不需要凭执业医师或执业助理医师处方即可自行判断、购买和使用。

第三条　国家药品监督管理局负责处方药与非处方药分类管理办法的制定。各级药品监督管理部门负责辖区内处方药与非处方药分类管理的组织实施和监督管理。

第四条　国家药品监督管理局负责非处方药目录的遴选、审批、发布和调整工作。

第五条　处方药、非处方药生产企业必须具有《药品生产企业许可证》，其生产品种必须取得药品批准文号。

第六条　非处方药标签和说明书除符合规定外，用语应当科学、易懂，便于消费者自行判断、选择和使用。非处方药的标签和说明书必须经国家药品监督管理局批准。

第七条　非处方药的包装必须印有国家指定的非处方药专有标识，必须符合质量要求，方便储存、运输和使用。每个销售基本单元包装必须附有标签和说明书。

第八条　根据药品的安全性，非处方药分为甲、乙两类。

经营处方药、非处方药的批发企业和经营处方药、甲类非处方药的零售企业必须具有《药品经营企业许可证》。

经省级药品监督管理部门或其授权的药品监督管理部门批准的其他商业企业可以零售乙类非处方药。

第九条　零售乙类非处方药的商业企业必须配备专职的具有高中以上文化程度，经专业培训后，由省级药品监督管理部门或其授权的药品监督管理部门考核合格并取得上岗证的人员。

第十条　医疗机构根据医疗需要可以决定或推荐使用非处方药。

第十一条　消费者有权自主选购非处方药，并须按非处方药标签和说明书所示内容使用。

第十二条　处方药只准在专业性医药报刊进行广告宣传，非处方药经审批可以在大众传播媒介进行广告宣传。

第十三条　处方药与非处方药分类管理有关审批、流通、广告等具体办法另行制定。

第十四条　本办法由国家药品监督管理局负责解释。

第十五条　本办法自 2000 年 1 月 1 日起施行。

附录 5　药品经营质量管理规范

（2013 年 1 月 22 日卫生部令第 90 号公布，自 2013 年 6 月 1 日起施行。）

第一章　总　则

第一条　为加强药品经营质量管理，规范药品经营行为，保障人体用药安全、有效，根据《中华人民共和国药品管理法》、《中华人民共和国药品管理法实施条例》，制定本规范。

第二条　本规范是药品经营管理和质量控制的基本准则，企业应当在药品采购、储存、销售、运输等环节采取有效的质量控制措施，确保药品质量。

第三条　药品经营企业应当严格执行本规范。

药品生产企业销售药品、药品流通过程中其他涉及储存与运输药品的，也应当符合本规范相关要求。

第四条　药品经营企业应当坚持诚实守信，依法经营。禁止任何虚假、欺骗行为。

第二章　药品批发的质量管理

第一节　质量管理体系

第五条　企业应当依据有关法律法规及本规范的要求建立质量管理体系，确定质量方针，制定质量管理体系文件，开展质量策划、质量控制、质量保证、质量改进和质量风险管理等活动。

第六条　企业制定的质量方针文件应当明确企业总的质量目标和要求，并贯彻到药品经营活动的全过程。

第七条　企业质量管理体系应当与其经营范围和规模相适应，包括组织机构、人员、设施设备、质量管理体系文件及相应的计算机系统等。

第八条　企业应当定期以及在质量管理体系关键要素发生重大变化时，组织开展内审。

第九条　企业应当对内审的情况进行分析，依据分析结论制定相应的质量管理体系改进措施，不断提高质量控制水平，保证质量管理体系持续有效运行。

第十条　企业应当采用前瞻或者回顾的方式，对药品流通过程中的质量风险进行评估、控制、沟通和审核。

第十一条　企业应当对药品供货单位、购货单位的质量管理体系进行评价，确认其质量保证能力和质量信誉，必要时进行实地考察。

第十二条　企业应当全员参与质量管理。各部门、岗位人员应当正确理解并履行职责，承担相应质量责任。

第二节　组织机构与质量管理职责

第十三条　企业应当设立与其经营活动和质量管理相适应的组织机构或者岗位，明确规定其职责、权限及相互关系。

第十四条　企业负责人是药品质量的主要责任人，全面负责企业日常管理，负责提供必要的条件，保证质量管理部门和质量管理人员有效履行职责，确保企业实现质量目标并按照本规范要求经营药品。

第十五条　企业质量负责人应当由高层管理人员担任，全面负责药品质量管理工作，独立履行职责，在企业内部对药品质量管理具有裁决权。

第十六条　企业应当设立质量管理部门，有效开展质量管理工作。质量管理部门的职责不得由其他部门及人员履行。

第十七条　质量管理部门应当履行以下职责：

（一）督促相关部门和岗位人员执行药品管理的法律法规及本规范；

（二）组织制订质量管理体系文件，并指导、监督文件的执行；

（三）负责对供货单位和购货单位的合法性、购进药品的合法性以及供货单位销售人员、购货单位采购人员的合法资格进行审核，并根据审核内容的变化进行动态管理；

（四）负责质量信息的收集和管理，并建立药品质量档案；

（五）负责药品的验收，指导并监督药品采购、储存、养护、销售、退货、运输等环节的质量管理工作；

（六）负责不合格药品的确认，对不合格药品的处理过程实施监督；

（七）负责药品质量投诉和质量事故的调查、处理及报告；

（八）负责假劣药品的报告；

（九）负责药品质量查询；

（十）负责指导设定计算机系统质量控制功能；

（十一）负责计算机系统操作权限的审核和质量管理基础数据的建立及更新；

（十二）组织验证、校准相关设施设备；

（十三）负责药品召回的管理；

（十四）负责药品不良反应的报告；

（十五）组织质量管理体系的内审和风险评估；

（十六）组织对药品供货单位及购货单位质量管理体系和服务质量的考察和评价；

（十七）组织对被委托运输的承运方运输条件和质量保障能力的审查；

（十八）协助开展质量管理教育和培训；

（十九）其他应当由质量管理部门履行的职责。

第三节　人员与培训

第十八条　企业从事药品经营和质量管理工作的人员，应当符合有关法律法规及本规范规定的资格要求，不得有相关法律法规禁止从业的情形。

第十九条　企业负责人应当具有大学专科以上学历或者中级以上专业技术职称，经过基本的药学专业知识培训，熟悉有关药品管理的法律法规及本规范。

第二十条　企业质量负责人应当具有大学本科以上学历、执业药师资格和 3 年以上药品经营质量管理工作经历，在质量管理工作中具备正确判断和保障实施的能力。

第二十一条　企业质量管理部门负责人应当具有执业药师资格和 3 年以上药品经营质量管理工作经历，能独立解决经营过程中的质量问题。

第二十二条　企业应当配备符合以下资格要求的质量管理、验收及养护等岗位人员：

（一）从事质量管理工作的，应当具有药学中专或者医学、生物、化学等相关专业大学专科以上学历或者具有药学初级以上专业技术职称；

（二）从事验收、养护工作的，应当具有药学或者医学、生物、化学等相关专业中专以上学历或者具有药学初级以上专业技术职称；

（三）从事中药材、中药饮片验收工作的，应当具有中药学专业中专以上学历或者具有中药学中级以上专业技术职称；从事中药材、中药饮片养护工作的，应当具有中药学专业中专以上学历或者具有中药学初级以上专业技术职称；直接收购地产中药材的，验收人员应当具有中药学中级以上专业技术职称。

经营疫苗的企业还应当配备 2 名以上专业技术人员专门负责疫苗质量管理和验收工作，专业技术人员应当具有预防医学、药学、微生物学或者医学等专业本科以上学历及中级以上专业技术职称，并有 3 年以上从事疫苗管理或者技术工作经历。

第二十三条　从事质量管理、验收工作的人员应当在职在岗，不得兼职其他业务工作。

第二十四条　从事采购工作的人员应当具有药学或者医学、生物、化学等相关专业中专以上学历，从事销售、储存等工作的人员应当具有高中以上文化程度。

第二十五条　企业应当对各岗位人员进行与其职责和工作内容相关的岗前培训和继续培训，以符合本规范要求。

第二十六条　培训内容应当包括相关法律法规、药品专业知识及技能、质量管理制度、职责及岗位操作规程等。

第二十七条　企业应当按照培训管理制度制定年度培训计划并开展培训，使相关人员能正确理解并履行职责。培训工作应当做好记录并建立档案。

第二十八条　从事特殊管理的药品和冷藏冷冻药品的储存、运输等工作的人员，应当接受相关法律法规和专业知识培训并经考核合格后方可上岗。

第二十九条　企业应当制定员工个人卫生管理制度，储存、运输等岗位人员的着装应当符合劳动保护和产品防护的要求。

第三十条　质量管理、验收、养护、储存等直接接触药品岗位的人员应当进行岗前及年度健康检查，并建立健康档案。患有传染病或者其他可能污染药品的疾病的，不得从事直接接触药品的工作。身体条件不符合相应岗位特定要求的，不得从事相关工作。

第四节　质量管理体系文件

第三十一条　企业制定质量管理体系文件应当符合企业实际。文件包括质量管理制度、部门及岗位职责、操作规程、档案、报告、记录和凭证等。

第三十二条　文件的起草、修订、审核、批准、分发、保管，以及修改、撤销、替换、销毁等应当按照文件管理操作规程进行，并保存相关记录。

第三十三条　文件应当标明题目、种类、目的以及文件编号和版本号。文字应当准确、清晰、易懂。

文件应当分类存放，便于查阅。

第三十四条　企业应当定期审核、修订文件，使用的文件应当为现行有效的文本，已废止或者失效的文件除留档备查外，不得在工作现场出现。

第三十五条　企业应当保证各岗位获得与其工作内容相对应的必要文件，并严格按照规定开展工作。

第三十六条　质量管理制度应当包括以下内容：

（一）质量管理体系内审的规定；

（二）质量否决权的规定；

（三）质量管理文件的管理；

（四）质量信息的管理；

（五）供货单位、购货单位、供货单位销售人员及购货单位采购人员等资格审核的规定；

（六）药品采购、收货、验收、储存、养护、销售、出库、运输的管理；

（七）特殊管理的药品的规定；

（八）药品有效期的管理；

（九）不合格药品、药品销毁的管理；

（十）药品退货的管理；

（十一）药品召回的管理；

（十二）质量查询的管理；

（十三）质量事故、质量投诉的管理；

（十四）药品不良反应报告的规定；

（十五）环境卫生、人员健康的规定；

（十六）质量方面的教育、培训及考核的规定；

（十七）设施设备保管和维护的管理；

（十八）设施设备验证和校准的管理；

（十九）记录和凭证的管理；

（二十）计算机系统的管理；

（二十一）执行药品电子监管的规定；

（二十二）其他应当规定的内容。

第三十七条　部门及岗位职责应当包括：

（一）质量管理、采购、储存、销售、运输、财务和信息管理等部门职责；

（二）企业负责人、质量负责人及质量管理、采购、储存、销售、运输、财务和信息管理等部门负责人的岗位职责；

（三）质量管理、采购、收货、验收、储存、养护、销售、出库复核、运输、财务、信息管理等岗位职责；

（四）与药品经营相关的其他岗位职责。

第三十八条　企业应当制定药品采购、收货、验收、储存、养护、销售、出库复核、运输等环节及计算机系统的操作规程。

第三十九条　企业应当建立药品采购、验收、养护、销售、出库复核、销后退回和购进退出、运输、储运温湿度监测、不合格药品处理等相关记录，做到真实、完整、准确、有效和可追溯。

第四十条　通过计算机系统记录数据时，有关人员应当按照操作规程，通过授权及密码登录后方可进行数据的录入或者复核；数据的更改应当经质量管理部门审核并在其监督下进行，更改过程应当留有记录。

第四十一条　书面记录及凭证应当及时填写，并做到字迹清晰，不得随意涂改，不得撕毁。更改记录的，应当注明理由、日期并签名，保持原有信息清晰可辨。

第四十二条　记录及凭证应当至少保存5年。疫苗、特殊管理的药品的记录及凭证按相关规定保存。

第五节　设施与设备

第四十三条　企业应当具有与其药品经营范围、经营规模相适应的经营场所和库房。

第四十四条　库房的选址、设计、布局、建造、改造和维护应当符合药品储存的要求，防止药品的污染、交叉污染、混淆和差错。

第四十五条　药品储存作业区、辅助作业区应当与办公区和生活区分开一定距离或者有隔离措施。

第四十六条　库房的规模及条件应当满足药品的合理、安全储存，并达到以下要求，便于开展储存作业：

（一）库房内外环境整洁，无污染源，库区地面硬化或者绿化；

（二）库房内墙、顶光洁，地面平整，门窗结构严密；

（三）库房有可靠的安全防护措施，能够对无关人员进入实行可控管理，防止药品被盗、替换或者混入假药；

（四）有防止室外装卸、搬运、接收、发运等作业受异常天气影响的措施。

第四十七条　库房应当配备以下设施设备：

（一）药品与地面之间有效隔离的设备；

（二）避光、通风、防潮、防虫、防鼠等设备；

（三）有效调控温湿度及室内外空气交换的设备；

（四）自动监测、记录库房温湿度的设备；

（五）符合储存作业要求的照明设备；

（六）用于零货拣选、拼箱发货操作及复核的作业区域和设备；

（七）包装物料的存放场所；

（八）验收、发货、退货的专用场所；

（九）不合格药品专用存放场所；

（十）经营特殊管理的药品有符合国家规定的储存设施。

第四十八条　经营中药材、中药饮片的，应当有专用的库房和养护工作场所，直接收购地产中药材的应当设置中药样品室（柜）。

第四十九条　经营冷藏、冷冻药品的，应当配备以下设施设备：

（一）与其经营规模和品种相适应的冷库，经营疫苗的应当配备两个以上独立冷库；

（二）用于冷库温度自动监测、显示、记录、调控、报警的设备；

（三）冷库制冷设备的备用发电机组或者双回路供电系统；

（四）对有特殊低温要求的药品，应当配备符合其储存要求的设施设备；

（五）冷藏车及车载冷藏箱或者保温箱等设备。

第五十条　运输药品应当使用封闭式货物运输工具。

第五十一条　运输冷藏、冷冻药品的冷藏车及车载冷藏箱、保温箱应当符合药品运输过程中对温度控制的要求。冷藏车具有自动调控温度、显示温度、存储和读取温度监测数据的功能；冷藏箱及保温箱具有外部显示和采集箱体内温度数据的功能。

第五十二条　储存、运输设施设备的定期检查、清洁和维护应当由专人负责，并建立记录和档案。

第六节　校准与验证

第五十三条　企业应当按照国家有关规定，对计量器具、温湿度监测设备等定期进行校准或者检定。

企业应当对冷库、储运温湿度监测系统以及冷藏运输等设施设备进行使用前验证、定期验证及停用时间超过规定时限的验证。

第五十四条　企业应当根据相关验证管理制度，形成验证控制文件，包括验证方案、报告、评价、偏差处理和预防措施等。

第五十五条　验证应当按照预先确定和批准的方案实施，验证报告应当经过审核和批准，验证文件应当存档。

第五十六条　企业应当根据验证确定的参数及条件，正确、合理使用相关设施设备。

第七节　计算机系统

第五十七条　企业应当建立能够符合经营全过程管理及质量控制要求的计算机系统，实现药品质量可追溯，并满足药品电子监管的实施条件。

第五十八条　企业计算机系统应当符合以下要求：

（一）有支持系统正常运行的服务器和终端机；

（二）有安全、稳定的网络环境，有固定接入互联网的方式和安全可靠的信息平台；

（三）有实现部门之间、岗位之间信息传输和数据共享的局域网；

（四）有药品经营业务票据生成、打印和管理功能；

（五）有符合本规范要求及企业管理实际需要的应用软件和相关数据库。

第五十九条　各类数据的录入、修改、保存等操作应当符合授权范围、操作规程和管理制度的要求，保证数据原始、真实、准确、安全和可追溯。

第六十条　计算机系统运行中涉及企业经营和管理的数据应当采用安全、可靠的方式储存并按日备份，备份数据应当存放在安全场所，记录类数据的保存时限应当符合本规范第四十二条的要求。

第八节　采购

第六十一条　企业的采购活动应当符合以下要求：

（一）确定供货单位的合法资格；

（二）确定所购入药品的合法性；

（三）核实供货单位销售人员的合法资格；

（四）与供货单位签订质量保证协议。

采购中涉及的首营企业、首营品种，采购部门应当填写相关申请表格，经过质量管理部门和企业质量负责人的审核批准。必要时应当组织实地考察，对供货单位质量管理体系进行评价。

第六十二条　对首营企业的审核，应当查验加盖其公章原印章的以下资料，确认真实、有效：

（一）《药品生产许可证》或者《药品经营许可证》复印件；

（二）营业执照及其年检证明复印件；

（三）《药品生产质量管理规范》认证证书或者《药品经营质量管理规范》认证证书复印件；

（四）相关印章、随货同行单（票）样式；

（五）开户户名、开户银行及账号；

（六）《税务登记证》和《组织机构代码证》复印件。

第六十三条　采购首营品种应当审核药品的合法性，索取加盖供货单位公章原印章的药品生产或者进口批准证明文件复印件并予以审核，审核无误的方可采购。

以上资料应当归入药品质量档案。

第六十四条　企业应当核实、留存供货单位销售人员以下资料：

（一）加盖供货单位公章原印章的销售人员身份证复印件；

（二）加盖供货单位公章原印章和法定代表人印章或者签名的授权书，授权书应当载明被授权人姓名、身份证号码，以及授权销售的品种、地域、期限；

（三）供货单位及供货品种相关资料。

第六十五条　企业与供货单位签订的质量保证协议至少包括以下内容：

（一）明确双方质量责任；

（二）供货单位应当提供符合规定的资料且对其真实性、有效性负责；

（三）供货单位应当按照国家规定开具发票；

（四）药品质量符合药品标准等有关要求；

（五）药品包装、标签、说明书符合有关规定；

（六）药品运输的质量保证及责任；

（七）质量保证协议的有效期限。

第六十六条　采购药品时，企业应当向供货单位索取发票。发票应当列明药品的通用名称、规格、单位、数量、单价、金额等；不能全部列明的，应当附《销售货物或者提供应税劳务清单》，并加盖供货单位发票专用章原印章、注明税票号码。

第六十七条　发票上的购、销单位名称及金额、品名应当与付款流向及金额、品名一致，并与财务账目内容相对应。发票按有关规定保存。

第六十八条　采购药品应当建立采购记录。采购记录应当有药品的通用名称、剂型、规格、生产厂商、供货单位、数量、价格、购货日期等内容，采购中药材、中药饮片的还应当标明产地。

第六十九条　发生灾情、疫情、突发事件或者临床紧急救治等特殊情况，以及其他符合国家有关规定的情形，企业可采用直调方式购销药品，将已采购的药品不入本企业仓库，直接从供货单位发送到购货单位，并建立专门的采购记录，保证有效的质量跟踪和追溯。

第七十条　采购特殊管理的药品，应当严格按照国家有关规定进行。

第七十一条　企业应当定期对药品采购的整体情况进行综合质量评审，建立药品质量评审和供货单位质量档案，并进行动态跟踪管理。

第九节　收货与验收

第七十二条　企业应当按照规定的程序和要求对到货药品逐批进行收货、验收，防止不合格药品入库。

第七十三条　药品到货时，收货人员应当核实运输方式是否符合要求，并对照随货同行单（票）和采购记录核对药品，做到票、账、货相符。

随货同行单（票）应当包括供货单位、生产厂商、药品的通用名称、剂型、规格、批号、数量、收货单位、收货地址、发货日期等内容，并加盖供货单位药品出库专用章原印章。

第七十四条　冷藏、冷冻药品到货时，应当对其运输方式及运输过程的温度记录、运输时间等质量控制状况进行重点检查并记录。不符合温度要求的应当拒收。

第七十五条　收货人员对符合收货要求的药品，应当按品种特性要求放于相应待验区域，或者设置状态标志，通知验收。冷藏、冷冻药品应当在冷库内待验。

第七十六条　验收药品应当按照药品批号查验同批号的检验报告书。供货单位为批发企业的，检验报告书应当加盖其质量管理专用章原印章。检验报告书的传递和保存可以采用电子数据形式，但应当保证其合法性和有效性。

第七十七条　企业应当按照验收规定，对每次到货药品进行逐批抽样验收，抽取的样品应当具有代表性。

（一）同一批号的药品应当至少检查一个最小包装，但生产企业有特殊质量控制要求或者打开最小包装可能影响药品质量的，可不打开最小包装；

（二）破损、污染、渗液、封条损坏等包装异常以及零货、拼箱的，应当开箱检查至最小包装；

（三）外包装及封签完整的原料药、实施批签发管理的生物制品，可不开箱检查。

第七十八条　验收人员应当对抽样药品的外观、包装、标签、说明书以及相关的证明文件等逐一进行检查、核对；验收结束后，应当将抽取的完好样品放回原包装箱，加封并标示。

第七十九条　特殊管理的药品应当按照相关规定在专库或者专区内验收。

第八十条　验收药品应当做好验收记录，包括药品的通用名称、剂型、规格、批准文号、批号、生产日期、有效期、生产厂商、供货单位、到货数量、到货日期、验收合格数量、验收结果等内容。验收人员应当在验收记录上签署姓名和验收日期。

中药材验收记录应当包括品名、产地、供货单位、到货数量、验收合格数量等内容。中药饮片验收记录应当包括品名、规格、批号、产地、生产日期、生产厂商、供货单位、到货数量、验收合格数量等内容，实施批准文号管理的中药饮片还应当记录批准文号。

验收不合格的还应当注明不合格事项及处置措施。

第八十一条　对实施电子监管的药品，企业应当按规定进行药品电子监管码扫码，并及时将数据上传至中国药品电子监管网系统平台。

第八十二条　企业对未按规定加印或者加贴中国药品电子监管码，或者监管码的印刷不符合规定要求的，应当拒收。监管码信息与药品包装信息不符的，应当及时向供货单位查询，未得到确认之前不得入库，必要时向当地药品监督管理部门报告。

第八十三条　企业应当建立库存记录，验收合格的药品应当及时入库登记；验收不合格的，不得入库，并由质量管理部门处理。

第八十四条　企业按本规范第六十九条规定进行药品直调的，可委托购货单位进行药品验收。购货单位应当严格按照本规范的要求验收药品和进行药品电子监管码的扫码与数据上传，并建立专门的直调药品验收记录。验收当日应当将验收记录相关信息传递给直调企业。

第十节　储存与养护

第八十五条　企业应当根据药品的质量特性对药品进行合理储存，并符合以下要求：

（一）按包装标示的温度要求储存药品，包装上没有标示具体温度的，按照《中华人民共和国药典》规定的贮藏要求进行储存；

（二）储存药品相对湿度为35%～75%；

（三）在人工作业的库房储存药品，按质量状态实行色标管理：合格药品为绿色，不合格药品为红色，待确定药品为黄色；

（四）储存药品应当按照要求采取避光、遮光、通风、防潮、防虫、防鼠等措施；

（五）搬运和堆码药品应当严格按照外包装标示要求规范操作，堆码高度符合包装图示要求，避免损坏药品包装；

（六）药品按批号堆码，不同批号的药品不得混垛，垛间距不小于5厘米，与库房内墙、顶、温度调控设备及管道等设施间距不小于30厘米，与地面间距不小于10厘米；

（七）药品与非药品、外用药与其他药品分开存放，中药材和中药饮片分库存放；

（八）特殊管理的药品应当按照国家有关规定储存；

（九）拆除外包装的零货药品应当集中存放；

（十）储存药品的货架、托盘等设施设备应当保持清洁，无破损和杂物堆放；

（十一）未经批准的人员不得进入储存作业区，储存作业区内的人员不得有影响药品质量和安全的行为；

（十二）药品储存作业区内不得存放与储存管理无关的物品。

第八十六条　养护人员应当根据库房条件、外部环境、药品质量特性等对药品进行养护，主要内容是：

（一）指导和督促储存人员对药品进行合理储存与作业；

（二）检查并改善储存条件、防护措施、卫生环境；

（三）对库房温湿度进行有效监测、调控；

（四）按照养护计划对库存药品的外观、包装等质量状况进行检查，并建立养护记录；对储存条件有特殊要求的或者有效期较短的品种应当进行重点养护；

（五）发现有问题的药品应当及时在计算机系统中锁定和记录，并通知质量管理部门处理；

（六）对中药材和中药饮片应当按其特性采取有效方法进行养护并记录，所采取的养护方法不得对药品造成污染；

（七）定期汇总、分析养护信息。

第八十七条　企业应当采用计算机系统对库存药品的有效期进行自动跟踪和控制，采取近效期预警及超过有效期自动锁定等措施，防止过期药品销售。

第八十八条　药品因破损而导致液体、气体、粉末泄漏时，应当迅速采取安全处理措施，防止对储存环境和其他药品造成污染。

第八十九条　对质量可疑的药品应当立即采取停售措施，并在计算机系统中锁定，同时报告质量管理部门确认。对存在质量问题的药品应当采取以下措施：

（一）存放于标志明显的专用场所，并有效隔离，不得销售；

（二）怀疑为假药的，及时报告药品监督管理部门；

（三）属于特殊管理的药品，按照国家有关规定处理；

（四）不合格药品的处理过程应当有完整的手续和记录；

（五）对不合格药品应当查明并分析原因，及时采取预防措施。

第九十条　企业应当对库存药品定期盘点，做到账、货相符。

第十一节　销售

第九十一条　企业应当将药品销售给合法的购货单位，并对购货单位的证明文件、采购人员及提货人员的身份证明进行核实，保证药品销售流向真实、合法。

第九十二条　企业应当严格审核购货单位的生产范围、经营范围或者诊疗范围，并按照相应的范围销售药品。

第九十三条　企业销售药品，应当如实开具发票，做到票、账、货、款一致。

第九十四条　企业应当做好药品销售记录。销售记录应当包括药品的通用名称、规格、剂型、批号、有效期、生产厂商、购货单位、销售数量、单价、金额、销售日期等内容。按照本规范第六十九条规定进行药品直调的，应当建立专门的销售记录。

中药材销售记录应当包括品名、规格、产地、购货单位、销售数量、单价、金额、销售日期等内容；中药饮片销售记录应当包括品名、规格、批号、产地、生产厂商、购货单位、销售数量、单价、金额、销售日期等内容。

第九十五条　销售特殊管理的药品以及国家有专门管理要求的药品，应当严格按照国家有关规定执行。

第十二节　出库

第九十六条　出库时应当对照销售记录进行复核。发现以下情况不得出库，并报告质量管理部门处理：

（一）药品包装出现破损、污染、封口不牢、衬垫不实、封条损坏等问题；

（二）包装内有异常响动或者液体渗漏；

（三）标签脱落、字迹模糊不清或者标识内容与实物不符；

（四）药品已超过有效期；

（五）其他异常情况的药品。

第九十七条　药品出库复核应当建立记录，包括购货单位、药品的通用名称、剂型、规格、数量、批号、有效期、生产厂商、出库日期、质量状况和复核人员等内容。

第九十八条　特殊管理的药品出库应当按照有关规定进行复核。

第九十九条　药品拼箱发货的代用包装箱应当有醒目的拼箱标志。

第一百条　药品出库时，应当附加盖企业药品出库专用章原印章的随货同行单（票）。

企业按照本规范第六十九条规定直调药品的，直调药品出库时，由供货单位开具两份随货同行单（票），分别发往直调企业和购货单位。随货同行单（票）的内容应当符合本规范第七十三条第二款的要求，还应当标明直调企业名称。

第一百零一条　冷藏、冷冻药品的装箱、装车等项作业，应当由专人负责并符合以下要求：

（一）车载冷藏箱或者保温箱在使用前应当达到相应的温度要求；

（二）应当在冷藏环境下完成冷藏、冷冻药品的装箱、封箱工作；

（三）装车前应当检查冷藏车辆的启动、运行状态，达到规定温度后方可装车；

（四）启运时应当做好运输记录，内容包括运输工具和启运时间等。

第一百零二条　对实施电子监管的药品，应当在出库时进行扫码和数据上传。

第十三节　运输与配送

第一百零三条　企业应当按照质量管理制度的要求，严格执行运输操作规程，并采取有效措施保证运输过程中的药品质量与安全。

第一百零四条　运输药品，应当根据药品的包装、质量特性并针对车况、道路、天气等因素，选用适宜的运输工具，采取相应措施防止出现破损、污染等问题。

第一百零五条　发运药品时，应当检查运输工具，发现运输条件不符合规定的，不得发运。运输药品过程中，运载工具应当保持密闭。

第一百零六条　企业应当严格按照外包装标示的要求搬运、装卸药品。

第一百零七条　企业应当根据药品的温度控制要求，在运输过程中采取必要的保温或者冷藏、冷冻措施。

运输过程中，药品不得直接接触冰袋、冰排等蓄冷剂，防止对药品质量造成影响。

第一百零八条　在冷藏、冷冻药品运输途中，应当实时监测并记录冷藏车、冷藏箱或者保温箱内的温度数据。

第一百零九条　企业应当制定冷藏、冷冻药品运输应急预案，对运输途中可能发生的设备故障、异常天气影响、交通拥堵等突发事件，能够采取相应的应对措施。

第一百一十条　企业委托其他单位运输药品的，应当对承运方运输药品的质量保障能力进行审计，索取运输车辆的相关资料，符合本规范运输设施设备条件和要求的方可委托。

第一百一十一条　企业委托运输药品应当与承运方签订运输协议，明确药品质量责任、遵守运输操作规程和在途时限等内容。

第一百一十二条　企业委托运输药品应当有记录，实现运输过程的质量追溯。记录至少包括发货时间、发货地址、收货单位、收货地址、货单号、药品件数、运输方式、委托经办人、承运单位，采用车辆运输的还应当载明车牌号，并留存驾驶人员的驾驶证复印件。记录应当至少保存5年。

第一百一十三条　已装车的药品应当及时发运并尽快送达。委托运输的，企业应当要求并监督承运方严格履行委托运输协议，防止因在途时间过长影响药品质量。

第一百一十四条　企业应当采取运输安全管理措施，防止在运输过程中发生药品盗抢、遗失、调换等事故。

第一百一十五条　特殊管理的药品的运输应当符合国家有关规定。

第十四节　售后管理

第一百一十六条　企业应当加强对退货的管理，保证退货环节药品的质量和安全，防止混入假冒药品。

第一百一十七条　企业应当按照质量管理制度的要求，制定投诉管理操作规程，内容包括投诉渠道及方式、档案记录、调查与评估、处理措施、反馈和事后跟踪等。

第一百一十八条　企业应当配备专职或者兼职人员负责售后投诉管理，对投诉的质量问题查明原因，采取有效措施及时处理和反馈，并做好记录，必要时应当通知供货单位及药品生产企业。

第一百一十九条　企业应当及时将投诉及处理结果等信息记入档案，以便查询和跟踪。

第一百二十条　企业发现已售出药品有严重质量问题，应当立即通知购货单位停售、追回并做好记录，同时向药品监督管理部门报告。

第一百二十一条　企业应当协助药品生产企业履行召回义务，按照召回计划的要求及时传达、反馈药品召回信息，控制和收回存在安全隐患的药品，并建立药品召回记录。

第一百二十二条　企业质量管理部门应当配备专职或者兼职人员，按照国家有关规定承担药品不良反应监测和报告工作。

第三章　药品零售的质量管理

第一节　质量管理与职责

第一百二十三条　企业应当按照有关法律法规及本规范的要求制定质量管理文件，开展质量管理活动，确保药品质量。

第一百二十四条　企业应当具有与其经营范围和规模相适应的经营条件，包括组织机构、人员、设施设备、质量管理文件，并按照规定设置计算机系统。

第一百二十五条　企业负责人是药品质量的主要责任人，负责企业日常管理，负责提供必要的条件，保证质量管理部门和质量管理人员有效履行职责，确保企业按照本规范要求经营药品。

第一百二十六条　企业应当设置质量管理部门或者配备质量管理人员，履行以下职责：

（一）督促相关部门和岗位人员执行药品管理的法律法规及本规范；

（二）组织制订质量管理文件，并指导、监督文件的执行；

（三）负责对供货单位及其销售人员资格证明的审核；

（四）负责对所采购药品合法性的审核；

（五）负责药品的验收，指导并监督药品采购、储存、陈列、销售等环节的质量管理工作；

（六）负责药品质量查询及质量信息管理；

（七）负责药品质量投诉和质量事故的调查、处理及报告；

（八）负责对不合格药品的确认及处理；

（九）负责假劣药品的报告；

（十）负责药品不良反应的报告；

（十一）开展药品质量管理教育和培训；

（十二）负责计算机系统操作权限的审核、控制及质量管理基础数据的维护；

（十三）负责组织计量器具的校准及检定工作；

（十四）指导并监督药学服务工作；

（十五）其他应当由质量管理部门或者质量管理人员履行的职责。

第二节　人员管理

第一百二十七条　企业从事药品经营和质量管理工作的人员，应当符合有关法律法规及本规范规定的资格要求，不得有相关法律法规禁止从业的情形。

第一百二十八条　企业法定代表人或者企业负责人应当具备执业药师资格。

企业应当按照国家有关规定配备执业药师，负责处方审核，指导合理用药。

第一百二十九条　质量管理、验收、采购人员应当具有药学或者医学、生物、化学等相关专业学历或者具有药学专业技术职称。从事中药饮片质量管理、验收、采购人员应当具有中药学中专以上学历或者具有中药学专业初级以上专业技术职称。

营业员应当具有高中以上文化程度或者符合省级药品监督管理部门规定的条件。中药饮片调剂人员应当具有中药学中专以上学历或者具备中药调剂员资格。

第一百三十条　企业各岗位人员应当接受相关法律法规及药品专业知识与技能的岗前培训和继续培训，以符合本规范要求。

第一百三十一条　企业应当按照培训管理制度制定年度培训计划并开展培训，使相关人员能正确理解并履行职责。培训工作应当做好记录并建立档案。

第一百三十二条　企业应当为销售特殊管理的药品、国家有专门管理要求的药品、冷藏药品的人员接受相应培训提供条件，使其掌握相关法律法规和专业知识。

第一百三十三条　在营业场所内，企业工作人员应当穿着整洁、卫生的工作服。

第一百三十四条　企业应当对直接接触药品岗位的人员进行岗前及年度健康检查，并建立健康档案。

患有传染病或者其他可能污染药品的疾病的,不得从事直接接触药品的工作。

第一百三十五条　在药品储存、陈列等区域不得存放与经营活动无关的物品及私人用品,在工作区域内不得有影响药品质量和安全的行为。

第三节　文件

第一百三十六条　企业应当按照有关法律法规及本规范规定,制定符合企业实际的质量管理文件。文件包括质量管理制度、岗位职责、操作规程、档案、记录和凭证等,并对质量管理文件定期审核、及时修订。

第一百三十七条　企业应当采取措施确保各岗位人员正确理解质量管理文件的内容,保证质量管理文件有效执行。

第一百三十八条　药品零售质量管理制度应当包括以下内容:

(一)药品采购、验收、陈列、销售等环节的管理,设置库房的还应当包括储存、养护的管理;

(二)供货单位和采购品种的审核;

(三)处方药销售的管理;

(四)药品拆零的管理;

(五)特殊管理的药品和国家有专门管理要求的药品的管理;

(六)记录和凭证的管理;

(七)收集和查询质量信息的管理;

(八)质量事故、质量投诉的管理;

(九)中药饮片处方审核、调配、核对的管理;

(十)药品有效期的管理;

(十一)不合格药品、药品销毁的管理;

(十二)环境卫生、人员健康的规定;

(十三)提供用药咨询、指导合理用药等药学服务的管理;

(十四)人员培训及考核的规定;

(十五)药品不良反应报告的规定;

(十六)计算机系统的管理;

(十七)执行药品电子监管的规定;

(十八)其他应当规定的内容。

第一百三十九条　企业应当明确企业负责人、质量管理、采购、验收、营业员以及处方审核、调配等岗位的职责,设置库房的还应当包括储存、养护等岗位职责。

第一百四十条　质量管理岗位、处方审核岗位的职责不得由其他岗位人员代为履行。

第一百四十一条　药品零售操作规程应当包括:

(一)药品采购、验收、销售;

(二)处方审核、调配、核对;

(三)中药饮片处方审核、调配、核对;

(四)药品拆零销售;

(五)特殊管理的药品和国家有专门管理要求的药品的销售;

(六)营业场所药品陈列及检查;

(七)营业场所冷藏药品的存放;

(八)计算机系统的操作和管理;

(九)设置库房的还应当包括储存和养护的操作规程。

第一百四十二条　企业应当建立药品采购、验收、销售、陈列检查、温湿度监测、不合格药品处理等相关记录,做到真实、完整、准确、有效和可追溯。

第一百四十三条　记录及相关凭证应当至少保存5年。特殊管理的药品的记录及凭证按相关规定保存。

第一百四十四条　通过计算机系统记录数据时,相关岗位人员应当按照操作规程,通过授权及密码登录计算机系统,进行数据的录入,保证数据原始、真实、准确、安全和可追溯。

第一百四十五条　电子记录数据应当以安全、可靠方式定期备份。

第四节　设施与设备

第一百四十六条　企业的营业场所应当与其药品经营范围、经营规模相适应，并与药品储存、办公、生活辅助及其他区域分开。

第一百四十七条　营业场所应当具有相应设施或者采取其他有效措施，避免药品受室外环境的影响，并做到宽敞、明亮、整洁、卫生。

第一百四十八条　营业场所应当有以下营业设备：

（一）货架和柜台；

（二）监测、调控温度的设备；

（三）经营中药饮片的，有存放饮片和处方调配的设备；

（四）经营冷藏药品的，有专用冷藏设备；

（五）经营第二类精神药品、毒性中药品种和罂粟壳的，有符合安全规定的专用存放设备；

（六）药品拆零销售所需的调配工具、包装用品。

第一百四十九条　企业应当建立能够符合经营和质量管理要求的计算机系统，并满足药品电子监管的实施条件。

第一百五十条　企业设置库房的，应当做到库房内墙、顶光洁，地面平整，门窗结构严密；有可靠的安全防护、防盗等措施。

第一百五十一条　仓库应当有以下设施设备：

（一）药品与地面之间有效隔离的设备；

（二）避光、通风、防潮、防虫、防鼠等设备；

（三）有效监测和调控温湿度的设备；

（四）符合储存作业要求的照明设备；

（五）验收专用场所；

（六）不合格药品专用存放场所；

（七）经营冷藏药品的，有与其经营品种及经营规模相适应的专用设备。

第一百五十二条　经营特殊管理的药品应当有符合国家规定的储存设施。

第一百五十三条　储存中药饮片应当设立专用库房。

第一百五十四条　企业应当按照国家有关规定，对计量器具、温湿度监测设备等定期进行校准或者检定。

第五节　采购与验收

第一百五十五条　企业采购药品，应当符合本规范第二章第八节的相关规定。

第一百五十六条　药品到货时，收货人员应当按采购记录，对照供货单位的随货同行单（票）核实药品实物，做到票、账、货相符。

第一百五十七条　企业应当按规定的程序和要求对到货药品逐批进行验收，并按照本规范第八十条规定做好验收记录。

验收抽取的样品应当具有代表性。

第一百五十八条　冷藏药品到货时，应当按照本规范第七十四条规定进行检查。

第一百五十九条　验收药品应当按照本规范第七十六条规定查验药品检验报告书。

第一百六十条　特殊管理的药品应当按照相关规定进行验收。

第一百六十一条　验收合格的药品应当及时入库或者上架，实施电子监管的药品，还应当按照本规范第八十一条、第八十二条的规定进行扫码和数据上传，验收不合格的，不得入库或者上架，并报告质量管理人员处理。

第六节　陈列与储存

第一百六十二条　企业应当对营业场所温度进行监测和调控，以使营业场所的温度符合常温要求。

第一百六十三条　企业应当定期进行卫生检查，保持环境整洁。存放、陈列药品的设备应当保持清洁卫生，不得放置与销售活动无关的物品，并采取防虫、防鼠等措施，防止污染药品。

第一百六十四条　药品的陈列应当符合以下要求：

（一）按剂型、用途以及储存要求分类陈列，并设置醒目标志，类别标签字迹清晰、放置准确；

（二）药品放置于货架（柜），摆放整齐有序，避免阳光直射；

（三）处方药、非处方药分区陈列，并有处方药、非处方药专用标识；

（四）处方药不得采用开架自选的方式陈列和销售；

（五）外用药与其他药品分开摆放；

（六）拆零销售的药品集中存放于拆零专柜或者专区；

（七）第二类精神药品、毒性中药品种和罂粟壳不得陈列；

（八）冷藏药品放置在冷藏设备中，按规定对温度进行监测和记录，并保证存放温度符合要求；

（九）中药饮片柜斗谱的书写应当正名正字；装斗前应当复核，防止错斗、串斗；应当定期清斗，防止饮片生虫、发霉、变质；不同批号的饮片装斗前应当清斗并记录；

（十）经营非药品应当设置专区，与药品区域明显隔离，并有醒目标志。

第一百六十五条　企业应当定期对陈列、存放的药品进行检查，重点检查拆零药品和易变质、近效期、摆放时间较长的药品以及中药饮片。发现有质量疑问的药品应当及时撤柜，停止销售，由质量管理人员确认和处理，并保留相关记录。

第一百六十六条　企业应当对药品的有效期进行跟踪管理，防止近效期药品售出后可能发生的过期使用。

第一百六十七条　企业设置库房的，库房的药品储存与养护管理应当符合本规范第二章第十节的相关规定。

第七节　销售管理

第一百六十八条　企业应当在营业场所的显著位置悬挂《药品经营许可证》、营业执照、执业药师注册证等。

第一百六十九条　营业人员应当佩戴有照片、姓名、岗位等内容的工作牌，是执业药师和药学技术人员的，工作牌还应当标明执业资格或者药学专业技术职称。在岗执业的执业药师应当挂牌明示。

第一百七十条　销售药品应当符合以下要求：

（一）处方经执业药师审核后方可调配；对处方所列药品不得擅自更改或者代用，对有配伍禁忌或者超剂量的处方，应当拒绝调配，但经处方医师更正或者重新签字确认的，可以调配；调配处方后经过核对方可销售；

（二）处方审核、调配、核对人员应当在处方上签字或者盖章，并按照有关规定保存处方或者其复印件；

（三）销售近效期药品应当向顾客告知有效期；

（四）销售中药饮片做到计量准确，并告知煎服方法及注意事项；提供中药饮片代煎服务，应当符合国家有关规定。

第一百七十一条　企业销售药品应当开具销售凭证，内容包括药品名称、生产厂商、数量、价格、批号、规格等，并做好销售记录。

第一百七十二条　药品拆零销售应当符合以下要求：

（一）负责拆零销售的人员经过专门培训；

（二）拆零的工作台及工具保持清洁、卫生，防止交叉污染；

（三）做好拆零销售记录，内容包括拆零起始日期、药品的通用名称、规格、批号、生产厂商、有效期、销售数量、销售日期、分拆及复核人员等；

（四）拆零销售应当使用洁净、卫生的包装，包装上注明药品名称、规格、数量、用法、用量、批号、有效期以及药店名称等内容；

（五）提供药品说明书原件或者复印件；

（六）拆零销售期间，保留原包装和说明书。

第一百七十三条　销售特殊管理的药品和国家有专门管理要求的药品，应当严格执行国家有关规定。

第一百七十四条　药品广告宣传应当严格执行国家有关广告管理的规定。

第一百七十五条　非本企业在职人员不得在营业场所内从事药品销售相关活动。

第一百七十六条　对实施电子监管的药品，在售出时，应当进行扫码和数据上传。

第八节　售后管理

第一百七十七条　除药品质量原因外，药品一经售出，不得退换。

第一百七十八条　企业应当在营业场所公布药品监督管理部门的监督电话，设置顾客意见簿，及时处理顾客对药品质量的投诉。

第一百七十九条　企业应当按照国家有关药品不良反应报告制度的规定，收集、报告药品不良反应信息。

第一百八十条　企业发现已售出药品有严重质量问题，应当及时采取措施追回药品并做好记录，同时向药品监督管理部门报告。

第一百八十一条　企业应当协助药品生产企业履行召回义务，控制和收回存在安全隐患的药品，并建立药品召回记录。

第四章　附　则

第一百八十二条　药品零售连锁企业总部的管理应当符合本规范药品批发企业相关规定，门店的管理应当符合本规范药品零售企业相关规定。

第一百八十三条　本规范为药品经营质量管理的基本要求。对企业信息化管理、药品储运温湿度自动监测、药品验收管理、药品冷链物流管理、零售连锁管理等具体要求，由国家食品药品监督管理局以附录方式另行制定。

第一百八十四条　本规范下列术语的含义是：

（一）在职：与企业确定劳动关系的在册人员。

（二）在岗：相关岗位人员在工作时间内在规定的岗位履行职责。

（三）首营企业：采购药品时，与本企业首次发生供需关系的药品生产或者经营企业。

（四）首营品种：本企业首次采购的药品。

（五）原印章：企业在购销活动中，为证明企业身份在相关文件或者凭证上加盖的企业公章、发票专用章、质量管理专用章、药品出库专用章的原始印记，不能是印刷、影印、复印等复制后的印记。

（六）待验：对到货、销后退回的药品采用有效的方式进行隔离或者区分，在入库前等待质量验收的状态。

（七）零货：指拆除了用于运输、储藏包装的药品。

（八）拼箱发货：将零货药品集中拼装至同一包装箱内发货的方式。

（九）拆零销售：将最小包装拆分销售的方式。

（十）国家有专门管理要求的药品：国家对蛋白同化制剂、肽类激素、含特殊药品复方制剂等品种实施特殊监管措施的药品。

第一百八十五条　医疗机构药房和计划生育技术服务机构的药品采购、储存、养护等质量管理规范由国家食品药品监督管理局商相关主管部门另行制定。

互联网销售药品的质量管理规定由国家食品药品监督管理局另行制定。

第一百八十六条　药品经营企业违反本规范的，由药品监督管理部门按照《中华人民共和国药品管理法》第七十九条的规定给予处罚。

第一百八十七条　本规范自 2013 年 6 月 1 日起施行。依照《中华人民共和国药品管理法》第十六条规定，具体实施办法和实施步骤由国家食品药品监督管理局规定。

附录 6　麻醉药品和精神药品管理条例

（2005 年 8 月 3 日国务院令第 442 号发布，自 2005 年 11 月 1 日起施行）

第一章　总　则

第一条　为加强麻醉药品和精神药品的管理，保证麻醉药品和精神药品的合法、安全、合理使用，防止流入非法渠道，根据药品管理法和其他有关法律的规定，制定本条例。

第二条　麻醉药品药用原植物的种植，麻醉药品和精神药品的实验研究、生产、经营、使用、储存、运输等活动以及监督管理，适用本条例。

麻醉药品和精神药品的进出口依照有关法律的规定办理。

第三条　本条例所称麻醉药品和精神药品，是指列入麻醉药品目录、精神药品目录（以下称目录）的药品和其他物质。精神药品分为第一类精神药品和第二类精神药品。

目录由国务院药品监督管理部门会同国务院公安部门、国务院卫生主管部门制定、调整并公布。

上市销售但尚未列入目录的药品和其他物质或者第二类精神药品发生滥用，已经造成或者可能造成严重社会危害的，国务院药品监督管理部门会同国务院公安部门、国务院卫生主管部门应当及时将该药品和该物质列入目录或者将该第二类精神药品调整为第一类精神药品。

第四条　国家对麻醉药品药用原植物以及麻醉药品和精神药品实行管制。除本条例另有规定的外，任何单位、个人不得进行麻醉药品药用原植物的种植以及麻醉药品和精神药品的实验研究、生产、经营、使用、储存、运输等活动。

第五条　国务院药品监督管理部门负责全国麻醉药品和精神药品的监督管理工作，并会同国务院农业主管部门对麻醉药品药用原植物实施监督管理。国务院公安部门负责对造成麻醉药品药用原植物、麻醉药品和精神药品流入非法渠道的行为进行查处。国务院其他有关主管部门在各自的职责范围内负责与麻醉药品和精神药品有关的管理工作。

省、自治区、直辖市人民政府药品监督管理部门负责本行政区域内麻醉药品和精神药品的监督管理工作。县级以上地方公安机关负责对本行政区域内造成麻醉药品和精神药品流入非法渠道的行为进行查处。县级以上地方人民政府其他有关主管部门在各自的职责范围内负责与麻醉药品和精神药品有关的管理工作。

第六条　麻醉药品和精神药品生产、经营企业和使用单位可以依法参加行业协会。行业协会应当加强行业自律管理。

第二章　种植、实验研究和生产

第七条　国家根据麻醉药品和精神药品的医疗、国家储备和企业生产所需原料的需要确定需求总量，对麻醉药品药用原植物的种植、麻醉药品和精神药品的生产实行总量控制。

国务院药品监督管理部门根据麻醉药品和精神药品的需求总量制定年度生产计划。

国务院药品监督管理部门和国务院农业主管部门根据麻醉药品年度生产计划，制定麻醉药品药用原植物年度种植计划。

第八条　麻醉药品药用原植物种植企业应当根据年度种植计划，种植麻醉药品药用原植物。

麻醉药品药用原植物种植企业应当向国务院药品监督管理部门和国务院农业主管部门定期报告种植情况。

第九条　麻醉药品药用原植物种植企业由国务院药品监督管理部门和国务院农业主管部门共同确定，其他单位和个人不得种植麻醉药品药用原植物。

第十条　开展麻醉药品和精神药品实验研究活动应当具备下列条件，并经国务院药品监督管理部门批准：

（一）以医疗、科学研究或者教学为目的；

（二）有保证实验所需麻醉药品和精神药品安全的措施和管理制度；

（三）单位及其工作人员2年内没有违反有关禁毒的法律、行政法规规定的行为。

第十一条　麻醉药品和精神药品的实验研究单位申请相关药品批准证明文件，应当依照药品管理法的规定办理；需要转让研究成果的，应当经国务院药品监督管理部门批准。

第十二条　药品研究单位在普通药品的实验研究过程中，产生本条例规定的管制品种的，应当立即停止实验研究活动，并向国务院药品监督管理部门报告。国务院药品监督管理部门应当根据情况，及时作出是否同意其继续实验研究的决定。

第十三条　麻醉药品和第一类精神药品的临床试验，不得以健康人为受试对象。

第十四条　国家对麻醉药品和精神药品实行定点生产制度。

国务院药品监督管理部门应当根据麻醉药品和精神药品的需求总量，确定麻醉药品和精神药品定点生产企业的数量和布局，并根据年度需求总量对数量和布局进行调整、公布。

第十五条　麻醉药品和精神药品的定点生产企业应当具备下列条件：

（一）有药品生产许可证；

（二）有麻醉药品和精神药品实验研究批准文件；

（三）有符合规定的麻醉药品和精神药品生产设施、储存条件和相应的安全管理设施；

（四）有通过网络实施企业安全生产管理和向药品监督管理部门报告生产信息的能力；

（五）有保证麻醉药品和精神药品安全生产的管理制度；

（六）有与麻醉药品和精神药品安全生产要求相适应的管理水平和经营规模；

（七）麻醉药品和精神药品生产管理、质量管理部门的人员应当熟悉麻醉药品和精神药品管理以及有关禁毒的法律、行政法规；

（八）没有生产、销售假药、劣药或者违反有关禁毒的法律、行政法规规定的行为；

（九）符合国务院药品监督管理部门公布的麻醉药品和精神药品定点生产企业数量和布局的要求。

第十六条 从事麻醉药品、第一类精神药品生产以及第二类精神药品原料药生产的企业，应当经所在地省、自治区、直辖市人民政府药品监督管理部门初步审查，由国务院药品监督管理部门批准；从事第二类精神药品制剂生产的企业，应当经所在地省、自治区、直辖市人民政府药品监督管理部门批准。

第十七条 定点生产企业生产麻醉药品和精神药品，应当依照药品管理法的规定取得药品批准文号。

国务院药品监督管理部门应当组织医学、药学、社会学、伦理学和禁毒等方面的专家成立专家组，由专家组对申请首次上市的麻醉药品和精神药品的社会危害性和被滥用的可能性进行评价，并提出是否批准的建议。

未取得药品批准文号的，不得生产麻醉药品和精神药品。

第十八条 发生重大突发事件，定点生产企业无法正常生产或者不能保证供应麻醉药品和精神药品时，国务院药品监督管理部门可以决定其他药品生产企业生产麻醉药品和精神药品。

重大突发事件结束后，国务院药品监督管理部门应当及时决定前款规定的企业停止麻醉药品和精神药品的生产。

第十九条 定点生产企业应当严格按照麻醉药品和精神药品年度生产计划安排生产，并依照规定向所在地省、自治区、直辖市人民政府药品监督管理部门报告生产情况。

第二十条 定点生产企业应当依照本条例的规定，将麻醉药品和精神药品销售给具有麻醉药品和精神药品经营资格的企业或者依照本条例规定批准的其他单位。

第二十一条 麻醉药品和精神药品的标签应当印有国务院药品监督管理部门规定的标志。

第三章 经 营

第二十二条 国家对麻醉药品和精神药品实行定点经营制度。

国务院药品监督管理部门应当根据麻醉药品和第一类精神药品的需求总量，确定麻醉药品和第一类精神药品的定点批发企业布局，并应当根据年度需求总量对布局进行调整、公布。

药品经营企业不得经营麻醉药品原料药和第一类精神药品原料药。但是，供医疗、科学研究、教学使用的小包装的上述药品可以由国务院药品监督管理部门规定的药品批发企业经营。

第二十三条 麻醉药品和精神药品定点批发企业除应当具备药品管理法第十五条规定的药品经营企业的开办条件外，还应当具备下列条件：

（一）有符合本条例规定的麻醉药品和精神药品储存条件；

（二）有通过网络实施企业安全管理和向药品监督管理部门报告经营信息的能力；

（三）单位及其工作人员2年内没有违反有关禁毒的法律、行政法规规定的行为；

（四）符合国务院药品监督管理部门公布的定点批发企业布局。

麻醉药品和第一类精神药品的定点批发企业，还应当具有保证供应责任区域内医疗机构所需麻醉药品和第一类精神药品的能力，并具有保证麻醉药品和第一类精神药品安全经营的管理制度。

第二十四条 跨省、自治区、直辖市从事麻醉药品和第一类精神药品批发业务的企业（以下称全国性批发企业），应当经国务院药品监督管理部门批准；在本省、自治区、直辖市行政区域内从事麻醉药品和第一类精神药品批发业务的企业（以下称区域性批发企业），应当经所在地省、自治区、直辖市人民政府药品监督管理部门批准。

专门从事第二类精神药品批发业务的企业，应当经所在地省、自治区、直辖市人民政府药品监督管理部门批准。

全国性批发企业和区域性批发企业可以从事第二类精神药品批发业务。

第二十五条　全国性批发企业可以向区域性批发企业，或者经批准可以向取得麻醉药品和第一类精神药品使用资格的医疗机构以及依照本条例规定批准的其他单位销售麻醉药品和第一类精神药品。

全国性批发企业向取得麻醉药品和第一类精神药品使用资格的医疗机构销售麻醉药品和第一类精神药品，应当经医疗机构所在地省、自治区、直辖市人民政府药品监督管理部门批准。

国务院药品监督管理部门在批准全国性批发企业时，应当明确其所承担供药责任的区域。

第二十六条　区域性批发企业可以向本省、自治区、直辖市行政区域内取得麻醉药品和第一类精神药品使用资格的医疗机构销售麻醉药品和第一类精神药品；由于特殊地理位置的原因，需要就近向其他省、自治区、直辖市行政区域内取得麻醉药品和第一类精神药品使用资格的医疗机构销售的，应当经国务院药品监督管理部门批准。

省、自治区、直辖市人民政府药品监督管理部门在批准区域性批发企业时，应当明确其所承担供药责任的区域。

区域性批发企业之间因医疗急需、运输困难等特殊情况需要调剂麻醉药品和第一类精神药品的，应当在调剂后2日内将调剂情况分别报所在地省、自治区、直辖市人民政府药品监督管理部门备案。

第二十七条　全国性批发企业应当从定点生产企业购进麻醉药品和第一类精神药品。

区域性批发企业可以从全国性批发企业购进麻醉药品和第一类精神药品；经所在地省、自治区、直辖市人民政府药品监督管理部门批准，也可以从定点生产企业购进麻醉药品和第一类精神药品。

第二十八条　全国性批发企业和区域性批发企业向医疗机构销售麻醉药品和第一类精神药品，应当将药品送至医疗机构。医疗机构不得自行提货。

第二十九条　第二类精神药品定点批发企业可以向医疗机构、定点批发企业和符合本条例第三十一条规定的药品零售企业以及依照本条例规定批准的其他单位销售第二类精神药品。

第三十条　麻醉药品和第一类精神药品不得零售。

禁止使用现金进行麻醉药品和精神药品交易，但是个人合法购买麻醉药品和精神药品的除外。

第三十一条　经所在地设区的市级药品监督管理部门批准，实行统一进货、统一配送、统一管理的药品零售连锁企业可以从事第二类精神药品零售业务。

第三十二条　第二类精神药品零售企业应当凭执业医师出具的处方，按规定剂量销售第二类精神药品，并将处方保存2年备查；禁止超剂量或者无处方销售第二类精神药品；不得向未成年人销售第二类精神药品。

第三十三条　麻醉药品和精神药品实行政府定价，在制定出厂和批发价格的基础上，逐步实行全国统一零售价格。具体办法由国务院价格主管部门制定。

第四章　使　用

第三十四条　药品生产企业需要以麻醉药品和第一类精神药品为原料生产普通药品的，应当向所在地省、自治区、直辖市人民政府药品监督管理部门报送年度需求计划，由省、自治区、直辖市人民政府药品监督管理部门汇总报国务院药品监督管理部门批准后，向定点生产企业购买。

药品生产企业需要以第二类精神药品为原料生产普通药品的，应当将年度需求计划报所在地省、自治区、直辖市人民政府药品监督管理部门，并向定点批发企业或者定点生产企业购买。

第三十五条　食品、食品添加剂、化妆品、油漆等非药品生产企业需要使用咖啡因作为原料的，应当经所在地省、自治区、直辖市人民政府药品监督管理部门批准，向定点批发企业或者定点生产企业购买。

科学研究、教学单位需要使用麻醉药品和精神药品开展实验、教学活动的，应当经所在地省、自治区、直辖市人民政府药品监督管理部门批准，向定点批发企业或者定点生产企业购买。

需要使用麻醉药品和精神药品的标准品、对照品的，应当经所在地省、自治区、直辖市人民政府药品监督管理部门批准，向国务院药品监督管理部门批准的单位购买。

第三十六条　医疗机构需要使用麻醉药品和第一类精神药品的，应当经所在地设区的市级人民政府卫生主管部门批准，取得麻醉药品、第一类精神药品购用印鉴卡（以下称印鉴卡）。医疗机构应当凭印鉴卡向本省、自治区、直辖市行政区域内的定点批发企业购买麻醉药品和第一类精神药品。

设区的市级人民政府卫生主管部门发给医疗机构印鉴卡时，应当将取得印鉴卡的医疗机构情况抄送所在地设区的市级药品监督管理部门，并报省、自治区、直辖市人民政府卫生主管部门备案。省、自治区、直辖市人民政府卫生主管部门应当将取得印鉴卡的医疗机构名单向本行政区域内的定点批发企业通报。

第三十七条　医疗机构取得印鉴卡应当具备下列条件：

（一）有专职的麻醉药品和第一类精神药品管理人员；

（二）有获得麻醉药品和第一类精神药品处方资格的执业医师；

（三）有保证麻醉药品和第一类精神药品安全储存的设施和管理制度。

第三十八条　医疗机构应当按照国务院卫生主管部门的规定，对本单位执业医师进行有关麻醉药品和精神药品使用知识的培训、考核，经考核合格的，授予麻醉药品和第一类精神药品处方资格。执业医师取得麻醉药品和第一类精神药品的处方资格后，方可在本医疗机构开具麻醉药品和第一类精神药品处方，但不得为自己开具该种处方。

医疗机构应当将具有麻醉药品和第一类精神药品处方资格的执业医师名单及其变更情况，定期报送所在地设区的市级人民政府卫生主管部门，并抄送同级药品监督管理部门。

医务人员应当根据国务院卫生主管部门制定的临床应用指导原则，使用麻醉药品和精神药品。

第三十九条　具有麻醉药品和第一类精神药品处方资格的执业医师，根据临床应用指导原则，对确需使用麻醉药品或者第一类精神药品的患者，应当满足其合理用药需求。在医疗机构就诊的癌症疼痛患者和其他危重患者得不到麻醉药品或者第一类精神药品时，患者或者其亲属可以向执业医师提出申请。具有麻醉药品和第一类精神药品处方资格的执业医师认为要求合理的，应当及时为患者提供所需麻醉药品或者第一类精神药品。

第四十条　执业医师应当使用专用处方开具麻醉药品和精神药品，单张处方的最大用量应当符合国务院卫生主管部门的规定。

对麻醉药品和第一类精神药品处方，处方的调配人、核对人应当仔细核对，签署姓名，并予以登记；对不符合本条例规定的，处方的调配人、核对人应当拒绝发药。

麻醉药品和精神药品专用处方的格式由国务院卫生主管部门规定。

第四十一条　医疗机构应当对麻醉药品和精神药品处方进行专册登记，加强管理。麻醉药品处方至少保存 3 年，精神药品处方至少保存 2 年。

第四十二条　医疗机构抢救病人急需麻醉药品和第一类精神药品而本医疗机构无法提供时，可以从其他医疗机构或者定点批发企业紧急借用；抢救工作结束后，应当及时将借用情况报所在地设区的市级药品监督管理部门和卫生主管部门备案。

第四十三条　对临床需要而市场无供应的麻醉药品和精神药品，持有医疗机构制剂许可证和印鉴卡的医疗机构需要配制制剂的，应当经所在地省、自治区、直辖市人民政府药品监督管理部门批准。医疗机构配制的麻醉药品和精神药品制剂只能在本医疗机构使用，不得对外销售。

第四十四条　因治疗疾病需要，个人凭医疗机构出具的医疗诊断书、本人身份证明，可以携带单张处方最大用量以内的麻醉药品和第一类精神药品；携带麻醉药品和第一类精神药品出入境的，由海关根据自用、合理的原则放行。

医务人员为了医疗需要携带少量麻醉药品和精神药品出入境的，应当持有省级以上人民政府药品监督管理部门发放的携带麻醉药品和精神药品证明。海关凭携带麻醉药品和精神药品证明放行。

第四十五条　医疗机构、戒毒机构以开展戒毒治疗为目的，可以使用美沙酮或者国家确定的其他用于戒毒治疗的麻醉药品和精神药品。具体管理办法由国务院药品监督管理部门、国务院公安部门和国务院卫生主管部门制定。

第五章　储　存

第四十六条　麻醉药品药用原植物种植企业、定点生产企业、全国性批发企业和区域性批发企业以及国家设立的麻醉药品储存单位，应当设置储存麻醉药品和第一类精神药品的专库。该专库应当符合下列要求：

（一）安装专用防盗门，实行双人双锁管理；

（二）具有相应的防火设施；

（三）具有监控设施和报警装置，报警装置应当与公安机关报警系统联网。

全国性批发企业经国务院药品监督管理部门批准设立的药品储存点应当符合前款的规定。

麻醉药品定点生产企业应当将麻醉药品原料药和制剂分别存放。

第四十七条　麻醉药品和第一类精神药品的使用单位应当设立专库或者专柜储存麻醉药品和第一类精神药品。专库应当设有防盗设施并安装报警装置；专柜应当使用保险柜。专库和专柜应当实行双人双锁管理。

第四十八条　麻醉药品药用原植物种植企业、定点生产企业、全国性批发企业和区域性批发企业、国家设立的麻醉药品储存单位以及麻醉药品和第一类精神药品的使用单位，应当配备专人负责管理工作，并建立储存麻醉药品和第一类精神药品的专用账册。药品入库双人验收，出库双人复核，做到账物相符。专用账册的保存期限应当自药品有效期期满之日起不少于5年。

第四十九条　第二类精神药品经营企业应当在药品库房中设立独立的专库或者专柜储存第二类精神药品，并建立专用账册，实行专人管理。专用账册的保存期限应当自药品有效期期满之日起不少于5年。

第六章　运　输

第五十条　托运、承运和自行运输麻醉药品和精神药品的，应当采取安全保障措施，防止麻醉药品和精神药品在运输过程中被盗、被抢、丢失。

第五十一条　通过铁路运输麻醉药品和第一类精神药品的，应当使用集装箱或者铁路行李车运输，具体办法由国务院药品监督管理部门会同国务院铁路主管部门制定。

没有铁路需要通过公路或者水路运输麻醉药品和第一类精神药品的，应当由专人负责押运。

第五十二条　托运或者自行运输麻醉药品和第一类精神药品的单位，应当向所在地省、自治区、直辖市人民政府药品监督管理部门申请领取运输证明。运输证明有效期为1年。

运输证明应当由专人保管，不得涂改、转让、转借。

第五十三条　托运人办理麻醉药品和第一类精神药品运输手续，应当将运输证明副本交付承运人。承运人应当查验、收存运输证明副本，并检查货物包装。没有运输证明或者货物包装不符合规定的，承运人不得承运。

承运人在运输过程中应当携带运输证明副本，以备查验。

第五十四条　邮寄麻醉药品和精神药品，寄件人应当提交所在地省、自治区、直辖市人民政府药品监督管理部门出具的准予邮寄证明。邮政营业机构应当查验、收存准予邮寄证明；没有准予邮寄证明的，邮政营业机构不得收寄。

省、自治区、直辖市邮政主管部门指定符合安全保障条件的邮政营业机构负责收寄麻醉药品和精神药品。邮政营业机构收寄麻醉药品和精神药品，应当依法对收寄的麻醉药品和精神药品予以查验。

邮寄麻醉药品和精神药品的具体管理办法，由国务院药品监督管理部门会同国务院邮政主管部门制定。

第五十五条　定点生产企业、全国性批发企业和区域性批发企业之间运输麻醉药品、第一类精神药品，发货人在发货前应当向所在地省、自治区、直辖市人民政府药品监督管理部门报送本次运输的相关信息。属于跨省、自治区、直辖市运输的，收到信息的药品监督管理部门应当向收货人所在地的同级药品监督管理部门通报；属于在本省、自治区、直辖市行政区域内运输的，收到信息的药品监督管理部门应当向收货人所在地设区的市级药品监督管理部门通报。

第七章　审批程序和监督管理

第五十六条　申请人提出本条例规定的审批事项申请，应当提交能够证明其符合本条例规定条件的相关资料。审批部门应当自收到申请之日起40日内作出是否批准的决定；作出批准决定的，发给许可证明文件或者在相关许可证明文件上加注许可事项；作出不予批准决定的，应当书面说明理由。

确定定点生产企业和定点批发企业，审批部门应当在经审查符合条件的企业中，根据布局的要求，通过公平竞争的方式初步确定定点生产企业和定点批发企业，并予公布。其他符合条件的企业可以自公布之日起10日内向审批部门提出异议。审批部门应当自收到异议之日起20日内对异议进行审查，并作出是否调整的决定。

第五十七条　药品监督管理部门应当根据规定的职责权限，对麻醉药品药用原植物的种植以及麻醉药品和精神药品的实验研究、生产、经营、使用、储存、运输活动进行监督检查。

第五十八条　省级以上人民政府药品监督管理部门根据实际情况建立监控信息网络，对定点生产企业、定点批发企业和使用单位的麻醉药品和精神药品生产、进货、销售、库存、使用的数量以及流向实行实时监控，并与同级公安机关做到信息共享。

第五十九条　尚未连接监控信息网络的麻醉药品和精神药品定点生产企业、定点批发企业和使用单位，应当每月通过电子信息、传真、书面等方式，将本单位麻醉药品和精神药品生产、进货、销售、库存、使用的数量以及流向，报所在地设区的市级药品监督管理部门和公安机关；医疗机构还应当报所在地设区的市级人民政府卫生主管部门。

设区的市级药品监督管理部门应当每3个月向上一级药品监督管理部门报告本地区麻醉药品和精神药品的相关情况。

第六十条　对已经发生滥用，造成严重社会危害的麻醉药品和精神药品品种，国务院药品监督管理部门应当采取在一定期限内中止生产、经营、使用或者限定其使用范围和用途等措施。对不再作为药品使用的麻醉药品和精神药品，国务院药品监督管理部门应当撤销其药品批准文号和药品标准，并予以公布。

药品监督管理部门、卫生主管部门发现生产、经营企业和使用单位的麻醉药品和精神药品管理存在安全隐患时，应当责令其立即排除或者限期排除；对有证据证明可能流入非法渠道的，应当及时采取查封、扣押的行政强制措施，在7日内作出行政处理决定，并通报同级公安机关。

药品监督管理部门发现取得印鉴卡的医疗机构未依照规定购买麻醉药品和第一类精神药品时，应当及时通报同级卫生主管部门。接到通报的卫生主管部门应当立即调查处理。必要时，药品监督管理部门可以责令定点批发企业中止向该医疗机构销售麻醉药品和第一类精神药品。

第六十一条　麻醉药品和精神药品的生产、经营企业和使用单位对过期、损坏的麻醉药品和精神药品应当登记造册，并向所在地县级药品监督管理部门申请销毁。药品监督管理部门应当自接到申请之日起5日内到现场监督销毁。医疗机构对存放在本单位的过期、损坏麻醉药品和精神药品，应当按照本条规定的程序向卫生主管部门提出申请，由卫生主管部门负责监督销毁。

对依法收缴的麻醉药品和精神药品，除经国务院药品监督管理部门或者国务院公安部门批准用于科学研究外，应当依照国家有关规定予以销毁。

第六十二条　县级以上人民政府卫生主管部门应当对执业医师开具麻醉药品和精神药品处方的情况进行监督检查。

第六十三条　药品监督管理部门、卫生主管部门和公安机关应当互相通报麻醉药品和精神药品生产、经营企业和使用单位的名单以及其他管理信息。

各级药品监督管理部门应当将麻醉药品药用原植物的种植以及麻醉药品和精神药品的实验研究、生产、经营、使用、储存、运输等各环节的管理中的审批、撤销等事项通报同级公安机关。

麻醉药品和精神药品的经营企业、使用单位报送各级药品监督管理部门的备案事项，应当同时报送同级公安机关。

第六十四条　发生麻醉药品和精神药品被盗、被抢、丢失或者其他流入非法渠道的情形的，案发单位应当立即采取必要的控制措施，同时报告所在地县级公安机关和药品监督管理部门。医疗机构发生上述情形的，还应当报告其主管部门。

公安机关接到报告、举报，或者有证据证明麻醉药品和精神药品可能流入非法渠道时，应当及时开展调查，并可以对相关单位采取必要的控制措施。

药品监督管理部门、卫生主管部门以及其他有关部门应当配合公安机关开展工作。

第八章　法律责任

第六十五条　药品监督管理部门、卫生主管部门违反本条例的规定，有下列情形之一的，由其上级行政机关或者监察机关责令改正；情节严重的，对直接负责的主管人员和其他直接责任人员依法给予行政处分；构成犯罪的，依法追究刑事责任：

（一）对不符合条件的申请人准予行政许可或者超越法定职权作出准予行政许可决定的；

（二）未到场监督销毁过期、损坏的麻醉药品和精神药品的；

（三）未依法履行监督检查职责，应当发现而未发现违法行为、发现违法行为不及时查处，或者未依照本条例规定的程序实施监督检查的；

（四）违反本条例规定的其他失职、渎职行为。

第六十六条　麻醉药品药用原植物种植企业违反本条例的规定，有下列情形之一的，由药品监督管理部门责令限期改正，给予警告；逾期不改正的，处5万元以上10万元以下的罚款；情节严重的，取消其种植资格：

（一）未依照麻醉药品药用原植物年度种植计划进行种植的；

（二）未依照规定报告种植情况的；

（三）未依照规定储存麻醉药品的。

第六十七条 定点生产企业违反本条例的规定，有下列情形之一的，由药品监督管理部门责令限期改正，给予警告，并没收违法所得和违法销售的药品；逾期不改正的，责令停产，并处 5 万元以上 10 万元以下的罚款；情节严重的，取消其定点生产资格：

（一）未按照麻醉药品和精神药品年度生产计划安排生产的；

（二）未依照规定向药品监督管理部门报告生产情况的；

（三）未依照规定储存麻醉药品和精神药品，或者未依照规定建立、保存专用账册的；

（四）未依照规定销售麻醉药品和精神药品的；

（五）未依照规定销毁麻醉药品和精神药品的。

第六十八条 定点批发企业违反本条例的规定销售麻醉药品和精神药品，或者违反本条例的规定经营麻醉药品原料药和第一类精神药品原料药的，由药品监督管理部门责令限期改正，给予警告，并没收违法所得和违法销售的药品；逾期不改正的，责令停业，并处违法销售药品货值金额 2 倍以上 5 倍以下的罚款；情节严重的，取消其定点批发资格。

第六十九条 定点批发企业违反本条例的规定，有下列情形之一的，由药品监督管理部门责令限期改正，给予警告；逾期不改正的，责令停业，并处 2 万元以上 5 万元以下的罚款；情节严重的，取消其定点批发资格：

（一）未依照规定购进麻醉药品和第一类精神药品的；

（二）未保证供药责任区域内的麻醉药品和第一类精神药品的供应的；

（三）未对医疗机构履行送货义务的；

（四）未依照规定报告麻醉药品和精神药品的进货、销售、库存数量以及流向的；

（五）未依照规定储存麻醉药品和精神药品，或者未依照规定建立、保存专用账册的；

（六）未依照规定销毁麻醉药品和精神药品的；

（七）区域性批发企业之间违反本条例的规定调剂麻醉药品和第一类精神药品，或者因特殊情况调剂麻醉药品和第一类精神药品后未依照规定备案的。

第七十条 第二类精神药品零售企业违反本条例的规定储存、销售或者销毁第二类精神药品的，由药品监督管理部门责令限期改正，给予警告，并没收违法所得和违法销售的药品；逾期不改正的，责令停业，并处 5000 元以上 2 万元以下的罚款；情节严重的，取消其第二类精神药品零售资格。

第七十一条 本条例第三十四条、第三十五条规定的单位违反本条例的规定，购买麻醉药品和精神药品的，由药品监督管理部门没收违法购买的麻醉药品和精神药品，责令限期改正，给予警告；逾期不改正的，责令停产或者停止相关活动，并处 2 万元以上 5 万元以下的罚款。

第七十二条 取得印鉴卡的医疗机构违反本条例的规定，有下列情形之一的，由设区的市级人民政府卫生主管部门责令限期改正，给予警告；逾期不改正的，处 5000 元以上 1 万元以下的罚款；情节严重的，吊销其印鉴卡；对直接负责的主管人员和其他直接责任人员，依法给予降级、撤职、开除的处分：

（一）未依照规定购买、储存麻醉药品和第一类精神药品的；

（二）未依照规定保存麻醉药品和精神药品专用处方，或者未依照规定进行处方专册登记的；

（三）未依照规定报告麻醉药品和精神药品的进货、库存、使用数量的；

（四）紧急借用麻醉药品和第一类精神药品后未备案的；

（五）未依照规定销毁麻醉药品和精神药品的。

第七十三条 具有麻醉药品和第一类精神药品处方资格的执业医师，违反本条例的规定开具麻醉药品和第一类精神药品处方，或者未按照临床应用指导原则的要求使用麻醉药品和第一类精神药品的，由其所在医疗机构取消其麻醉药品和第一类精神药品处方资格；造成严重后果的，由原发证部门吊销其执业证书。执业医师未按照临床应用指导原则的要求使用第二类精神药品或者未使用专用处方开具第二类精神药品，造成严重后果的，由原发证部门吊销其执业证书。

未取得麻醉药品和第一类精神药品处方资格的执业医师擅自开具麻醉药品和第一类精神药品处方，由县级以上人民政府卫生主管部门给予警告，暂停其执业活动；造成严重后果的，吊销其执业证书；构成犯罪的，依法追究刑事责任。

处方的调配人、核对人违反本条例的规定未对麻醉药品和第一类精神药品处方进行核对，造成严重后果的，由原发证部门吊销其执业证书。

第七十四条　违反本条例的规定运输麻醉药品和精神药品的，由药品监督管理部门和运输管理部门依照各自职责，责令改正，给予警告，处 2 万元以上 5 万元以下的罚款。

收寄麻醉药品、精神药品的邮政营业机构未依照本条例的规定办理邮寄手续的，由邮政主管部门责令改正，给予警告；造成麻醉药品、精神药品邮件丢失的，依照邮政法律、行政法规的规定处理。

第七十五条　提供虚假材料、隐瞒有关情况，或者采取其他欺骗手段取得麻醉药品和精神药品的实验研究、生产、经营、使用资格的，由原审批部门撤销其已取得的资格，5 年内不得提出有关麻醉药品和精神药品的申请；情节严重的，处 1 万元以上 3 万元以下的罚款，有药品生产许可证、药品经营许可证、医疗机构执业许可证的，依法吊销其许可证明文件。

第七十六条　药品研究单位在普通药品的实验研究和研制过程中，产生本条例规定管制的麻醉药品和精神药品，未依照本条例的规定报告的，由药品监督管理部门责令改正，给予警告，没收违法药品；拒不改正的，责令停止实验研究和研制活动。

第七十七条　药物临床试验机构以健康人为麻醉药品和第一类精神药品临床试验的受试对象的，由药品监督管理部门责令停止违法行为，给予警告；情节严重的，取消其药物临床试验机构的资格；构成犯罪的，依法追究刑事责任。对受试对象造成损害的，药物临床试验机构依法承担治疗和赔偿责任。

第七十八条　定点生产企业、定点批发企业和第二类精神药品零售企业生产、销售假劣麻醉药品和精神药品的，由药品监督管理部门取消其定点生产资格、定点批发资格或者第二类精神药品零售资格，并依照药品管理法的有关规定予以处罚。

第七十九条　定点生产企业、定点批发企业和其他单位使用现金进行麻醉药品和精神药品交易的，由药品监督管理部门责令改正，给予警告，没收违法交易的药品，并处 5 万元以上 10 万元以下的罚款。

第八十条　发生麻醉药品和精神药品被盗、被抢、丢失案件的单位，违反本条例的规定未采取必要的控制措施或者未依照本条例的规定报告的，由药品监督管理部门和卫生主管部门依照各自职责，责令改正，给予警告；情节严重的，处 5000 元以上 1 万元以下的罚款；有上级主管部门的，由其上级主管部门对直接负责的主管人员和其他直接责任人员，依法给予降级、撤职的处分。

第八十一条　依法取得麻醉药品药用原植物种植或者麻醉药品和精神药品实验研究、生产、经营、使用、运输等资格的单位，倒卖、转让、出租、出借、涂改其麻醉药品和精神药品许可证明文件的，由原审批部门吊销相应许可证明文件，没收违法所得；情节严重的，处违法所得 2 倍以上 5 倍以下的罚款；没有违法所得的，处 2 万元以上 5 万元以下的罚款；构成犯罪的，依法追究刑事责任。

第八十二条　违反本条例的规定，致使麻醉药品和精神药品流入非法渠道造成危害，构成犯罪的，依法追究刑事责任；尚不构成犯罪的，由县级以上公安机关处 5 万元以上 10 万元以下的罚款；有违法所得的，没收违法所得；情节严重的，处违法所得 2 倍以上 5 倍以下的罚款；由原发证部门吊销其药品生产、经营和使用许可证明文件。

药品监督管理部门、卫生主管部门在监督管理工作中发现前款规定情形的，应当立即通报所在地同级公安机关，并依照国家有关规定，将案件以及相关材料移送公安机关。

第八十三条　本章规定由药品监督管理部门作出的行政处罚，由县级以上药品监督管理部门按照国务院药品监督管理部门规定的职责分工决定。

第九章　附　则

第八十四条　本条例所称实验研究是指以医疗、科学研究或者教学为目的的临床前药物研究。

经批准可以开展与计划生育有关的临床医疗服务的计划生育技术服务机构需要使用麻醉药品和精神药品的，依照本条例有关医疗机构使用麻醉药品和精神药品的规定执行。

第八十五条　麻醉药品目录中的罂粟壳只能用于中药饮片和中成药的生产以及医疗配方使用。具体管理办法由国务院药品监督管理部门另行制定。

第八十六条　生产含麻醉药品的复方制剂，需要购进、储存、使用麻醉药品原料药的，应当遵守本条例有关麻醉药品管理的规定。

第八十七条　军队医疗机构麻醉药品和精神药品的供应、使用，由国务院药品监督管理部门会同中国人民解放军总后勤部依据本条例制定具体管理办法。

第八十八条　对动物用麻醉药品和精神药品的管理，由国务院兽医主管部门会同国务院药品监督管理部门依据本条例制定具体管理办法。

第八十九条　本条例自 2005 年 11 月 1 日起施行。1987 年 11 月 28 日国务院发布的《麻醉药品管理办法》和 1988 年 12 月 27 日国务院发布的《精神药品管理办法》同时废止。

附录 7　处方管理办法

（2007 年 2 月 14 日中华人民共和国卫生部令 53 号发布，自 2007 年 5 月 1 日起施行。）

第一章　总　则

第一条　为规范处方管理，提高处方质量，促进合理用药，保障医疗安全，根据《执业医师法》、《药品管理法》、《医疗机构管理条例》、《麻醉药品和精神药品管理条例》等有关法律、法规，制定本办法。

第二条　本办法所称处方，是指由注册的执业医师和执业助理医师（以下简称医师）在诊疗活动中为患者开具的、由取得药学专业技术职任资格的药学专业技术人员（以下简称药师）审核、调配、核对，并作为患者用药凭证的医疗文书。处方包括医疗机构病区用药医嘱单。

本办法适用于与处方开具、调剂、保管相关的医疗机构及其人员。

第三条　卫生部负责全国处方开具、调剂、保管相关工作的监督管理。

县级以上地方卫生行政部门负责本行政区域内处方开具、调剂、保管相关工作的监督管理。

第四条　医师开具处方和药师调剂处方应当遵循安全、有效、经济的原则。

处方药应当凭医师处方销售、调剂和使用。

第二章　处方管理的一般规定

第五条　处方标准（附件 1）由卫生部统一规定，处方格式由省、自治区、直辖市卫生行政部门（以下简称省级卫生行政部门）统一制定，处方由医疗机构按照规定的标准和格式印制。

第六条　处方书写应当符合下列规则：

（一）患者一般情况、临床诊断填写清晰、完整，并与病历记载相一致。

（二）每张处方限于一名患者的用药。

（三）字迹清楚，不得涂改；如需修改，应当在修改处签名并注明修改日期。

（四）药品名称应当使用规范的中文名称书写，没有中文名称的可以使用规范的英文名称书写；医疗机构或者医师、药师不得自行编制药品缩写名称或者使用代号；书写药品名称、剂量、规格、用法、用量要准确规范，药品用法可用规范的中文、英文、拉丁文或者缩写体书写，但不得使用"遵医嘱"、"自用"等含糊不清字句。

（五）患者年龄应当填写实足年龄，新生儿、婴幼儿写日、月龄，必要时要注明体重。

（六）西药和中成药可以分别开具处方，也可以开具一张处方，中药饮片应当单独开具处方。

（七）开具西药、中成药处方，每一种药品应当另起一行，每张处方不得超过 5 种药品。

（八）中药饮片处方的书写，一般应当按照"君、臣、佐、使"的顺序排列；调剂、煎煮的特殊要求注明在药品右上方，并加括号，如布包、先煎、后下等；对饮片的产地、炮制有特殊要求的，应当在药品名称之前写明。

（九）药品用法用量应当按照药品说明书规定的常规用法用量使用，特殊情况需要超剂量使用时，应当注明原因并再次签名。

（十）除特殊情况外，应当注明临床诊断。

（十一）开具处方后的空白处画一斜线以示处方完毕。

（十二）处方医师的签名式样和专用签章应当与院内药学部门留样备查的式样相一致，不得任意改动，否则应当重新登记留样备案。

第七条　药品剂量与数量用阿拉伯数字书写。剂量应当使用法定剂量单位：重量以克（g）、毫克（mg）、微克（μg）、纳克（ng）为单位；容量以升（L）、毫升（ml）为单位；国际单位（IU）、单位（U）；中药饮片以克（g）为单位。

片剂、丸剂、胶囊剂、颗粒剂分别以片、丸、粒、袋为单位；溶液剂以支、瓶为单位；软膏及乳膏剂以支、盒为单位；注射剂以支、瓶为单位，应当注明含量；中药饮片以剂为单位。

第三章　处方权的获得

第八条　经注册的执业医师在执业地点取得相应的处方权。

经注册的执业助理医师在医疗机构开具的处方，应当经所在执业地点执业医师签名或加盖专用签章后方有效。

第九条　经注册的执业助理医师在乡、民族乡、镇、村的医疗机构独立从事一般的执业活动，可以在注册的执业地点取得相应的处方权。

第十条　医师应当在注册的医疗机构签名留样或者专用签章备案后，方可开具处方。

第十一条　医疗机构应当按照有关规定，对本机构执业医师和药师进行麻醉药品和精神药品使用知识和规范化管理的培训。执业医师经考核合格后取得麻醉药品和第一类精神药品的处方权，药师经考核合格后取得麻醉药品和第一类精神药品调剂资格。

医师取得麻醉药品和第一类精神药品处方权后，方可在本机构开具麻醉药品和第一类精神药品处方，但不得为自己开具该类药品处方。药师取得麻醉药品和第一类精神药品调剂资格后，方可在本机构调剂麻醉药品和第一类精神药品。

第十二条　试用期人员开具处方，应当经所在医疗机构有处方权的执业医师审核、并签名或加盖专用签章后方有效。

第十三条　进修医师由接收进修的医疗机构对其胜任本专业工作的实际情况进行认定后授予相应的处方权。

第四章　处方的开具

第十四条　医师应当根据医疗、预防、保健需要，按照诊疗规范、药品说明书中的药品适应证、药理作用、用法、用量、禁忌、不良反应和注意事项等开具处方。

开具医疗用毒性药品、放射性药品的处方应当严格遵守有关法律、法规和规章的规定。

第十五条　医疗机构应当根据本机构性质、功能、任务，制定药品处方集。

第十六条　医疗机构应当按照经药品监督管理部门批准并公布的药品通用名称购进药品。同一通用名称药品的品种，注射剂型和口服剂型各不得超过2种，处方组成类同的复方制剂1～2种。因特殊诊疗需要使用其他剂型和剂量规格药品的情况除外。

第十七条　医师开具处方应当使用经药品监督管理部门批准并公布的药品通用名称、新活性化合物的专利药品名称和复方制剂药品名称。

医师开具院内制剂处方时应当使用经省级卫生行政部门审核、药品监督管理部门批准的名称。

医师可以使用由卫生部公布的药品习惯名称开具处方。

第十八条　处方开具当日有效。特殊情况下需延长有效期的，由开具处方的医师注明有效期限，但有效期最长不得超过3天。

第十九条　处方一般不得超过7日用量；急诊处方一般不得超过3日用量；对于某些慢性病、老年病或特殊情况，处方用量可适当延长，但医师应当注明理由。

医疗用毒性药品、放射性药品的处方用量应当严格按照国家有关规定执行。

第二十条　医师应当按照卫生部制定的麻醉药品和精神药品临床应用指导原则，开具麻醉药品、第一类精神药品处方。

第二十一条　门（急）诊癌症疼痛患者和中、重度慢性疼痛患者需长期使用麻醉药品和第一类精神药品的，首诊医师应当亲自诊查患者，建立相应的病历，要求其签署《知情同意书》。

病历中应当留存下列材料复印件：

（一）二级以上医院开具的诊断证明；

（二）患者户籍簿、身份证或者其他相关有效身份证明文件；

（三）为患者代办人员身份证明文件。

第二十二条　除需长期使用麻醉药品和第一类精神药品的门（急）诊癌症疼痛患者和中、重度慢性疼痛患者外，麻醉药品注射剂仅限于医疗机构内使用。

第二十三条　为门（急）诊患者开具的麻醉药品注射剂，每张处方为一次常用量；控缓释制剂，每张处方不得超过 7 日常用量；其他剂型，每张处方不得超过 3 日常用量。

第一类精神药品注射剂，每张处方为一次常用量；控缓释制剂，每张处方不得超过 7 日常用量；其他剂型，每张处方不得超过 3 日常用量。哌醋甲酯用于治疗儿童多动症时，每张处方不得超过 15 日常用量。

第二类精神药品一般每张处方不得超过 7 日常用量；对于慢性病或某些特殊情况的患者，处方用量可以适当延长，医师应当注明理由。

第二十四条　为门（急）诊癌症疼痛患者和中、重度慢性疼痛患者开具的麻醉药品、第一类精神药品注射剂，每张处方不得超过 3 日常用量；控缓释制剂，每张处方不得超过 15 日常用量；其他剂型，每张处方不得超过 7 日常用量。

第二十五条　为住院患者开具的麻醉药品和第一类精神药品处方应当逐日开具，每张处方为 1 日常用量。

第二十六条　对于需要特别加强管制的麻醉药品，盐酸二氢埃托啡处方为一次常用量，仅限于二级以上医院内使用；盐酸哌替啶处方为一次常用量，仅限于医疗机构内使用。

第二十七条　医疗机构应当要求长期使用麻醉药品和第一类精神药品的门（急）诊癌症患者和中、重度慢性疼痛患者，每 3 个月复诊或者随诊一次。

第二十八条　医师利用计算机开具、传递普通处方时，应当同时打印出纸质处方，其格式与手写处方一致；打印的纸质处方经签名或者加盖签章后有效。药师核发药品时，应当核对打印的纸质处方，无误后发给药品，并将打印的纸质处方与计算机传递处方同时收存备查。

第五章　处方的调剂

第二十九条　取得药学专业技术职务任职资格的人员方可从事处方调剂工作。

第三十条　药师在执业的医疗机构取得处方调剂资格。药师签名或者专用签章式样应当在本机构留样备查。

第三十一条　具有药师以上专业技术职务任职资格的人员负责处方审核、评估、核对、发药以及安全用药指导；药士从事处方调配工作。

第三十二条　药师应当凭医师处方调剂处方药品，非经医师处方不得调剂。

第三十三条　药师应当按照操作规程调剂处方药品：认真审核处方，准确调配药品，正确书写药袋或粘贴标签，注明患者姓名和药品名称、用法、用量，包装；向患者交付药品时，按照药品说明书或者处方用法，进行用药交代与指导，包括每种药品的用法、用量、注意事项等。

第三十四条　药师应当认真逐项检查处方前记、正文和后记书写是否清晰、完整，并确认处方的合法性。

第三十五条　药师应当对处方用药适宜性进行审核，审核内容包括：

（一）规定必须做皮试的药品，处方医师是否注明过敏试验及结果的判定；

（二）处方用药与临床诊断的相符性；

（三）剂量、用法的正确性；

（四）选用剂型与给药途径的合理性；

（五）是否有重复给药现象；

（六）是否有潜在临床意义的药物相互作用和配伍禁忌；

（七）其他用药不适宜情况。

第三十六条　药师经处方审核后，认为存在用药不适宜时，应当告知处方医师，请其确认或者重新开具处方。

药师发现严重不合理用药或者用药错误，应当拒绝调剂，及时告知处方医师，并应当记录，按照有关规定报告。

第三十七条　药师调剂处方时必须做到"四查十对"：查处方，对科别、姓名、年龄；查药品，对药名、剂型、规格、数量；查配伍禁忌，对药品性状、用法用量；查用药合理性，对临床诊断。

第三十八条　药师在完成处方调剂后，应当在处方上签名或者加盖专用签章。

第三十九条　药师应当对麻醉药品和第一类精神药品处方，按年月日逐日编制顺序号。

第四十条　药师对于不规范处方或者不能判定其合法性的处方，不得调剂。

第四十一条　医疗机构应当将本机构基本用药供应目录内同类药品相关信息告知患者。

第四十二条　除麻醉药品、精神药品、医疗用毒性药品和儿科处方外，医疗机构不得限制门诊就诊人员持处方到药品零售企业购药。

第六章　监督管理

第四十三条　医疗机构应当加强对本机构处方开具、调剂和保管的管理。

第四十四条　医疗机构应当建立处方点评制度，填写处方评价表（附件2），对处方实施动态监测及超常预警，登记并通报不合理处方，对不合理用药及时予以干预。

第四十五条　医疗机构应当对出现超常处方3次以上且无正当理由的医师提出警告，限制其处方权；限制处方权后，仍连续2次以上出现超常处方且无正当理由的，取消其处方权。

第四十六条　医师出现下列情形之一的，处方权由其所在医疗机构予以取消：

（一）被责令暂停执业；

（二）考核不合格离岗培训期间；

（三）被注销、吊销执业证书；

（四）不按照规定开具处方，造成严重后果的；

（五）不按照规定使用药品，造成严重后果的；

（六）因开具处方牟取私利。

第四十七条　未取得处方权的人员及被取消处方权的医师不得开具处方。未取得麻醉药品和第一类精神药品处方资格的医师不得开具麻醉药品和第一类精神药品处方。

第四十八条　除治疗需要外，医师不得开具麻醉药品、精神药品、医疗用毒性药品和放射性药品处方。

第四十九条　未取得药学专业技术职务任职资格的人员不得从事处方调剂工作。

第五十条　处方由调剂处方药品的医疗机构妥善保存。普通处方、急诊处方、儿科处方保存期限为1年，医疗用毒性药品、第二类精神药品处方保存期限为2年，麻醉药品和第一类精神药品处方保存期限为3年。

处方保存期满后，经医疗机构主要负责人批准、登记备案，方可销毁。

第五十一条　医疗机构应当根据麻醉药品和精神药品处方开具情况，按照麻醉药品和精神药品品种、规格对其消耗量进行专册登记，登记内容包括发药日期、患者姓名、用药数量。专册保存期限为3年。

第五十二条　县级以上地方卫生行政部门应当定期对本行政区域内医疗机构处方管理情况进行监督检查。

县级以上卫生行政部门在对医疗机构实施监督管理过程中，发现医师出现本办法第四十六条规定情形的，应当责令医疗机构取消医师处方权。

第五十三条　卫生行政部门的工作人员依法对医疗机构处方管理情况进行监督检查时，应当出示证件；被检查的医疗机构应当予以配合，如实反映情况，提供必要的资料，不得拒绝、阻碍、隐瞒。

第七章　法律责任

第五十四条　医疗机构有下列情形之一的，由县级以上卫生行政部门按照《医疗机构管理条例》第四十八条的规定，责令限期改正，并可处以5000元以下的罚款；情节严重的，吊销其《医疗机构执业许可证》：

（一）使用未取得处方权的人员、被取消处方权的医师开具处方的；

（二）使用未取得麻醉药品和第一类精神药品处方资格的医师开具麻醉药品和第一类精神药品处方的；

（三）使用未取得药学专业技术职务任职资格的人员从事处方调剂工作的。

第五十五条　医疗机构未按照规定保管麻醉药品和精神药品处方，或者未依照规定进行专册登记的，按照《麻醉药品和精神药品管理条例》第七十二条的规定，由设区的市级卫生行政部门责令限期改正，给予警告；逾期不改正，处5000元以上1万元以下的罚款；情节严重的，吊销其印鉴卡；对直接负责的主管人员和其他直接责任人员，依法给予降级、撤职、开除的处分。

第五十六条 医师和药师出现下列情形之一的，由县级以上卫生行政部门按照《麻醉药品和精神药品管理条例》第七十三条的规定予以处罚：

（一）未取得麻醉药品和第一类精神药品处方资格的医师擅自开具麻醉药品和第一类精神药品处方的；

（二）具有麻醉药品和第一类精神药品处方医师未按照规定开具麻醉药品和第一类精神药品处方，或者未按照卫生部制定的麻醉药品和精神药品临床应用指导原则使用麻醉药品和第一类精神药品的；

（三）药师未按照规定调剂麻醉药品、精神药品处方的。

第五十七条 医师出现下列情形之一的，按照《执业医师法》第三十七条的规定，由县级以上卫生行政部门给予警告或者责令暂停六个月以上一年以下执业活动；情节严重的，吊销其执业证书。

（一）未取得处方权或者被取消处方权后开具药品处方的；

（二）未按照本办法规定开具药品处方的；

（三）违反本办法其他规定的。

第五十八条 药师未按照规定调剂处方药品，情节严重的，由县级以上卫生行政部门责令改正、通报批评，给予警告；并由所在医疗机构或者其上级单位给予纪律处分。

第五十九条 县级以上地方卫生行政部门未按照本办法规定履行监管职责的，由上级卫生行政部门责令改正。

第八章 附 则

第六十条 乡村医生按照《乡村医生从业管理条例》的规定，在省级卫生行政部门制定的乡村医生基本用药目录范围内开具药品处方。

第六十一条 本办法所称药学专业技术人员，是指按照卫生部《卫生技术人员职务试行条例》规定，取得药学专业技术职务任职资格人员，包括主任药师、副主任药师、主管药师、药师、药士。

第六十二条 本办法所称医疗机构，是指按照《医疗机构管理条例》批准登记的从事疾病诊断、治疗活动的医院、社区卫生服务中心（站）、妇幼保健院、卫生院、疗养院、门诊部、诊所、卫生室（所）、急救中心（站）、专科疾病防治院（所、站）以及护理院（站）等医疗机构。

第六十三条 本办法自 2007 年 5 月 1 日起施行。《处方管理办法（试行）》（卫医发〔2004〕269 号）和《麻醉药品、精神药品处方管理规定》（卫医法〔2005〕436 号）同时废止。

参考文献

［1］ 杨世民. 中国药事法规解说. 北京：化学工业出版社，2004.

［2］ 国家食品药品监督管理局执业药师资格认证中心组织编写. 国家执业药师资格考试应试指南. 药事管理与法规. 北京：中国中医药出版社，2012.

［3］ 党丽娟. 药事管理学. 广州：华南理工大学出版社，2003.

［4］ 严振. 药事法规实用教程. 北京：化学工业出版社，2007.

［5］ 彭建福. 药事法规与经济法规. 北京：中国中医药出版社，2003.

［6］ 张文显. 法理学. 北京：高等教育出版社，1999.

［7］ 杨世民. 药事管理学. 北京：中国医药科技出版社，2002.

［8］ 朱玉玲. 实用药品 GMP 基础. 北京：化学工业出版社，2008.

全国医药中等职业技术学校教材可供书目

	书　名	书　号	主编	主审	定价
1	中医学基础	7876	石磊	刘笑非	16.00
2	中药与方剂	7893	张晓瑞	范颖	23.00
3	药用植物基础	7910	秦泽平	初敏	25.00
4	中药化学基础	7997	张梅	杜芳麓	18.00
5	中药炮制技术	7861	李松涛	孙秀梅	26.00
6	中药鉴定技术	7986	吕薇	潘力佳	28.00
7	中药调剂技术	7894	阎萍	李广庆	16.00
8	中药制剂技术	8001	张杰	陈祥	21.00
9	中药制剂分析技术	8040	陶定阑	朱品业	23.00
10	无机化学基础	7332	陈艳	黄如	22.00
11	有机化学基础(第二版)	17684	柯宇新		29.80
12	药物化学应用技术	18053	李玉华	牛四清	36.00
13	药物化学基础	8043	叶云华	张春桃	23.00
14	生物化学	7333	王建新	苏怀德	20.00
15	仪器分析	7334	齐宗韶	胡家炽	26.00
16	药用化学基础(一)(第二版)	04538	常光萍	侯秀峰	22.00
17	药用化学基础(二)	7993	陈蓉	宋丹青	24.00
18	药物分析技术	7336	霍燕兰	何铭新	30.00
19	药品生物测定技术	7338	汪穗福	张新妹	29.00
20	化学制药工艺	7978	金学平	张珩	18.00
21	现代生物制药技术	7337	劳文艳	李津	28.00
22	药品储存与养护技术	7860	夏鸿林	徐荣周	22.00
23	职业生涯规划(第二版)	04539	陆祖庆	陆国民	20.00
24	药事法规与管理(第三版)	19032	左淑芬	苏怀德	32.00
25	医药会计实务(第二版)	06017	董桂真	胡仁昱	15.00
26	药学信息检索技术	8066	周淑琴	苏怀德	20.00
27	药学基础(第二版)	09259	潘雪	苏怀德	30.00
28	药用医学基础(第二版)	05530	赵统臣	苏怀德	39.00
29	公关礼仪	9019	陈世伟	李松涛	23.00
30	药用微生物基础	8917	林勇	黄武军	22.00
31	医药市场营销	9134	杨文章	杨悦	20.00
32	生物学基础	9016	赵军	苏怀德	25.00
33	药物制剂技术	8908	刘娇娥	罗杰英	36.00
34	药品购销实务	8387	张蕾	吴阎云	23.00
35	医药职业道德	00054	谢淑俊	苏怀德	15.00
36	药品 GMP 实务	03810	范松华	文彬	24.00
37	固体制剂技术	03760	熊野娟	孙忠达	27.00
38	液体制剂技术	03746	孙彤伟	张玉莲	25.00
39	半固体及其他制剂技术	03781	温博栋	王建平	20.00
40	医药商品采购	05231	陆国民	徐东	25.00
41	药店零售技术	05161	苏兰宜	陈云鹏	26.00
42	医药商品销售	05602	王冬丽	陈军力	29.00
43	药品检验技术	05879	顾平	董政	29.00
44	药品服务英语	06297	侯居左	苏怀德	20.00
45	全国医药中等职业技术教育专业技能标准	6282	全国医药职业技术教育研究会		8.00

欲订购上述教材，请联系我社发行部：010-64519684，010-64518888
如果您需要了解详细的信息，欢迎登录我社网站：www.cip.com.cn